Dr. Barbara Hendel
Das Magnesium-Buch

Dr. Barbara Hendel

Das Magnesium-Buch

Schlüsselmineral für unsere Gesundheit
Magnesiummangel rechtzeitig erkennen und behandeln

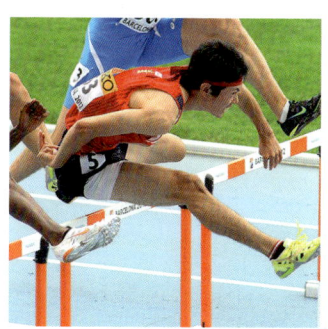
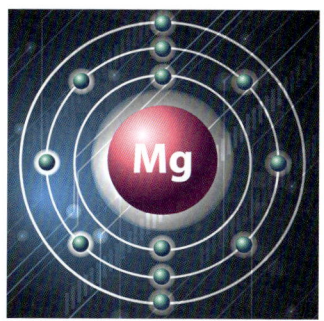
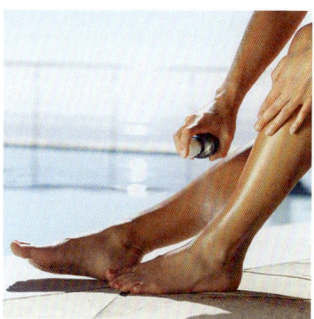

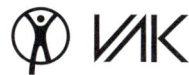 VAK

VAK Verlags GmbH
Kirchzarten bei Freiburg

Bibliografische Information der Deutschen Nationalbibliothek
Die Deutsche Nationalbibliothek verzeichnet diese Publikation in
der Deutschen Nationalbibliografie; detaillierte bibliografische
Daten sind im Internet über http://dnb.d-nb.de abrufbar.

VAK Verlags GmbH
Eschbachstr. 5
79199 Kirchzarten
Deutschland
www.vakverlag.de / info@vakverlag.de

5. Auflage 2026
© VAK Verlags GmbH, Kirchzarten bei Freiburg 2014
Abbildungen: siehe Bildquellenverzeichnis
Lektorat: Norbert Gehlen
Coverfotos: Nüsse: tanjichica7 (Thinkstock),
    Sportler: mezzotint (Shutterstock), Müsli: MaraZe (Shutterstock)
Coverdesign: Sabine Fuchs, München
Layoutkonzept: Dworak & Kornmesser, München
Satz: Goar Engeländer (www.dametec.de)
Druck: mediaprint solutions GmbH, Paderborn
Printed in Germany
ISBN 978-3-86731-153-3 (Paperback)
ISBN 978-3-95484-327-5 (ePub)
ISBN 978-3-95484-328-2 (Kindle)
ISBN 978-3-95484-329-9 (PDF)

Inhalt

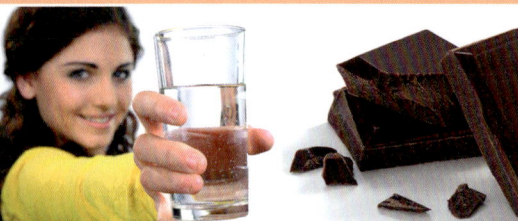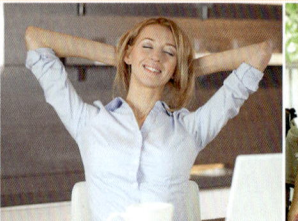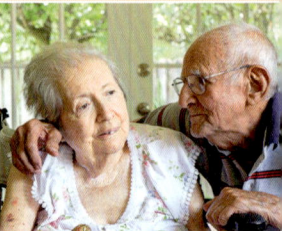

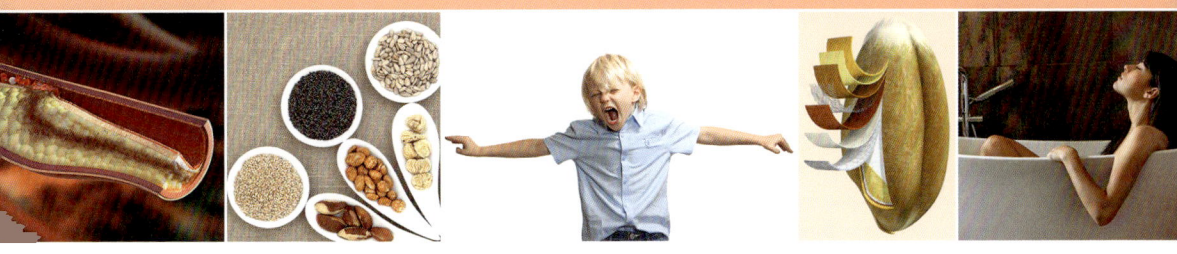

Vorwort

Die gesundheitliche Bedeutung von Magnesium ist seit Langem bekannt. Seit Jahrhunderten wird das *Epsom Salt* (Bittersalz) in der Medizin verwendet. Das Wissen um die Funktionen von Magnesium im menschlichen Organismus ist dagegen noch nicht so alt. Erst zu Beginn der Dreißigerjahre des 20. Jahrhunderts erkannte man in Tierexperimenten die Essenzialität dieses Mineralstoffs und erforschte die ersten Auswirkungen eines Magnesiummangels. 20 Jahre danach wurden erstmals Magnesiummangelsymptome auch beim Menschen beschrieben. Es dauerte aber noch weitere Jahrzehnte, bis die besondere Bedeutung des Magnesiums in der Medizin anerkannt wurde. So wurde Magnesium im englischen Sprachraum sogar als *forgotten ion* bezeichnet.

Mit der Einführung moderner Analysemethoden und mit zunehmenden Erkenntnissen über biochemische und molekularbiologische Mechanismen hat Magnesium aber in der Forschung inzwischen eine deutliche Renaissance erfahren. Die Ergebnisse großer epidemiologischer Untersuchungen zeigen die zum Teil überraschend große Wirkung, die ein Mangel dieses Mineralstoffs nach sich zieht. Die Häufigkeit von Diabetes, Herzerkrankungen, Schlaganfall, aber auch Demenzerkrankungen ist wesentlich von der Versorgung mit Magnesium abhängig. Neueste Untersuchungen zeigen sogar den dramatischen Effekt einer ausreichenden Magnesiumzufuhr auf unsere Lebenserwartung. Aus diesem Grund ist es berechtigt, Magnesium als „Überlebensmineral" zu bezeichnen.

Von der medizinischen Forschung neuerdings wiederentdeckt: die Bedeutung von Magnesium

Im vorliegenden Buch finden Sie eine umfangreiche Zusammenfassung des gegenwärtigen Wissensstandes zu den biologischen Funktionen von Magnesium sowie über die vielfältigen Effekte einer Magnesiumtherapie. Mit Sicherheit ist eine hohe Magnesiumzufuhr durch gesunde, ausgewogene

Ernährung eine der besten Methoden in der Gesundheits-prävention. Es wird weiteren Untersuchungen vorbehalten bleiben, zu klären, inwiefern auch andere Applikationsformen von Magnesium den Körper mit diesem essenziellen Mineral-stoff versorgen können.

Prof. Dr. Jürgen Vormann

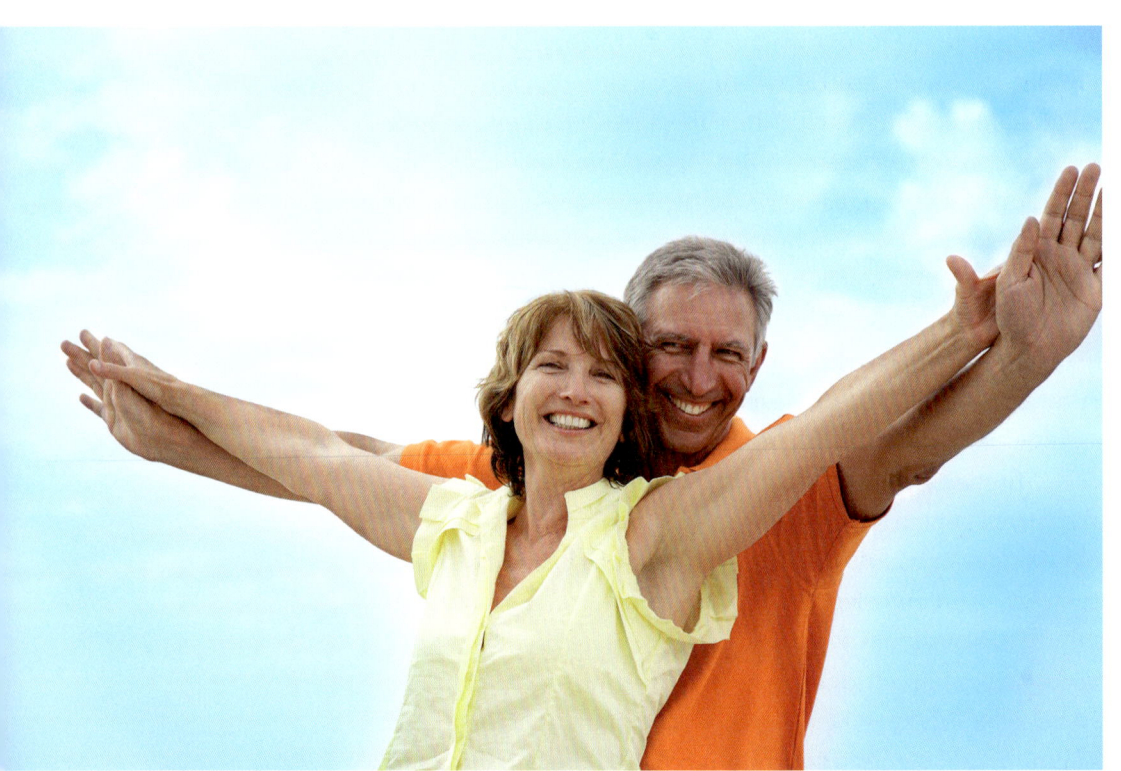

Einleitung

Was wäre, wenn es einen Stoff gäbe, der – sofern er in ausreichender Menge im Körper vorhanden wäre – dazu beitragen könnte, Bluthochdruck, Herzerkrankungen, Diabetes, Depressionen, Migräne, Schlafstörungen, Osteoporose, Krämpfe, Regel- und Wechseljahrbeschwerden sowie Übergewicht zu vermeiden oder zu beheben? Und wenn er uns gleichzeitig auch noch mehr Energie, Leistungskraft und Vitalität verleihen könnte? Sie finden diese Wunschvorstellung übertrieben und unrealistisch? Ob Sie es glauben oder nicht, diesen Stoff gibt es wirklich und das hier skizzierte Wirkungsspektrum ist nur ein Ausschnitt dessen, was er tatsächlich zu leisten vermag. Die Rede ist von Magnesium, einem Mineral, das sich mir, je länger ich mich damit beschäftigt habe, immer mehr als eine Art Wundermittel entpuppt hat.

Magnesium nimmt in unserem Körper eine Schlüsselstellung ein. Viele andere Mineralstoffe können ihre Wirkung nur dann entfalten, wenn ausreichend Magnesium zur Verfügung steht. Ob Energiegewinnung oder Hormonproduktion – Magnesium ist praktisch an allen Stoffwechselvorgängen beteiligt. Salopp gesagt: Ohne Magnesium läuft nichts. Dementsprechend gravierend wirkt sich ein Mangel an Magnesium im Körper aus. Erst in den letzten Jahren wurde die ganze Tragweite seiner Funktionen klar.

Belege für die Wirkung und die herausragende Bedeutung von Magnesium gibt es in der Fachliteratur zur Genüge. Angesichts dessen drängt sich die Frage auf, wie es sein kann, dass diese Zusammenhänge weder den meisten Ärzten noch den Betroffenen selbst bekannt sind. Warum werden die Erkenntnisse nicht allgemein verbreitet, wenn die Nutzanwendung – nämlich die ausreichende Versorgung mit Magnesium – doch von jedermann einfach umzusetzen und zudem kostengünstig wäre?

Ein Grund dafür könnte sein, dass es relativ schwierig ist, einen Magnesiummangel zu diagnostizieren. Die übliche Blutuntersuchung taugt für den Nachweis nur bedingt und besser geeignete Untersuchungsmöglichkeiten sind sehr aufwendig und kostenintensiv.

Es könnte aber auch sein, dass bestimmte Gruppen kein Interesse an der Verbreitung der Erkenntnisse haben. Man muss kein Verschwörungstheoretiker sein, um zu erkennen, dass ein ganzer Industriezweig davon lebt, dass die angesprochenen Erkrankungen oft lebenslang mit Medikamenten behandelt werden müssen. Allein in Deutschland werden Milliardenbeträge für die medikamentöse Therapie typischer Zivilisationserkrankungen wie etwa Diabetes, Herz-Kreislauf-Erkrankungen oder psychischer Störungen ausgegeben. Dass also vonseiten der großen Pharmakonzerne kein Interesse daran besteht, die Situation zu ändern, ist verständlich. Stellen Sie nur einmal sich vor, die Menschen würden alle ausreichend mit Magnesium versorgt und könnten ihre Medikamente reduzieren oder ganz darauf verzichten …

Anliegen dieses Buches ist es, die Informationslücken über Magnesium zu schließen und konkret zu zeigen, wie Sie mit der Aufnahme von genügend Magnesium enorme Wirkungen für Ihre Gesundheit erzielen können. Im ersten Kapitel erfahren Sie, wie sich unsere Ernährung in den letzten Jahrzehnten veränderte und welche Auswirkungen dies auf die Gesundheit hat. Das zweite Kapitel beschäftigt sich mit der grundlegenden Charakterisierung des Minerals Magnesium und seinen Wirkungszusammenhängen in unserem Körper. Das dritte Kapitel zeigt auf, wie und warum es zu Magnesiummangel kommt, wie der Magnesiumstatus im Körper bestimmt werden kann und welche Symptome für Magnesiummangel charakteristisch sind. Das vierte Kapitel klärt über den individuellen

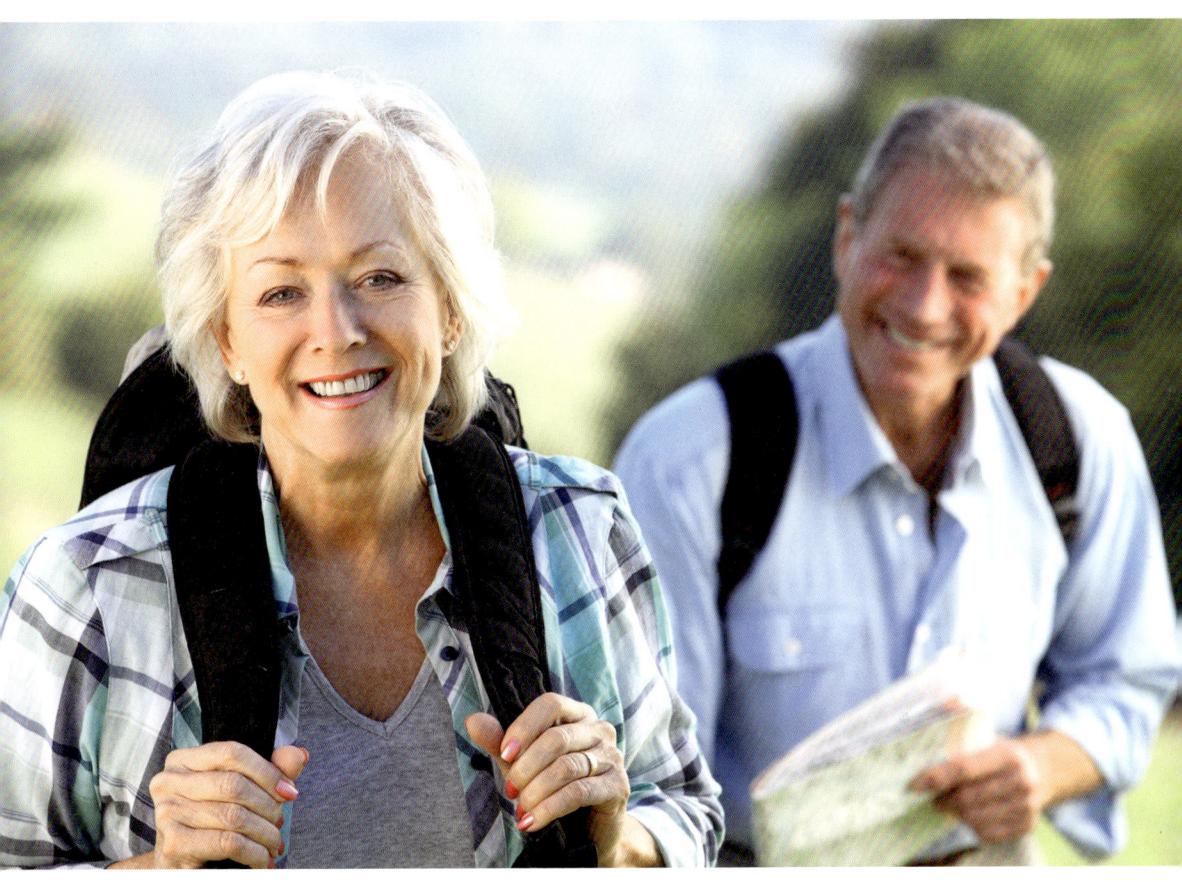

Magnesiumbedarf auf und im fünften Kapitel erfahren Sie, welche Möglichkeiten der Magnesiumaufnahme es gibt. Im sechsten Kapitel schließlich werden ausgewählte Anwendungsmöglichkeiten ausführlich beschrieben.

Kapitel 1

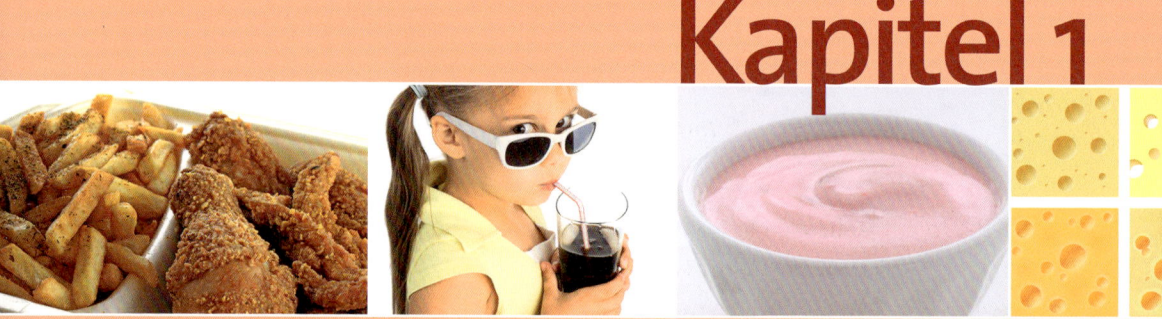

Moderne
Ernährung
und Ernährungsdefizite

In den letzten 60 Jahren hat sich unsere Ernährungsweise grundlegend verändert. Hinsichtlich der Ernährung ist es der größte Wandel, der in der Menschheitsgeschichte je vollzogen wurde – mit unübersehbaren Folgen. Die Wissenschaft ist sich heute darüber einig, dass viele schwerwiegende Erkrankungen ursächlich auf mangelhafte Ernährung zurückzuführen sind. Ob Übergewicht, Herz-Kreislauf-Erkrankungen, Krebs oder Gelenkerkrankungen – für all diese sogenannten Zivilisationserkrankungen muss unser moderner Ernährungsstil mitverantwortlich gemacht werden. Während die Menschen (zumindest in den sogenannten zivilisierten Ländern) auf der einen Seite einem Überangebot an Kalorien gegenüberstehen und immer „dicker" werden, leiden sie auf der anderen Seite an chronischer Unterversorgung mit Mikronährstoffen. Das wird im Verlauf dieses Buches immer deutlicher werden.

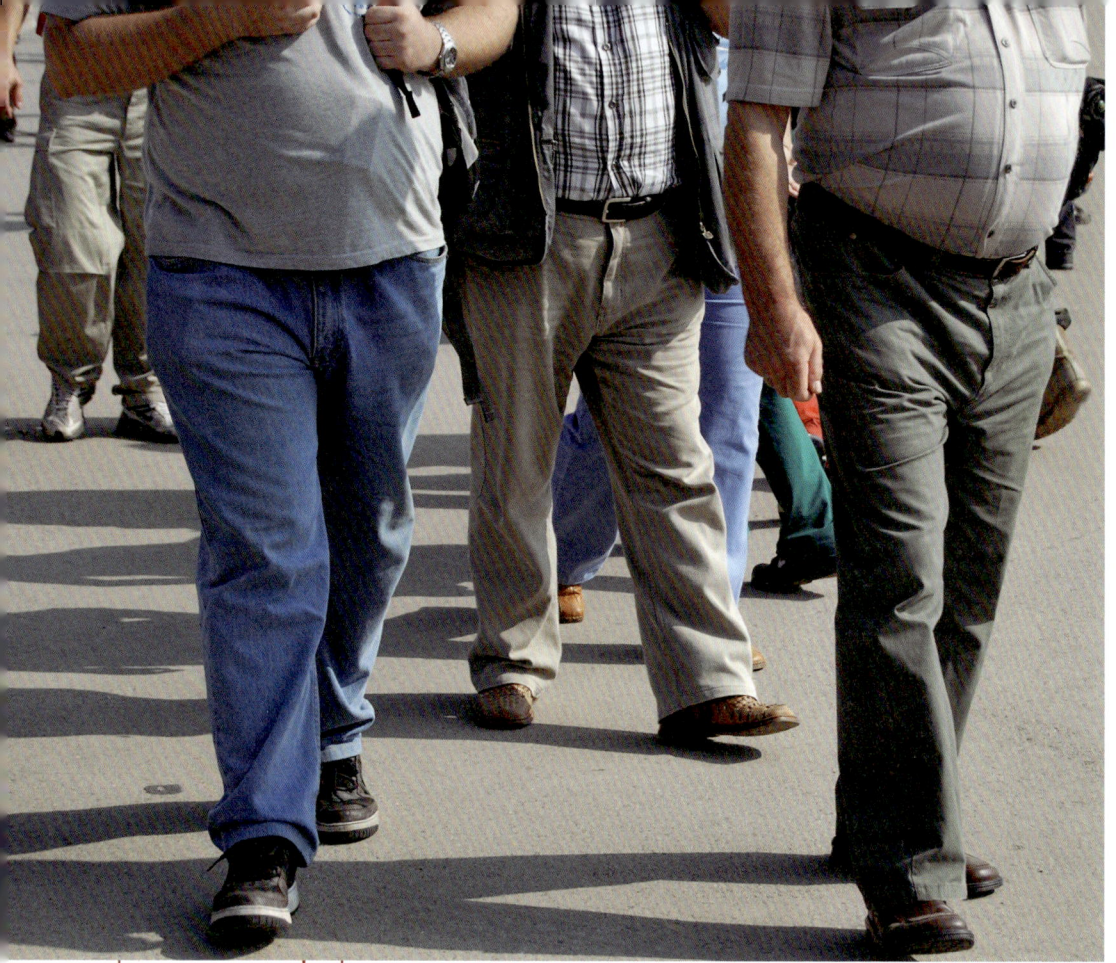

*Störung des
Blutzucker-
Insulin-
Stoffwechsels
durch Verzehr
denaturierter
Lebensmittel –
eine maßgebliche
Ursache für
Fettleibigkeit*

Was mit unserer Ernährung passiert ist und wie es dazu kam

Früher hatte unser Essen noch mit Natur zu tun, heute vor allem mit Industrie. Ein Meilenstein in der Lebensmittel-industrie war die Haltbarmachung von Lebensmitteln. Voll-kornmehl beispielsweise, das in gemahlenem Zustand auf-grund der darin enthaltenen Öle schnell ranzig wird, wurde raffiniert und damit für viele Jahre haltbar gemacht. Der Preis dafür war allerdings, dass das Mehl auch sämtlicher Mikro-nährstoffe (wie Mineralstoffe, Spurenelemente, Vitamine und Ballaststoffe) beraubt wurde. Zudem ist Weißmehl so stark verarbeitet, dass unser Verdauungssystem keine Aufspaltungsarbeit mehr leisten muss und die darin enthaltenen Zuckermoleküle direkt ins Blut abgegeben werden.

Die Folge ist ein schnell ansteigender, hoher Blutzuckerspiegel, der die Ausschüttung großer Mengen von Insulin nach sich zieht. So kommt es rasch wieder zu einem Hungergefühl. Man isst also öfter, obwohl kalorienmäßig keine Notwendigkeit dafür bestehen würde. Das Resultat kennen wir alle: Übergewicht. Natürlich sind dafür auch noch andere Faktoren verantwortlich, aber die Denaturierung von Lebensmitteln und die daraus resultierende Entgleisung des Blutzucker-Insulin-Stoffwechsels ist ein maßgeblicher Faktor für die Entstehung von Fettleibigkeit und Diabetes.

Auch Gemüse verliert durch Haltbarmachen seinen ursprünglichen Wert. Es wird oft in Dosen konserviert und auf diese Weise vor dem Verderb geschützt. Doch leider bleibt bei dieser Verarbeitung auch ein großer Teil der Vitamine und Mineralstoffe auf der Strecke.

Den Verbrauchern gefiel diese Entwicklung offensichtlich, ohne dass sie darüber nachdachten, welche Auswirkungen die Verarbeitung der Lebensmittel auf ihre Gesundheit hat.

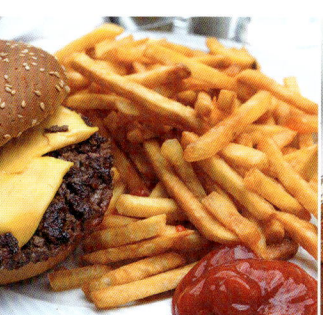 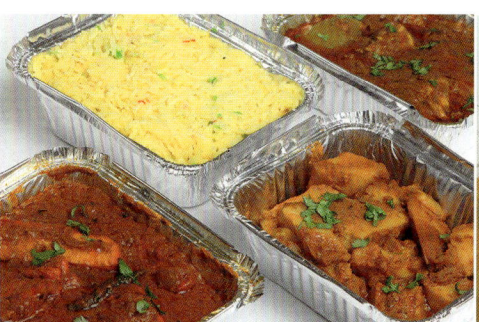 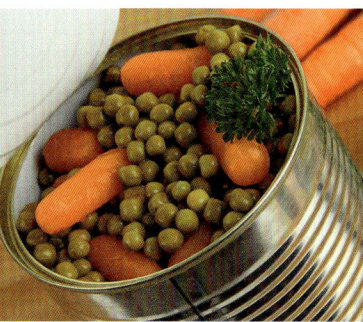

Die Industrie ließ sich nicht lange bitten und so wurde das Angebot immer mehr ausgeweitet, bis hin zu den heutigen Fertiggerichten. Wir Kunden sind also an dieser Entwicklung nicht ganz unschuldig. Mit 155 Milliarden Euro Jahresumsatz und einer halben Million Beschäftigten zählt die Nahrungsmittelindustrie heute zu den fünf größten Branchen Deutschlands.

Supermärkte können aus einem Sortiment von 170 000 Produkten wählen, jede Woche kommt eine Vielzahl von neuen hinzu. Die Konzerne beobachten die Bedürfnisse der Bevölkerung genau. Sie liefern schnelle und billige Kost für die gehetzten Berufstätigen, bunte Süßigkeiten für die Kinder und süße Cola-Getränke für die Jugendlichen – sogar mit „null Kalorien", um das schlechte Gewissen zu beruhigen. Dass die Phosphorsäure in den Cola-Getränken Knochen und Zähne angreift und zerstört oder die Aufnahme lebenswichtiger Mineralien (wie Magnesium) blockiert, wird dabei nicht thematisiert.

Vom Naturprodukt zum künstlichen Designerfood

Fertigkost ist längst Teil unserer Esskultur. Zwar ist sie nicht generell ungesund – manches Tiefkühlgemüse enthält mehr Vitamine als vermeintlich frisches Gemüse, aber das ist die Ausnahme. Oft werden wir von der Lebensmittelindustrie jedoch hinters Licht geführt. Wenn ein Hersteller auf der Verpackung angibt, dass sein Erdbeerjoghurt „natürliches Aroma" enthalte, bedeutet das nicht unbedingt, dass tatsächlich Erdbeeren dafür verwendet wurden. Es genügt den gesetzlichen Bestimmungen, wenn der Aromarohstoff „Erdbeere" natürlichen Ursprungs ist. Tatsächlich wäre es auch gar nicht möglich, den weltweiten Bedarf an Erdbeerjoghurt

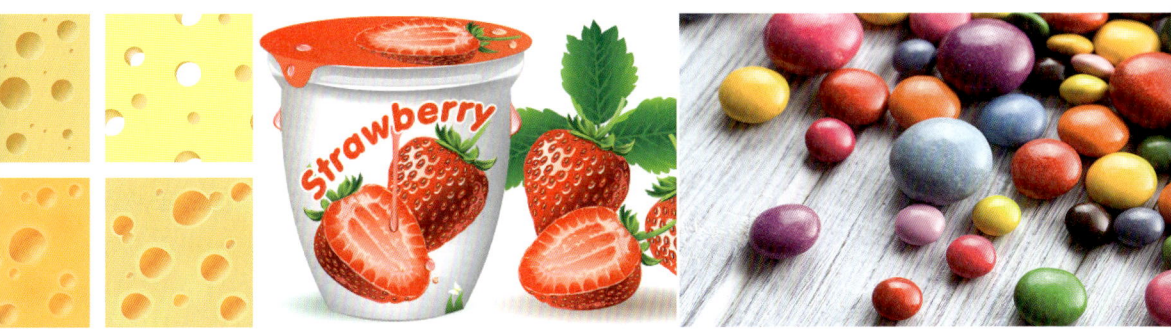

mit echten Erdbeeren zu decken! Aromen können also den Geschmack eines Lebensmittels imitieren und so werden wir und unsere Gehirne buchstäblich an der Nase herumgeführt. Auch die Wirkungen von Lebensmittelfarbstoffen sind bedenklich. Einige Farbstoffe stehen im Verdacht, Kinder hyperaktiv zu machen, andere können allergische Reaktionen auslösen oder verstärken. Warum Farbstoffe überhaupt hinzugegeben werden, ist einfach zu erklären: Farben beeinflussen unser Kaufverhalten. Kräftige Farbtöne beispielsweise signalisieren Frische und Bekömmlichkeit; ein intensives Gelb im Käse erweckt bei vielen den Eindruck, die Kuh habe auf einer saftigen Frühlingswiese geweidet.

Was bedeutet diese Täuschung unserer Sinne für unseren Körper und welche Auswirkung hat dies auf unsere Gesundheit? Können wir unseren Kindern bedenkenlos solche künstlichen Produkte geben? Eine Studie zeigte, dass Kinder, die zuvor Joghurt mit künstlichem Erdbeeraroma erhalten hatten, den Joghurt mit echten Erdbeeren *ablehnten*, weil er ihrer Ansicht nach nicht nach Erdbeeren schmecke. Welch eine fatale Entwicklung!

Industriell hergestelltes Essen nimmt uns auch die Beziehung zur Herkunft der Nahrung aus der Natur. Weil Lebensmittel ständig im Überfluss verfügbar sind und sich niemand mehr über ihre Beschaffung Gedanken machen muss, sinkt die Wertschätzung dafür. Das spiegelt sich auch in niedrigen Lebensmittelpreisen wider. Besonders dann, wenn ein Produkt stark verarbeitet ist, vergisst man schnell, dass am Anfang der Wertschöpfungskette etwa ein lebendiges Tier gestanden hat.

Die veränderte Rolle der Frauen

Auch die neue Rolle der Frauen in der heutigen Gesellschaft trägt zur Veränderung des Ernährungsverhaltens bei. Noch in den Sechzigerjahren des 20. Jahrhunderts war es normal, dass die Frau zu Hause blieb und die Familie versorgte. Frauen hatten daher mehr Zeit zum Kochen als heute und benötigten diese Zeit auch, um die Grundnahrungsmittel zu verarbeiten. In den vorausgehenden Zeiten der Lebensmittelknappheit hatten sie gelernt, sozusagen aus Nichts eine Mahlzeit zu zaubern. Die „Kochkompetenz" war in dieser Zeit also hoch.

Die Fähigkeit zu kochen hat mit den Jahren dramatisch abgenommen. Heute sind junge Frauen oft schon überfordert, wenn sie ein Spiegelei braten sollen. Die Gründe liegen auf der Hand. Zum einen sind heute sehr viele Frauen berufstätig und verbringen daher deutlich weniger Zeit in der Küche. Zum anderen lockt eben ein riesiges Angebot an Fertiggerichten. Früher nahmen Familien oft drei Mahlzeiten am Tag gemeinsam und zu Hause ein: Die Männer kamen mittags heim, die Schule endete zur Mittagszeit und die Familie versammelte sich am Tisch. Dieses Bild ist heutzutage eine Ausnahme. Jeden Tag in der Küche zu stehen, empfinden viele Frauen als eintönig und anstrengend.

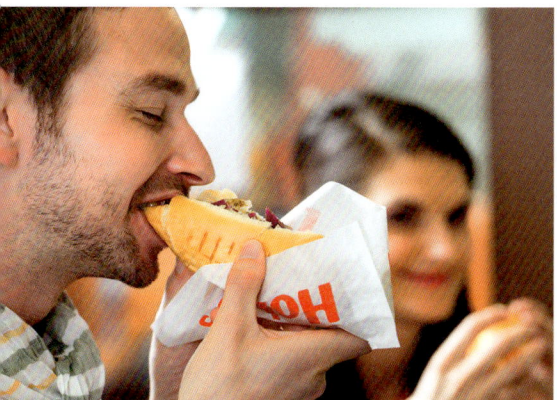
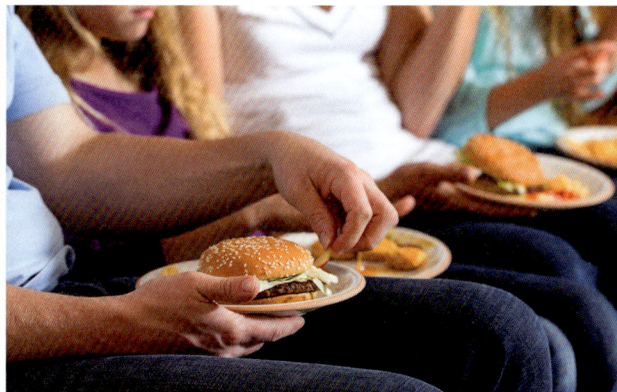

Die heutige Fastfood-Kultur

Viele Menschen nehmen ihr Mittagessen in der Kantine, am Arbeitsplatz, beim Schnellimbiss oder im Restaurant ein. Kinder essen ebenfalls oft außer Haus, wenn Kita und Schule erst nachmittags enden. Das Frühstück ist die Mahlzeit, die noch am häufigsten zu Hause eingenommen wird. Doch es gibt immer mehr Menschen, die ihren Kaffee und ihr Croissant unterwegs zu sich nehmen. Dabei wäre es so wichtig, sich für die Mahlzeiten bewusst Zeit zu nehmen und mit anderen Menschen gemeinsam zu essen.

Die Folgen dieser „Snack-Kultur" – morgens am Kiosk ein Schokocroissant, mittags im Stehen ein Burger mit Pommes frites und nach der Arbeit ein Pizzabaguette auf die Hand – lassen sich bei vielen an der Figur ablesen. Die Kalorien sind schnell vertilgt – was bleibt, ist der Speck an den Hüften, Übersäuerung des Körpers und ein Mangel an Mikronährstoffen.

Studien zeigen, dass Menschen, die als Kinder häufig Fertiggerichte gegessen haben, auch als Erwachsene immer wieder darauf zurückgreifen. Es ist zu befürchten, dass durch

Die Folgen der „Snack-Kultur": Kalorien sind schnell vertilgt – zurück bleiben Speck an den Hüften, Übersäuerung des Körpers und ein Mangel an Mikronährstoffen.

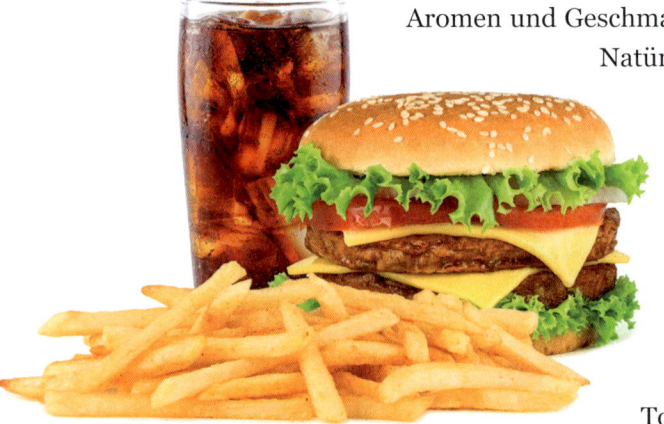

Aromen und Geschmacksverstärker vielen der Bezug zur Natürlichkeit der Nahrungsmittel verloren geht. Kinder kennen Pommes frites, wissen aber oft nicht, wie eine Kartoffel aussieht; sie greifen nach bunten Smarties, ohne erlebt zu haben, wie lecker Nüsse oder frisches Obst schmecken; und sie „lieben" Ketchup, ohne je in den Genuss einer echten Tomate gekommen zu sein. Die Folgen: Übergewicht und ständig zunehmende Allergien und Lebensmittelunverträglichkeiten.

Dabei ist es gar nicht so schwer, sich gesund und auf natürliche Weise zu ernähren. Kochen muss keine lästige Hausarbeit sein, sondern kann richtig Spaß machen. Es ist ein wunderbarer Ausgleich zur Büroarbeit, bei dem man der Kreativität freien Lauf lassen kann. Und das Angebot an frischem Gemüse und Obst, an Fisch und Fleisch war nie reichhaltiger als heute. Selbst Bioprodukte sind dank günstiger Angebote bei Discountern fast für jedermann erschwinglich geworden. Im Fernsehen laufen Kochsendungen auf allen Kanälen, Zeitschriften sind voll mit Rezeptvorschlägen und die Buchhandlungen bieten eine unüberschaubare Zahl an Kochbüchern für jeden Geschmack und jeden Geldbeutel an. Selbst zu kochen hat viele Vorteile und sicherlich bessert sich dadurch auch die gesundheitliche Situation. Doch reicht es für eine optimale Magnesiumversorgung bereits aus? Die Wissenschaft sagt nein, denn selbst mit der gesündesten Ernährung ist man nicht vor einem Mangel gefeit. Dies hat vielerlei Gründe, die in den nachfolgenden Kapiteln dargelegt werden. Dabei wird deutlich werden: Wer nicht nur *nicht krank* werden, sondern wirklich gesund, vital und leistungsfähig sein und bleiben möchte, der wird ohne *zusätzliche* Magnesiumaufnahme nicht auskommen.

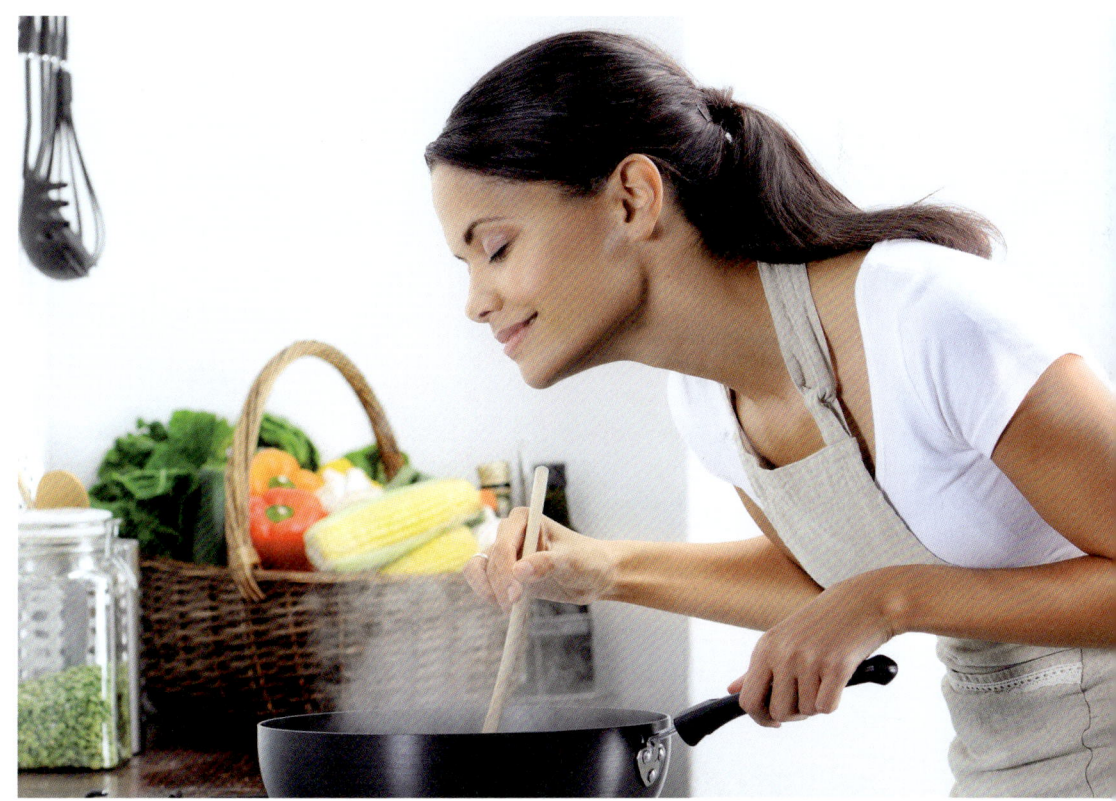

Kapitel 2

Was ist Magnesium

und was bewirkt es im Körper?

Um die enorme Bedeutung von Magnesium für unseren Körper verstehen zu können, sollte man wissen, wie Magnesium in unserem Organismus wirkt und wo es benötigt wird. In diesem Kapitel erfahren Sie alles rund um die Wirkungsweise von Magnesium, seine Aufgaben und die Frage, ob der Magnesiumgehalt der Nahrung für die optimale Versorgung ausreicht.

Magnesium – ein essenzielles Mineral für alle Formen des Lebens

Magnesium gilt als das wichtigste Mineral für alles Lebendige, also auch für Tiere und Pflanzen. Denn es spielte von Anfang an eine zentrale Rolle bei der Entstehung von Leben auf unserem Planeten. Magnesium war bereits entscheidend für den Zellstoffwechsel der Einzeller, also der ersten „niedrigen" Lebensformen auf der Erde; es war Voraussetzung für deren Wachstum, Vermehrung und Energiegewinnung.

Magnesium ist auch das alles entscheidende Mineral für die Pflanzen, damit sie wachsen und gedeihen können. Als zentrales Atom des grünen Farbstoffs Chlorophyll sorgt Magnesium bei der Fotosynthese dafür, dass die Pflanze Sonnenlicht in Energie umwandeln kann. Im Blattgrün der Pflanze, dem Chlorophyll, ist es zu etwa 2 Prozent enthalten. In allen

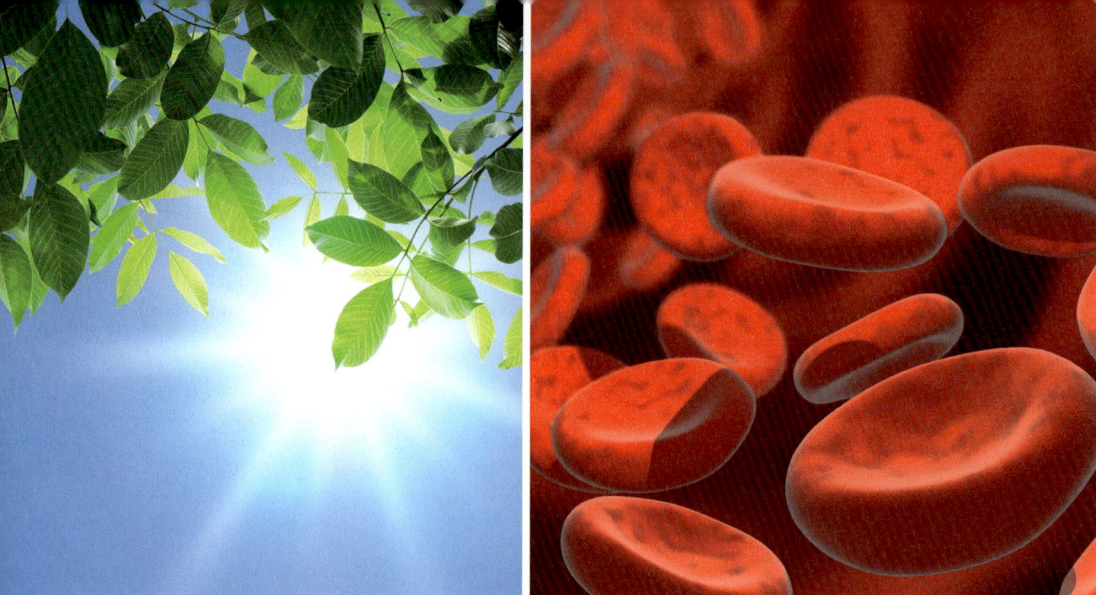

*Dem Chloro-
phyll der Pflan-
zen entspricht
beim Menschen
das Hämoglobin.*

Chlorophyll und Hämoglobin

Was Chlorophyll für die Pflanze ist, stellt Hämoglobin, der rote Blutfarbstoff, für den Menschen dar. Anstelle von Magnesium als zentralem Atom finden wir beim Hämoglobin das Eisen. Es ist für die Bindung von Sauerstoff und dessen Transport zu den Zellen verantwortlich.

naturbelassenen Nahrungsmitteln – auch im Trinkwasser – ist Magnesium in unterschiedlichen Mengen zu finden.

Die Grundlagen unseres Lebens und unserer Nahrungskette hängen somit entscheidend von den Faktoren Sonnenlicht und Magnesium ab, denn Pflanzen stellen sowohl für Tiere als auch Menschen die wichtigste Nahrungsquelle dar. Pflanzen sind in der Lage, die physikalische oder besser gesagt die elektromagnetische Lichtenergie in chemische Energie umzuwandeln. Mit der Nahrung nimmt der Mensch diese chemische Energie dann zu sich, um sie in Form von Bewegung wieder in physikalische Energie umzuwandeln. Für diesen elementaren Prozess ist Magnesium das Schlüsselmineral.

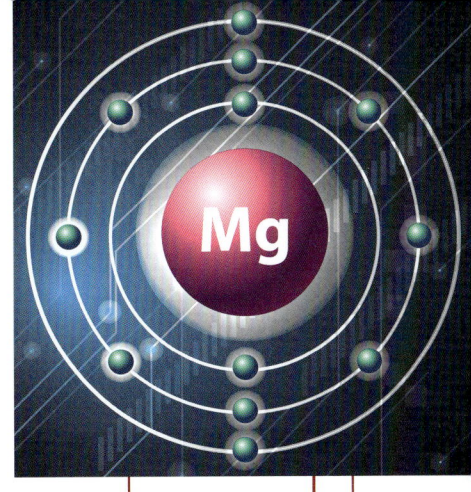

Magnesium – der Funke des Lebens

Chemisch gesehen ist Magnesium ein sehr leichtes, silberweißliches Metall. Es ist ein zweiwertiges, positiv geladenes Kation mit zwei Außenelektronen und gehört zu der Gruppe der Erdalkalimetalle.

Schematische Darstellung eines Magnesium-atoms

Elementares Magnesium gilt als hoch reaktiver, explosiver Stoff, der an der Luft unter gleißend hellem Licht zu weißem Magnesiumoxid verbrennt. Die Wirkung von Magnesium lässt sich mit einem brennenden Zündholz vergleichen, das einen leicht brennbaren Stoff explosionsartig zum Brennen bringt.

In unseren Zellen liegt Magnesium nicht gebunden, sondern in Ionenform vor. Hier „zündet" es den Stoffwechsel und wird deshalb auch als Funke des Lebens bezeichnet. Alle Stoffwechselvorgänge laufen nur unter Beteiligung von Magnesium ab. Es steht für Energie, Vitalität und Regeneration. Seine Hauptaufgaben liegen in der Energiegewinnung und der Reizübertragung auf Nerven und Muskeln; es ist damit für das reibungslose Funktionieren der gesamten Muskulatur verantwortlich, einschließlich des Herzens und aller anderen Organe.

Magnesium – ein Baustein des Lebens

Magnesium ist auch Bestandteil unserer Erde. Die Erdkruste enthält etwa 2 Prozent Magnesium. Allerdings kommt es in der Natur wegen seiner Reaktionsfreudigkeit nicht in elementarer Form vor, sondern nur als Magnesiumsalz in Verbindungen wie Carbonaten (Magnesit, Dolomit), Silicaten (Serpentin, Talk) und Sulfaten (Kieserit, Bittersalz).

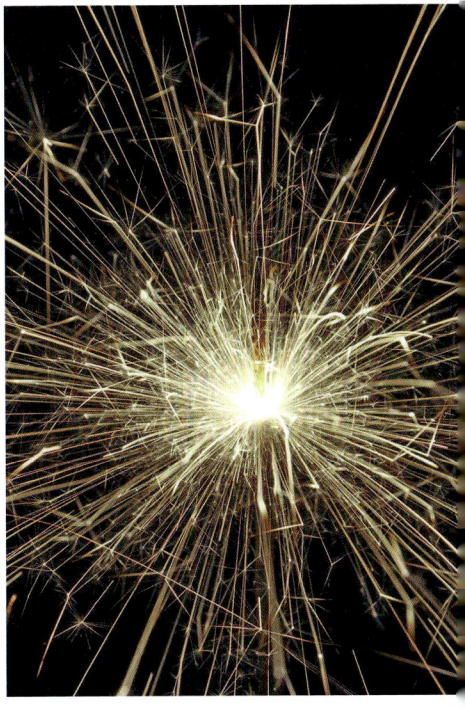

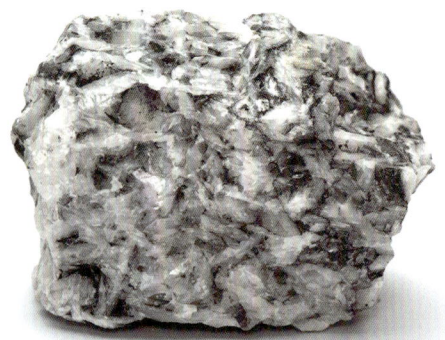

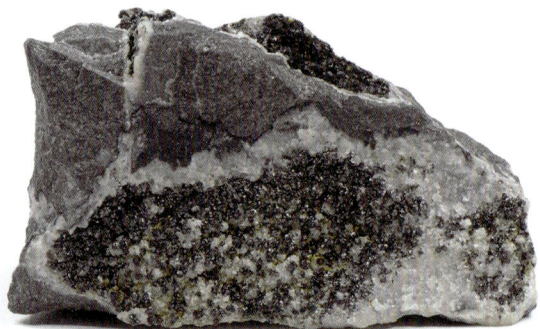

Die verschiedenen Magnesiumsalze

Als Salze werden chemische Verbindungen bezeichnet, die aus *positiv* geladenen Ionen, sogenannten Kationen (zum Beispiel Metallen), und *negativ* geladenen Ionen, sogenannten Anionen (wie Sauerstoff, Kohlenstoff, Schwefel oder Wasserstoff), zusammengesetzt sind. Magnesium kann sowohl in anorganischen Verbindungen als auch in organischen Verbindungen vorliegen.

Von *anorganischen* Salzen spricht man, wenn Verbindungen aus positiv geladenen Kationen von Metallen und negativ geladenen Anionen von Nichtmetallen oder deren Oxiden gebildet werden. Anorganische Salze bilden ein Ionengitter mit einer bestimmten Kristallstruktur. Zu den anorganischen Magnesiumsalzen zählen:

- Magnesiumoxid
- Magnesiumchlorid
- Magnesiumsulfat
- Magnesiumphosphat
- Magnesiumcarbonat
- Magnesium-Bicarbonat

Als *organische* Salze werden Verbindungen bezeichnet, bei denen mindestens ein Anion oder Kation eine *organische* Verbindung darstellt, also auf Kohlenstoff basiert. Zu den organischen Magnesiumsalzen zählen:

- Magnesiumcitrat
- Magnesiumgluconat
- Magnesiumaspartat
- Magnesiumtaurat
- Magnesiumlysinat
- Magnesiummalat

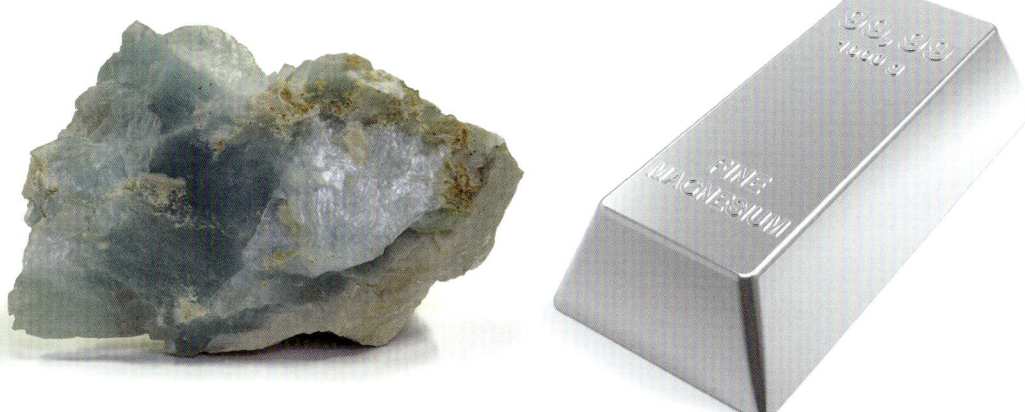

In Form von Dolomit ist Magnesium sogar gebirgsbildend – der Name der „Dolomiten" deutet darauf hin.

Meerwasser enthält ebenfalls Magnesium – etwa 1,15 Gramm pro Liter. Alles Leben ist aus dem Meer entstanden und so wundert es nicht, wenn alle Lebewesen für reibungsloses Funktionieren auf das Vorhandensein von ausreichend Magnesium angewiesen sind. Doch obwohl Magnesium lebensnotwendig ist, kann der Körper es nicht selbst herstellen. Es gehört deshalb zu den „essenziellen" Stoffen, die dem Körper mit der Nahrung täglich in ausreichender Menge zugeführt werden müssen.

Die Fotos S. 28–29 oben zeigen: Magnesit, Dolomit, Magnesiumhydroxid, reines Magnesium-Metall

Dolomiten

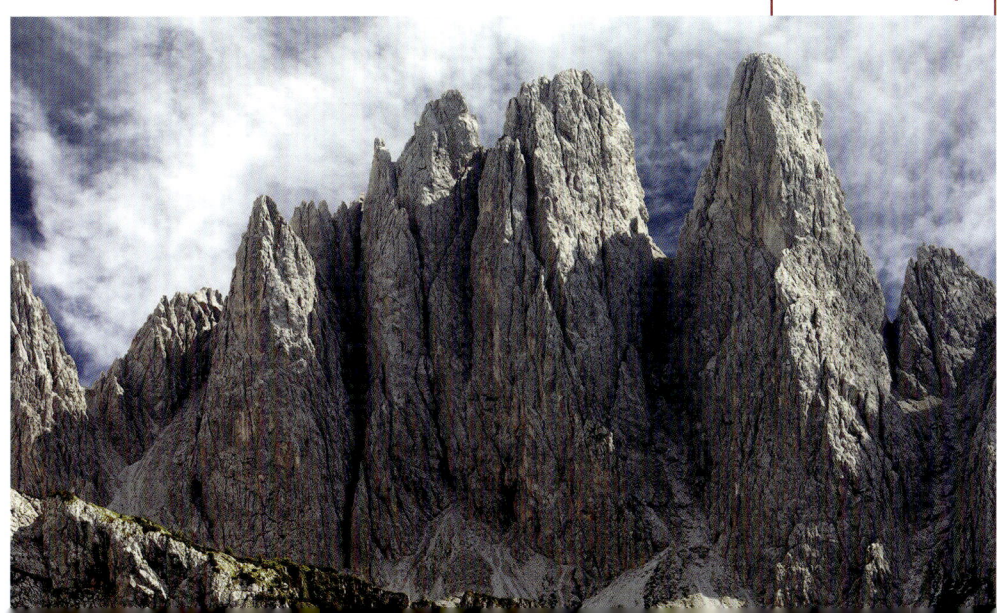

Die Bedeutung von Magnesium für den Körper

Der Magnesiumgehalt unseres Körpers

Magnesium ist in erster Linie ein intrazelluläres Mineral, das heißt, der größte Anteil befindet sich innerhalb der Zellen. Neben Kalium ist Magnesium der wichtigste intrazelluläre Mineralstoff. Nur etwa 10 Prozent des in den Zellen vorhandenen Magnesiums liegt in freier, ionisierter Form vor, der Rest ist an Enzyme und zu einem erheblichen Teil an Adenosintriphosphat (ATP), den wichtigsten Energieträger unseres Körpers, gebunden.

Ein 70 Kilogramm schwerer Mensch verfügt über 20 bis 28 Gramm Magnesium. Das ist im Verhältnis zu Calcium (mit etwa 1000 Gramm) nicht viel, aber trotzdem nicht minder bedeutsam. Etwa 60 Prozent unseres Magnesiumgehalts befindet sich in den Knochen, knapp 40 Prozent in den Zellen der Muskulatur und des Bindegewebes. Zu den besonders magnesiumreichen Organen gehören die Herz- und die Skelettmuskulatur, das Gehirn, die Leber und die Nieren. Nur der verschwindend geringe Anteil von etwa 1 Prozent des gesamten Magnesiumgehalts unseres Körpers ist im Blutplasma zu finden.

Da die Menge des im Plasma vorhandenen Magnesiums so gering ist, sagt sie verständlicherweise nur wenig über die insgesamt im Körper vorhandene Menge an Magnesium aus. Biologisch spielt sie jedoch eine nicht unerhebliche Rolle, weil von hier aus der Austausch mit den Zellen stattfindet. Die Konzentration im Blut unterliegt tagesrhythmischen Schwankungen. Am Morgen werden die niedrigsten Blutspiegel gemessen, am Abend die höchsten. Zur Aufrechterhaltung der vielfältigen wichtigen Funktionen hält unser Organismus sowohl den Magnesium-Blutspiegel als auch die Konzentration innerhalb der Zellen in engen Grenzen.

Leider wird Magnesium im Körper nicht auf Vorrat gespeichert (außer in geringem Ausmaß in der Muskulatur und in der Leber). Offensichtlich ist die Natur davon ausgegangen, dass in der Nahrung genügend Magnesium vorhanden ist, um den täglichen Bedarf zu sichern. Dass dies wegen des Verzehrs stark verarbeiteter Lebensmittel vielfach nicht mehr der Fall ist, war so nicht vorgesehen. Deshalb muss heute das in den Knochen gebundene Magnesium als Speicher herhalten. Wird Magnesium nicht täglich in ausreichender Menge mit der Nahrung zugeführt, greift der Körper auf diese Notreserve

Da Magnesium im Körper nicht gespeichert wird, muss es täglich aufgenommen werden – sonst greift der Körper auf seine Notreserve zurück, auf das in den Knochen gebundene Magnesium.

Der Magnesium-Haushalt des Menschen

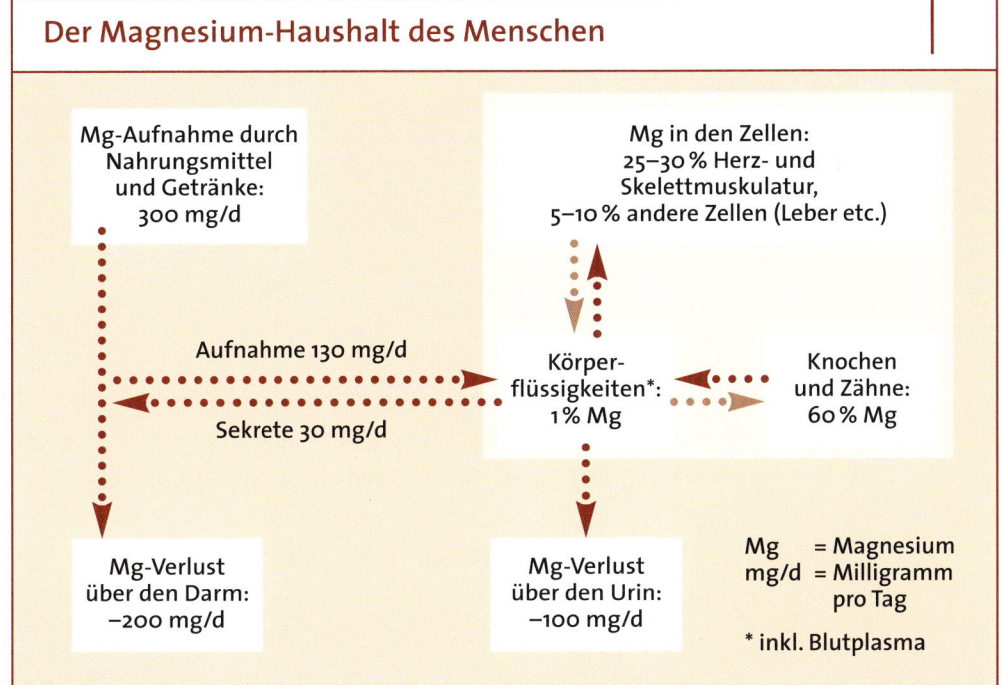

Mg-Aufnahme durch Nahrungsmittel und Getränke: 300 mg/d

Mg in den Zellen: 25–30 % Herz- und Skelettmuskulatur, 5–10 % andere Zellen (Leber etc.)

Aufnahme 130 mg/d

Körperflüssigkeiten*: 1 % Mg

Knochen und Zähne: 60 % Mg

Sekrete 30 mg/d

Mg-Verlust über den Darm: –200 mg/d

Mg-Verlust über den Urin: –100 mg/d

Mg = Magnesium
mg/d = Milligramm pro Tag

* inkl. Blutplasma

zurück – nicht ohne negative Folgen für die Stabilität des Knochengerüsts. Für ältere Menschen ist das besonders problematisch, weil sich mit zunehmendem Alter sowohl die Fähigkeit, Magnesium aus dem Darm aufzunehmen, als auch die Mobilisierung aus den Knochen reduziert.

Die Wirkungsweise von Magnesium innerhalb und außerhalb der Zelle

Das in der Zelle befindliche Magnesium ist hauptsächlich an den Energieträger ATP (Adenosintriphosphat) gebunden. Erst durch die Bindung von Magnesium an ATP entsteht die

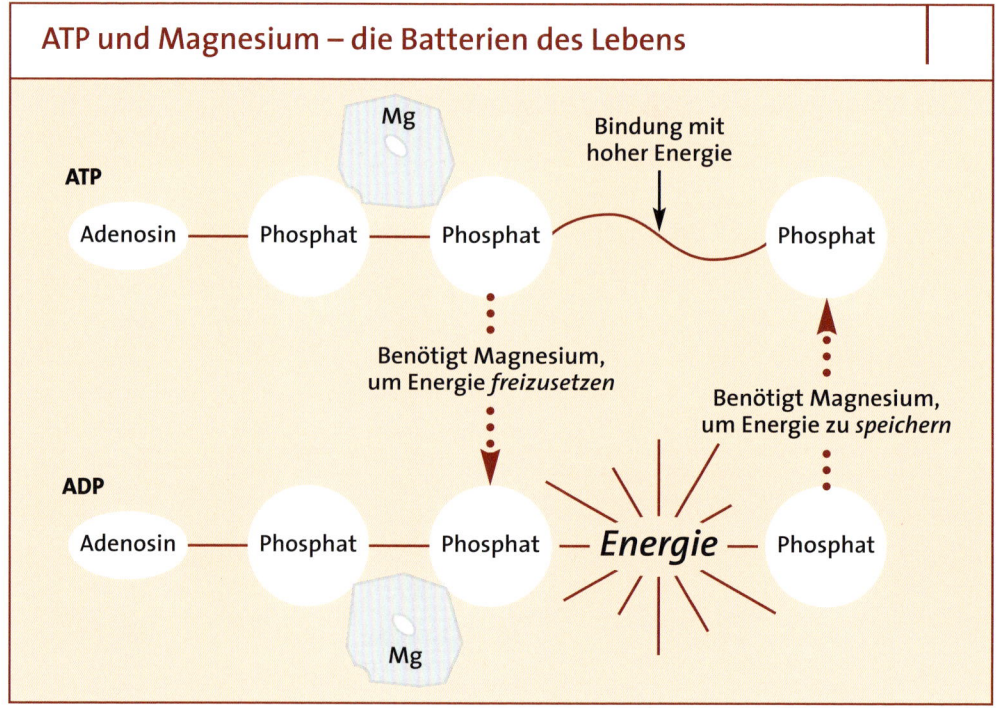

ATP und Magnesium – die Batterien des Lebens

Mg

ATP

Adenosin —— Phosphat —— Phosphat

Bindung mit hoher Energie

Phosphat

Benötigt Magnesium, um Energie *freizusetzen*

Benötigt Magnesium, um Energie zu *speichern*

ADP

Adenosin —— Phosphat —— Phosphat — *Energie* — Phosphat

Mg

energetisch aktive Form, bei der die Phosphatgruppe abgespalten und so Energie freigesetzt werden kann. Hunderte von Enzymen sind wegen des Bedarfs an dieser Verbindung direkt oder indirekt von Magnesium abhängig. Die Magnesium-Phosphat-Komplexe sind an allen Synthesen beteiligt, auch bei der Bildung von Zucker, Fetten und Eiweiß. Darüber hinaus ist Magnesium ein wichtiger Faktor bei der Bildung der Erbinformation DNA.

Außerdem spielt Magnesium eine wichtige Rolle beim aktiven Transport anderer Mineralstoffe durch die Zellhülle und damit zum reibungslosen Ablauf der Körperfunktionen. Von den 18 Mineralien in unserem Körper ist Magnesium sozusagen der Regisseur, der sagt, „wo es lang geht". Magnesium ist das einzige Mineral, das niemals fehlen darf, weil es das mineralische Gleichgewicht schafft. (Magnesium steuert die Aufnahme anderer Mineralien und ihren Einbau in die Knochen. Dieser Zusammenhang wird weiter unten erklärt, bei den Wechselbeziehungen Magnesium – Calcium – Kalium – Phosphor.) Jede Bewegung und jeder Gedanke, den wir fassen, ist von der Mitwirkung von Magnesium abhängig.

> Magnesium führt die „Regie" bei zahlreichen Prozessen im Körper.

Magnesium – essenziell für unseren Körper

Magnesium ist unentbehrlich für alle Prozesse in unserem Organismus. Es spielt eine Schlüsselrolle für den Zellstoffwechsel, die Knochen, die Muskulatur, das Bindegewebe und alle erdenklichen physiologischen Abläufe. Mehr als 300 verschiedene Enzyme in unserem Körper benötigen Magnesium, meist für Prozesse, die Energie entweder bereitstellen oder verbrauchen. Insbesondere für das reibungslose Funktionieren der Muskulatur trägt Magnesium die Verantwortung. Aber auch für den Energiestoffwechsel, die Knochenstruktur und den Elektrolythaushalt ist Magnesium notwendig. Ebenso

Magnesium – unverzichtbar auf allen Ebenen der Körperfunktionen

Magnesium ist sozusagen der Tausendsassa unter den Mineralstoffen. Es lenkt den gesamten Stoffwechsel und greift auf allen Funktionsebenen ein. Kein Wunder, dass ein Mangel schlimme Folgen nach sich zieht.

Auf der *molekularen Ebene* wirkt Magnesium als Co-Faktor von über 300 Enzymen und sorgt für genügend ATP, den universellen Energieträger in allen lebenden Organismen.

Auf der *zellulären Ebene* sorgt Magnesium für ein gesundes Elektrolyt-Gleichgewicht: Calcium, Natrium und Kalium werden durch Einwirkung von Magnesium hin und her „verschoben", wie es gerade erforderlich ist. Magnesium verhindert die Verkalkung und eine Überreaktion von Adrenalin.

Auf der *Bindegewebsebene* fließt dank Magnesium das Blut frei ohne Gerinnselbildung; Blutgefäße und Muskulatur sind entspannt und reagieren auf Hormone und Nervenimpulse in gesunder Weise.

Auf der *Organebene* gewährleistet Magnesium eine effiziente Pumpleistung des Herzens und wirkt dem Bluthochdruck entgegen, indem es für eine gesunde Natrium-Kalium-Balance sorgt und so Gefäßverkrampfungen und Arterienverkalkung vorbeugt.

Auf der *Organfunktionsebene* sorgt Magnesium für ungestörtes Funktionieren des gesamten Kreislaufgeschehens: gleichmäßige Pumpleistung des Herzens ohne Rhythmusstörungen, flexible Gefäße, die sich je nach Bedarf erweitern oder kontrahieren und so die Zellen (besonders die des Herzens) optimal mit Sauerstoff und Nährstoffen versorgen können.

braucht das Nervensystem Magnesium. Eine ausreichende Versorgung damit ist deshalb Voraussetzung für unsere Leistungsfähigkeit, denn ohne Magnesium geht nichts. Aus diesem Grund ist es verständlich, dass Magnesium bei vielerlei Störungen des Körpers wie eine Art Wundermittel wirken kann. Man sollte deshalb bei unklaren Beschwerden immer auch an einen Magnesiummangel und an ausreichende Magnesiumzufuhr denken.

Die Aufgaben von Magnesium im Körper

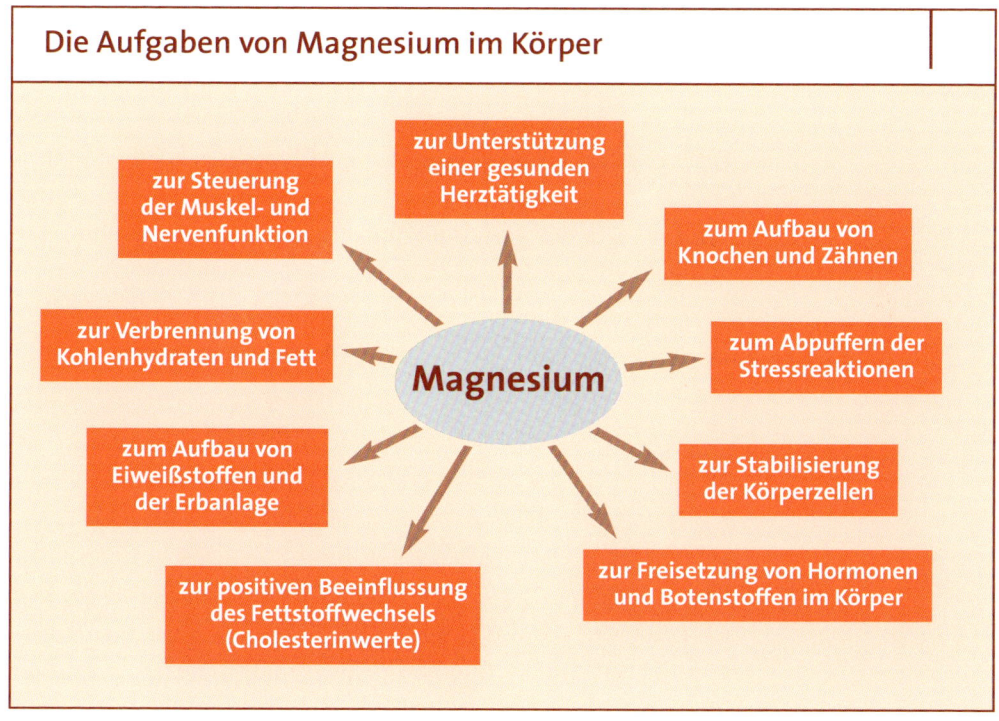

zur Unterstützung einer gesunden Herztätigkeit

zur Steuerung der Muskel- und Nervenfunktion

zum Aufbau von Knochen und Zähnen

zur Verbrennung von Kohlenhydraten und Fett

Magnesium

zum Abpuffern der Stressreaktionen

zum Aufbau von Eiweißstoffen und der Erbanlage

zur Stabilisierung der Körperzellen

zur positiven Beeinflussung des Fettstoffwechsels (Cholesterinwerte)

zur Freisetzung von Hormonen und Botenstoffen im Körper

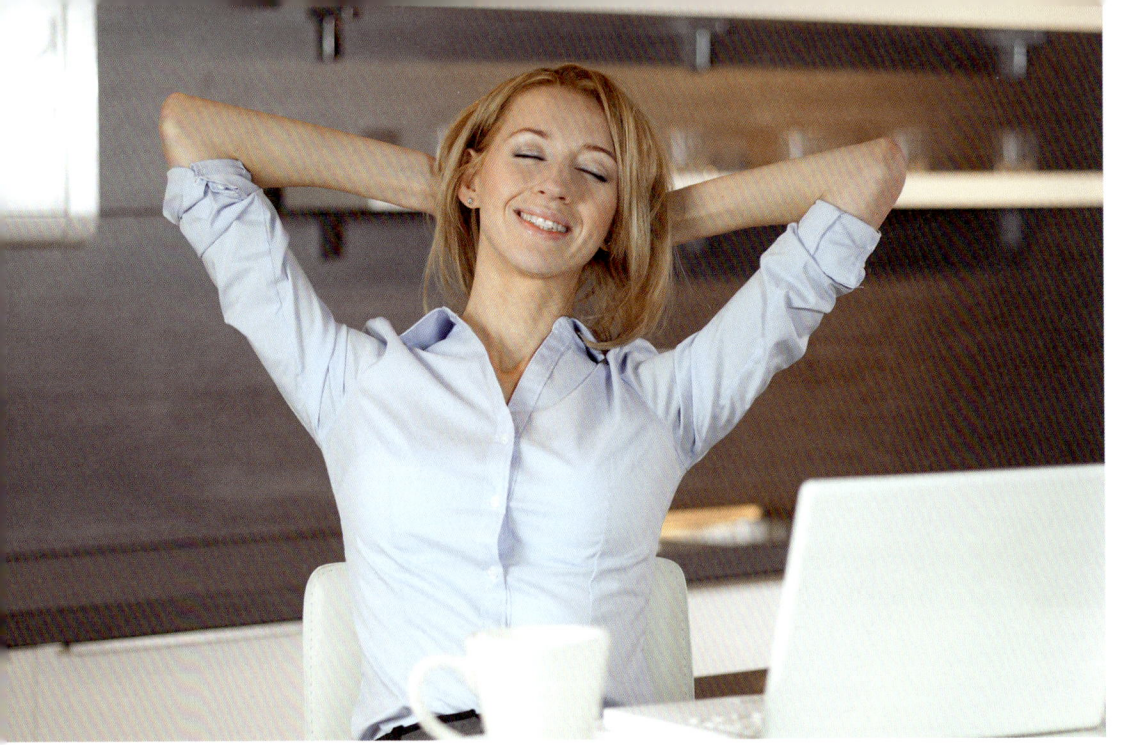

Was Magnesium im Körper bewirkt

Magnesium – das Powermineral

Magnesium wird sowohl als Mineral der „inneren Ruhe" als auch als das „Powermineral" bezeichnet. Wie kein anderer Vitalstoff macht es uns widerstandsfähig gegen Stress, bringt unser Nervensystem zur Ruhe und verleiht uns gleichzeitig Ausdauer und Kraft. Aus Sicht der Orthomolekularen Medizin ist Magnesium der essenziellste Mineralstoff für den Menschen, weil er nicht, wie zum Beispiel Calcium, im Körper auf Vorrat gespeichert werden kann, sondern täglich zugeführt werden muss. Gerade angesichts unserer oft hektischen Lebensweise kommt dem Magnesium eine ganz besondere Bedeutung zu: Wie wir uns fühlen, ob wir den täglichen Herausforderungen gewachsen sind, wie wir mit Stress umgehen und wie viel Energie und Leistungskraft wir haben – sowohl körperlich als auch geistig –, all das hängt maßgeblich von der Verfügbarkeit von Magnesium in unserem Körper ab.

Magnesium und Stoffwechsel

Jede biochemische Reaktion in unserem Körper, von der Temperaturregelung bis zur Zellbildung, hängt von Enzymen ab. Magnesium ist der Aktivator des Kohlenhydrat- und Eiweißstoffwechsels und wird so zum wichtigsten „Stoffwechselmanager" unserer Zellen. Auch die Freisetzung von Hormonen und Botenstoffen ist abhängig von Magnesium, weil die dazu notwendigen Enzyme erst durch Magnesium aktiviert werden. Wollen Sie im Fitnessstudio oder beim Joggen Fett abbauen, so werden Sie dabei von Magnesium unterstützt. Es kurbelt die Fett abbauenden Enzyme an, reduziert die Cholesterinwerte deutlich und sorgt gleichzeitig dafür, dass Sie länger durchhalten.

Magnesium und Energiegewinnung

Je mehr Magnesium vorhanden ist, desto besser funktionieren unsere inneren Kraftwerke, die Mitochondrien, die Energie in Form von ATP bilden. ATP besteht aus kleinsten Energiespeichermolekülen im Körper, bei deren Spaltung Energie freigesetzt wird. Doch nur wenn Magnesium mit den energiereichen Phosphatmolekülen einen Komplex bildet, kann das ATP Energie abgeben. Die Energieproduktion in Muskeln und Herz kommt durch Magnesium überhaupt erst auf Hochtouren. Leistungssportler wissen das: Ohne zusätzliches Magnesium können sie keinen Wettkampf gewinnen. Mit mehr Magnesium laufen Sportler schneller, werden langsamer müde und erholen sich schneller.

Magnesium und Eiweißproduktion

Magnesium ist unersetzlich für die Bildung von Eiweiß. Eiweiße, auch Proteine genannt, erfüllen unterschiedliche Aufgaben in unserem Körper. Es können Struktureiweiße (wie

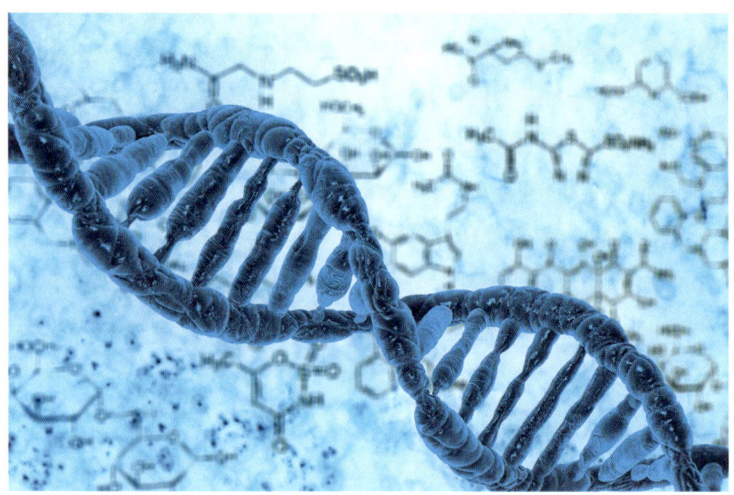

Muskulatur oder Bindegewebe) sein, aber auch Antikörper oder Enzyme sind Eiweiße, die aus Aminosäuren zusammengesetzt sind. Die DNA, die unseren genetischen Code enthält, wird durch ein bestimmtes Enzym und Magnesium dazu gebracht, eine „Blaupause" zu erstellen. Hierfür „entdrillt" sich die DNA-Spirale und bildet einen RNS-Strang, in dem die Information weitergegeben wird, in welcher Reihenfolge sich die einzelnen Aminosäuren für die unterschiedlichen Eiweißbausteine verbinden müssen.

Alle diese Prozesse können nur bei Vorhandensein von Magnesium ablaufen.

Magnesium in Knochen und Zähnen

Magnesium ist für gesunde Knochen und Zähne ebenso wichtig wie Calcium, Phosphor und Vitamin D. Nur mit Magnesium werden Knochen tatsächlich hart und stabil. Deshalb ist die ausreichende Zufuhr von Magnesium vor allem für Kinder und Jugendliche wichtig, deren Knochen und Zähne sich noch im Aufbau befinden. Und auch ältere Menschen profitieren

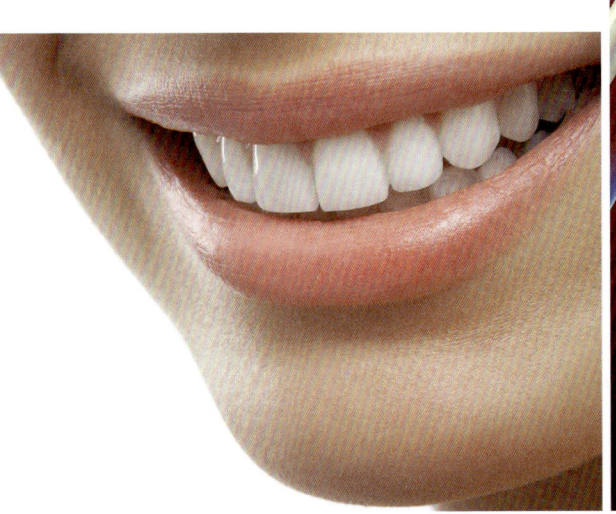

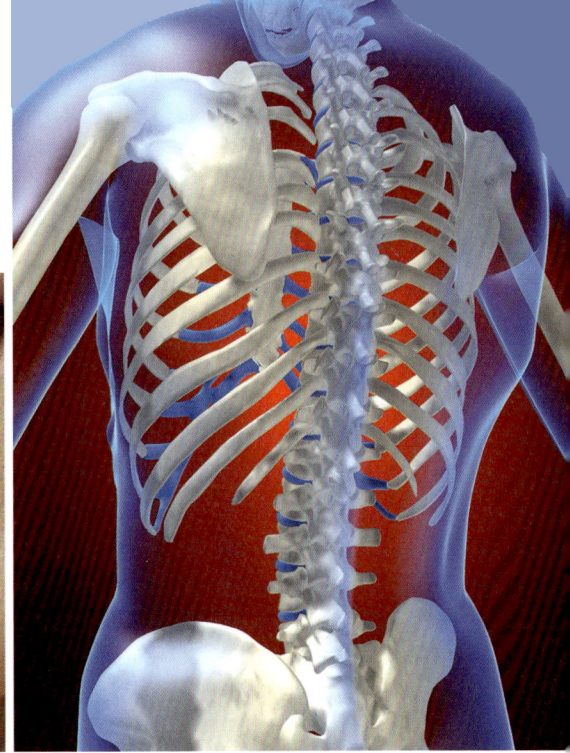

von zusätzlichen Magnesiumgaben, weil die Fähigkeit zur Aufnahme aus der Nahrung im Alter abnimmt. Bisher dachte man, dass Calcium der wichtigste Baustein für starke Knochen sei. Neuere Untersuchung zeigen jedoch, dass Magnesium eine wesentlich größere Rolle für die Knochenfestigkeit spielt, als bisher angenommen. So kann der Körper zum Beispiel Calcium gar nicht richtig verwerten, wenn er Mangel an Magnesium hat. Das Gleiche gilt für die Zähne. Untersuchungen zeigen, dass kariesresistente Zähne durchschnittlich doppelt so viel Magnesium enthalten wie kariesanfällige Zähne. Die Zahnhärte ist dabei unmittelbar von der Magnesiumkonzentration in den Zähnen abhängig.

Magnesium und Nervensystem

Magnesium ist mitverantwortlich für die Reizübertragung auf Muskeln und Nerven und gewährleistet damit das reibungslose Funktionieren unseres gesamten Muskelapparates. Die Aufgabe unserer Nervenzellen besteht darin, die in den Sinneszellen aufgenommenen Impulse als Erregung an das

Gehirn zu übertragen, das dann entsprechende Reize an die Muskeln weiterleitet, um eine angemessene Reaktion zu veranlassen. Magnesium steuert über die Kanäle in den Zellmembranen die elektrische Spannung innerhalb und außerhalb der Zellmembranen – dadurch wird Energie freigesetzt. So werden beispielsweise auch Gedanken in Handlungen umgesetzt. Gedanken sind – physikalisch gesehen – nichts anderes als elektromagnetische Schwingungsfrequenzen. Magnesium ist mitverantwortlich dafür, dass diese Schwingungsfrequenzen an die ausführenden Muskeln weitergeleitet werden.

Magnesium und Entspannung

Magnesium und Calcium sind Gegenspieler in ihrer Wirkung am Muskel. Während Calcium die Kontraktion der Muskelfaser bewirkt, verursacht Magnesium die Entspannung der Muskulatur. Wenn sich zu viel Calcium und zu wenig Magnesium in der Zelle befindet, kommt es zu Zuckungen und Muskelkrämpfen. Auch die glatte Muskulatur, die sich im Darm, in den Bronchien und Gefäßen befindet, ist davon betroffen. Magnesiummangel kann sowohl die Muskeln in der Gefäßwand als auch diejenigen in den Bronchien verengen und damit Bluthochdruck beziehungsweise Atemnot (wie bei asthmatischen Anfällen) auslösen. Die entspannende Wirkung von Magnesium ist besonders wichtig bei der Herzmuskelaktivität, das heißt bei der Erregungsleitung im Herz. Magnesium verhindert, dass es überbeansprucht wird, und unterstützt auf diese Weise die gesunde Herztätigkeit.

Magnesium und Ernährung

Was sollten wir nun essen, um die notwendige Menge dieses wichtigen Minerals mit der Nahrung aufzunehmen? Vor allem Nüsse, Samen, Hülsenfrüchte und volles Korn enthalten viel Magnesium. Vollkornprodukte wie Vollkornbrot, Vollkornreis, aber auch Haferflocken, Hafermehl, Amaranth, Quinoa und Sojabohnen sind gute Magnesiumlieferanten. Die Spitzenreiter unter den besten Magnesiumlieferanten sind Weizenkleie mit 550 Milligramm pro 100 Gramm, Sonnenblumenkerne mit 420 Milligramm Magnesium pro 100 Gramm, gefolgt von Kakao mit 415 Milligramm Magnesium pro 100 Gramm. Bei Nüssen sind vor allem Cashewnüsse, Mandeln, Haselnüsse und Erdnüsse zu nennen. Bei Gemüse stehen grünes Blattgemüse wie Spinat und Mangold, aber auch Fenchel, Brokkoli, Meerrettich und Kohlrabi auf der Liste der besonders magnesiumhaltigen Sorten. Obstsorten enthalten dagegen vergleichsweise wenig Magnesium. Fälschlicherweise wird immer wieder die Banane als guter Magnesiumlieferant genannt. Die Banane ist zwar ein guter Kaliumlieferant, der Magnesiumgehalt ist jedoch mit 32 Milligramm pro 100 Gramm relativ gering.

Um die erforderliche Mindestmenge Magnesium pro Tag zu erreichen, muss auch der Kaloriengehalt des jeweiligen Lebensmittels in Betracht gezogen werden. Denn gerade die Lebensmittel mit hohem Magnesiumgehalt (wie Nüsse, Samen und Vollkornprodukte) schlagen kalorienmäßig nicht unerheblich zu Buche.

Nahrungsmittel mit hohem Magnesiumgehalt

Die besten Magnesiumlieferanten und ihr Kaloriengehalt

Lebensmittel	mg Magnesium pro 100 g Lebensmittel	kcal pro 100 g
Weizenkleie	550	178
Sonnenblumenkerne	420	596
Kakao (entölt)	415	312
Kürbiskerne	402	560
Leinsamen	350	502
Amaranth	308	370
Quinoa	276	338
Weizenkeime	285	320
Cashewnüsse	270	569
Sojabohnen	220	339
Mandeln	170	577
Weiße Bohnen	140	238
Hirse	123	354
Kichererbsen	129	306
Erdnüsse	163	570
Haferflocken	135	352
Naturreis	120	347

(Anmerkung: Diese Tabelle wurde aus vielen verschiedenen Quellen zusammengestellt. Für die einzelnen Lebensmittel schwanken die Angaben naturgemäß. Daher sind die Werte immer nur Circa-Werte. Der Gehalt an Magnesium kann von Anbaugebiet zu Anbaugebiet und von Jahr zu Jahr schwanken.)

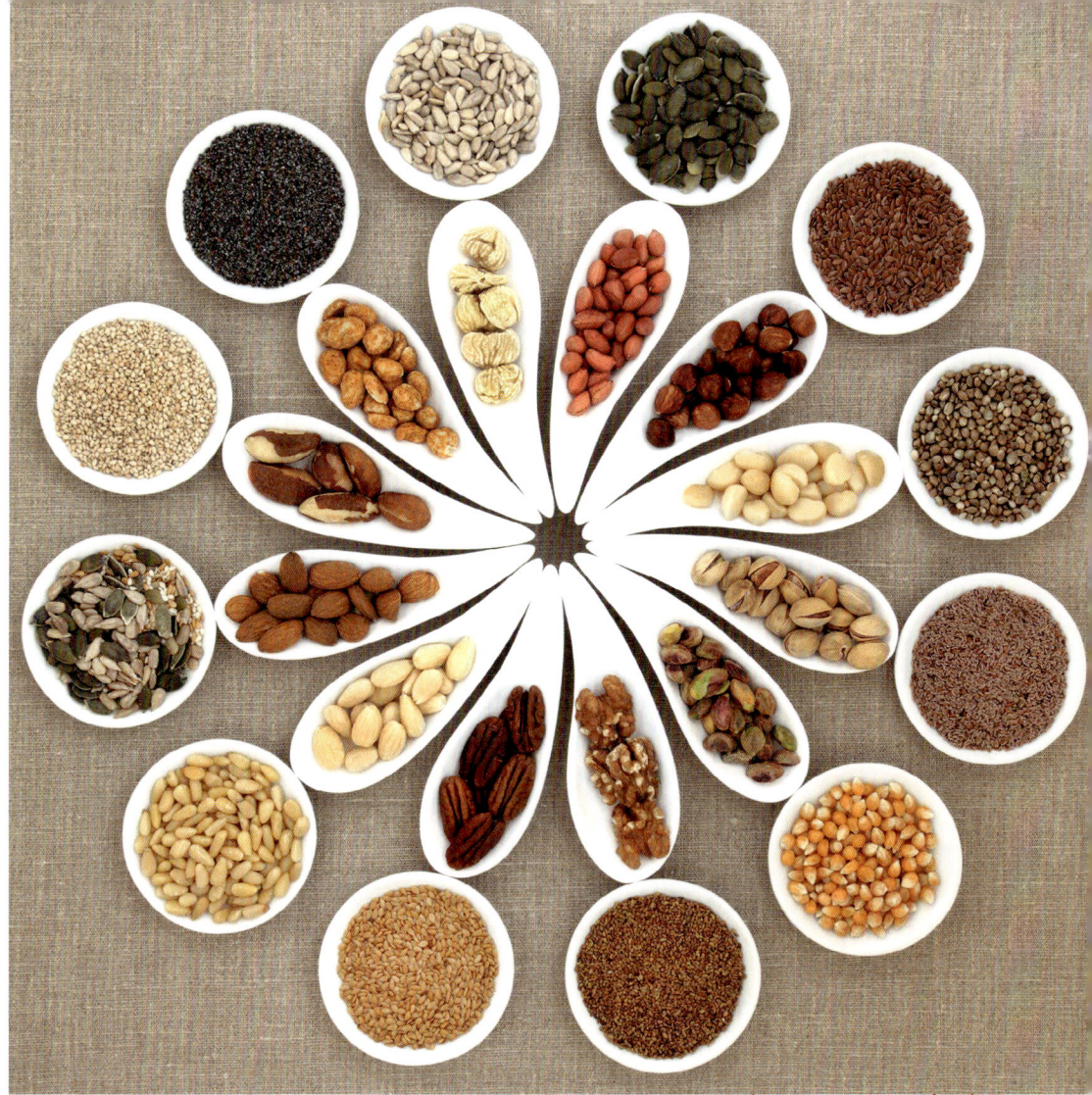

Vor allem Samen, Nüsse, volles Korn und Hülsenfrüchte – also Lebensmittel, aus denen wieder neues Leben entstehen kann – enthalten viel Magnesium.

Tipps für eine magnesiumreiche Ernährung

- Meiden Sie Weißmehlprodukte und greifen Sie zu Vollkornprodukten, denn Magnesium sitzt hauptsächlich in der *Schale* des Getreides.
- Essen Sie häufig grünes Blattgemüse und Salat.
- Verzehren Sie frische Lebensmittel schnell nach dem Einkauf und vermeiden Sie lange Lagerzeiten.
- Putzen und zerkleinern Sie Gemüse erst nach dem Waschen, damit beim Waschen kein Magnesium verloren geht.

- Dünsten oder dämpfen Sie das Gemüse mit sehr wenig Wasser und verwenden Sie das Wasser ebenfalls, denn Magnesium tritt in das Kochwasser aus.
- Wählen Sie fettarme Lebensmittel und wenig Fleisch, denn Fett und Eiweiß behindern die Aufnahme von Magnesium.
- Wählen Sie als tägliches Getränk ein Mineralwasser mit wenigstens 50 Milligramm Magnesium pro Liter. Achten Sie dabei darauf, dass das Verhältnis von Calcium zu Magnesium nicht größer als 2 zu 1 ist.

Die Resorption von Magnesium im Darm

Die Magnesiumaufnahme aus dem Darm kann aktiv und passiv erfolgen. Sie ist abhängig von der Magnesiumkonzentration im Nahrungsbrei. Bei geringem Angebot wird Magnesium durch die Darmzellen mit einem aktiven Transportmechanismus aufgenommen. Der genaue Wirkmechanismus ist noch nicht bekannt. Liegt jedoch eine hohe Magnesiumkonzentration im Speisebrei vor, wird der überwiegende Teil passiv durch die Zellzwischenräume, nicht jedoch durch die Zellen resorbiert.[1, 2]

Je höher die Konzentration von Magnesium im Speisebrei, desto weniger Magnesium wird – prozentual gesehen – resorbiert. Im Durchschnitt liegt die Resorptionsrate von Magnesium um 30 Prozent. In einer bereits 1960 durchgeführten Studie ist man mithilfe von radioaktiv markiertem Magnesium dieser Frage nachgegangen. Folgende Beobachtungen wurden dabei gemacht: Bei einer Ernährung mit *durchschnittlichem* Magnesiumgehalt wurden 44 Prozent des eingenommenen Magnesiums resorbiert. Bei einer Ernährung mit *niedrigem* Magnesiumgehalt nahm der Körper 76 Prozent des verabreichten Magnesiums auf und bei einem *hohen* Magnesiumanteil wurden nur noch 24 Prozent resorbiert. Diese

Transzellulärer und parazellulärer Transportweg

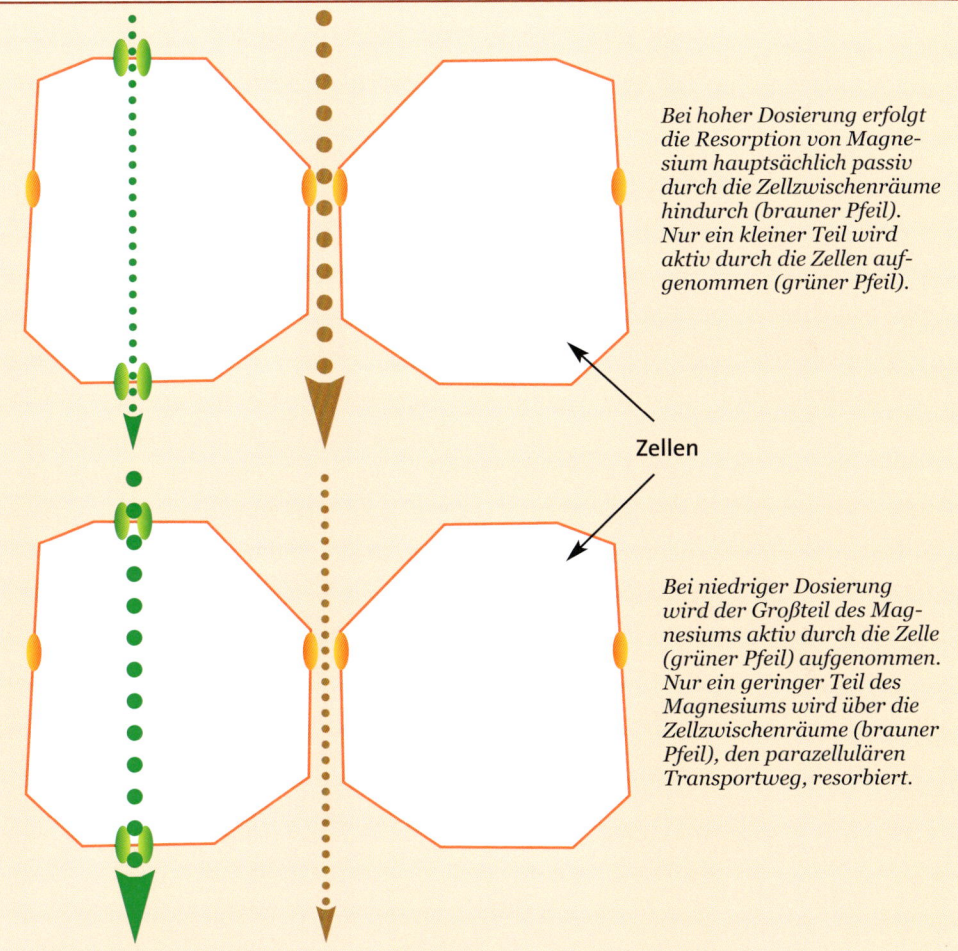

Bei hoher Dosierung erfolgt die Resorption von Magnesium hauptsächlich passiv durch die Zellzwischenräume hindurch (brauner Pfeil). Nur ein kleiner Teil wird aktiv durch die Zellen aufgenommen (grüner Pfeil).

Zellen

Bei niedriger Dosierung wird der Großteil des Magnesiums aktiv durch die Zelle (grüner Pfeil) aufgenommen. Nur ein geringer Teil des Magnesiums wird über die Zellzwischenräume (brauner Pfeil), den parazellulären Transportweg, resorbiert.

Schematische Darstellung von Transportwegen in resorbierenden Geweben wie beispielsweise dem Darm.

Grün: Transzellulärer Transportweg durch die Zelle *hindurch*. Die Resorption geschieht aktiv, auch gegen ein Konzentrationsgefälle.

Braun: Parazellulärer Transportweg *zwischen* den Zellen. Die Resorption ist abhängig von einem Konzentrationsgefälle.

Ergebnisse belegen, dass die Aufnahme von der Magnesiumkonzentration im Speisebrei abhängig ist. Sie zeigen aber auch, dass eine Überdosierung praktisch nicht möglich ist, weil das Zuviel an Magnesium erst gar nicht aufgenommen, sondern gleich wieder ausgeschieden wird.[3]

Die Magnesiumaufnahme im Magen-Darm-Trakt wird also größtenteils durch eine niedrige Magnesiumkonzentration stimuliert. Sie kann aber durch eine Reihe von Faktoren gestört sein. So kann zum Beispiel vermehrtes Vorhandensein von Calcium oder Phosphor die Aufnahme von Magnesium vermindern. Magnesium wird zwar auf der gesamten Länge des Darms resorbiert, vom oberen Dünndarm bis zum Dickdarm; Hauptort der Aufnahme ist jedoch der untere Dünndarmabschnitt. Zudem werden die verschiedenen Magnesiumsalze in den einzelnen Abschnitten unterschiedlich gut aufgenommen. Es kommt also auch darauf an, um welche Art von Magnesiumsalz es sich handelt.

Je besser Magnesium gelöst ist und je geringer seine Konzentration im Darm ist, desto mehr Magnesium wird prozentual resorbiert. Das bedeutet, je weniger Magnesium sich im Darm befindet, desto besser nimmt es der Körper auf. Dieser Aspekt ist nicht unwichtig bei der Einnahme von Magnesium als Nahrungsergänzungsmittel. Demnach wäre es ideal, wenn jeweils nur kleine Dosen über den Tag verteilt eingenommen werden würden. Wer zum Beispiel über den Tag verteilt 2 Liter stilles, mit Magnesium angereichertes Wasser trinkt, wird einen relativ hohen Prozentsatz davon resorbieren können – vorausgesetzt, es liegen keine Resorptionsstörungen vor.

Dennoch ist die Einnahme von Magnesium als Einmaldosis (beispielsweise 300 oder 400 Milligramm) empfehlenswert. Der prozentuale Anteil des resorbierten Magnesiums ist dann

Im Durchschnitt werden nur rund 30 % des in der Nahrung enthaltenen Magnesiums vom Körper aufgenommen.

zwar geringer, aber absolut gesehen wird genügend Magnesium resorbiert. Die Aufnahme erfolgt bei höheren Konzentrationen hauptsächlich passiv, das heißt: nicht transzellulär, sondern parazellulär, zwischen den Zellen hindurch.

Die Regulation des Magnesiumhaushalts

Der Magnesiumhaushalt wird hauptsächlich über die Nieren geregelt. Hier tritt ein Steuerungsmechanismus in Aktion: Bei *hoher* Zufuhr von Magnesium wird die Ausscheidung über die Nieren verstärkt, bei Magnesiummangel wird die Ausscheidung gedrosselt und mehr Magnesium rückresorbiert. Unter normalen Bedingungen werden etwa 5 bis 10 Prozent der aufgenommenen Menge über den Urin ausgeschieden. Besteht jedoch akuter Magnesiummangel, so können die Nieren bis zu 100 Prozent des filtrierten Magnesiums rückresorbieren, sodass die Ausscheidung über den Urin gleich null ist. Aus Beobachtungen bei Menschen mit Magnesiummangel weiß man, dass die Konzentration von Magnesium im Blut durch die Nahrungsaufnahme einerseits und das Verhindern der Ausscheidung über die Nieren andererseits aufrechterhalten werden kann. Im Notfall mobilisiert der Körper Magnesium aus dem Knochen, um den für ihn lebenswichtigen Mineralstoff jederzeit im Blut verfügbar zu haben. Die Rückresorption in den Nieren ist aber auch vom Vorhandensein anderer Mineralstoffe abhängig. Steigt zum Beispiel die Rückresorption von Calcium, wird die des Magnesiums automatisch gehemmt. Möglicherweise ist auch das Hormon der Nebenschilddrüse (Parathormon) an der Regulierung des Magnesiumhaushalts beteiligt.

Schematische Darstellung eines Nephrons

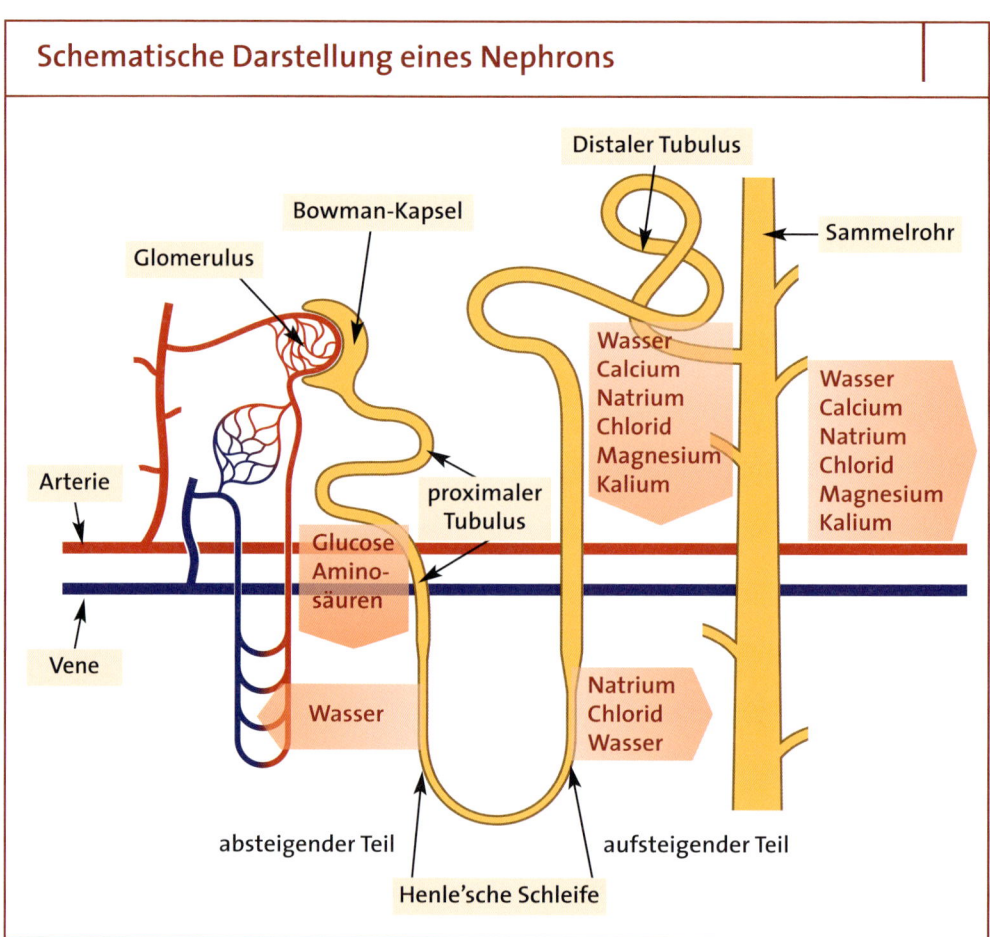

Distaler Tubulus

Bowman-Kapsel

Sammelrohr

Glomerulus

Wasser
Calcium
Natrium
Chlorid
Magnesium
Kalium

Wasser
Calcium
Natrium
Chlorid
Magnesium
Kalium

Arterie

proximaler
Tubulus

Glucose
Amino-
säuren

Vene

Wasser

Natrium
Chlorid
Wasser

absteigender Teil

aufsteigender Teil

Henle'sche Schleife

Das Nephron

... ist die kleinste Funktionseinheit der Niere. Es besteht aus dem Nierenkörperchen und dem daran angeschlossenen Tubulussystem (Harnkanälchen). Das Nierenkörperchen besteht aus dem Glomerulus und der Bowman-Kapsel. Etwa 1 Million solcher Nierenkörperchen befinden sich in der Niere. Das Tubulussystem wird in den proximalen (dem Rumpf zugewandten) Tubulus, die Henle'sche Schleife, den distalen (vom Rumpf abgewandten) Tubulus und das Sammelrohr eingeteilt.

Im Nephron werden der Primärharn aus dem Blut filtriert und anschließend verschiedene Substanzen rückresorbiert, bevor schließlich der Endharn ausgeschieden wird.

In den Glomeruli werden aus dem durchfließenden Blut Zellen und Proteine zurückgehalten. Im proximalen Tubulus und dem absteigenden Teil der Henle'schen Schleife werden über 60 Prozent des Wassers sowie Glukose und Aminosäuren rückresorbiert. Hauptaufgabe des aufsteigenden Teils der Henle'schen Schleife sind neben Wasserentzug auch die Rückresorption von Natriumchlorid, also Kochsalz. Im distalen Teil der Harnkanälchen und im Sammelrohr werden dann Mineralstoffe wie Magnesium, Calcium, Natrium, Chlorid und Kalium rückresorbiert und der Harn wird durch Wasserentzug weiter konzentriert.

Kapitel 3

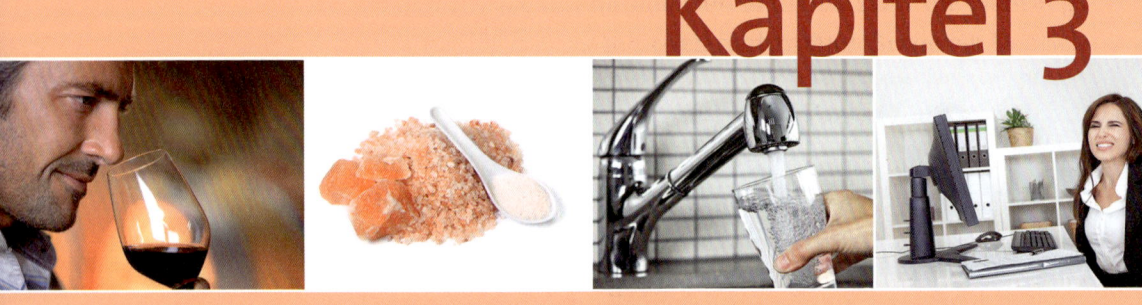

Magnesium-mangel –

Ursachen, Folgen, Diagnostik, Symptome

Magnesium ist *der* lebensnotwendige Mineralstoff für das problemlose Funktionieren unseres Organismus. Ob Energiegewinnung, Aufbau von Körperstrukturen, Steuerung von Hormonausschüttungen oder Schutz vor Thrombosen (indem es die Verklumpung der Blutplättchen verhindert) – überall ist dieses Mineral erforderlich. Keine Zelle kann ihre vielfältigen Aufgaben ohne ausreichend Magnesium erfüllen. Natürlich ist Magnesium nicht der einzig wichtige Mineralstoff, doch es nimmt bei der *Koordination* aller anderen Mineralstoffe eine Schlüsselrolle ein und ist deshalb von besonderer Bedeutung. Magnesium ist der stille Wächter über das mineralische Gleichgewicht im Körper. Fehlt es, dann können auch andere Mineralien nicht verwertet werden. Gleichzeitig besteht bei keinem anderen Mineral meist ein so gravierender und so wenig beachteter Mangel wie bei Magnesium.[4] Das mag auch daran liegen, dass es nicht einfach ist, Magnesiummangel nachzuweisen, weil die üblichen Untersuchungsmöglichkeiten (wie die Blutuntersuchung) hier nur bedingt aussagekräftig sind. Mehr dazu später.
Grundsätzlich kann man drei mögliche Ursachenkategorien für Magnesiummangel unterscheiden: Entweder wir nehmen zu wenig Magnesium auf oder wir haben einen erhöhten Bedarf oder wir scheiden zu viel Magnesium über Nieren,

Darm oder Haut aus. In allen Fällen kann es zu einem Magnesiumdefizit im Körper kommen. Die wichtigsten Faktoren werden im Folgenden näher erläutert.

Magnesiummangel durch unzureichende Aufnahme

Die letzte große Ernährungsstudie in Deutschland (VERA-Studie) zeigte, dass bei nahezu 40 Prozent der Bevölkerung von einem unterschwelligen Magnesiummangel auszugehen ist, denn die Empfehlungswerte der Deutschen Gesellschaft für Ernährung (DGE) wurden häufig nicht erreicht. Zum gleichen Ergebnis kommt das Bundesministerium für Ernährung, Landwirtschaft und Verbraucherschutz. Nach der im Jahre 2008 veröffentlichten Nationalen Verzehrstudie zu den Ernährungsgewohnheiten der Deutschen nehmen im Schnitt 26 Prozent aller Männer und 29 Prozent aller Frauen nicht genügend Magnesium auf. Unter den weiblichen Jugendlichen von 15 bis 19 Jahren ist der Anteil der Unterversorgten mit 56 Prozent besonders hoch. Der Anteil der älteren Menschen, die unzureichende Mengen Magnesium zu sich nehmen, wird mit 35 Prozent angegeben. Bei diesen Zahlen handelt es sich aber lediglich um diejenigen Magnesiummangelzustände, die durch unzureichende Ernährung ausgelöst sein können. Andere Faktoren wie beispielsweise Resorptionsprobleme sind hier noch gar nicht berücksichtigt. Diese Studien belegen, dass unzureichende Aufnahme von Magnesium mit der Nahrung in beträchtlichem Maß für die Magnesiummangelversorgung in weiten Teilen der Bevölkerung verantwortlich ist.

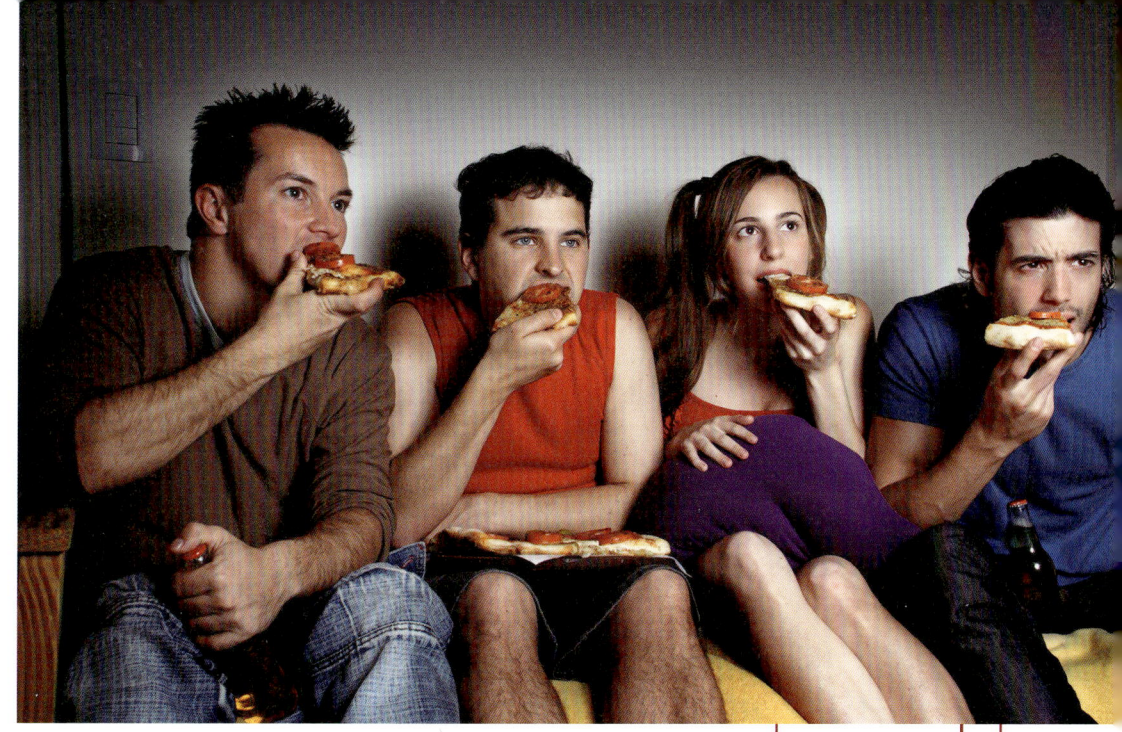

Magnesiummangel durch veränderte Esskultur

Über Tausende von Jahren bestand die Ernährung unserer Vorfahren aus Lebensmitteln, die reich an Magnesium, aber arm an Calcium waren. Milchprodukte, die bei der heutigen Ernährung die Hauptquelle für Calcium darstellen, gab es früher nicht und so war das Calciumangebot sehr begrenzt. Der Körper speicherte Calcium deshalb gut, um vor Mangelzuständen geschützt zu sein. Magnesium hingegen war reichlich in der Nahrung vorhanden, denn die Hauptnahrungsmittel waren vor allem Nüsse, Vollkornprodukte, Gemüse und hin und wieder das Fleisch wilder Tiere oder Fische – allesamt reich an Magnesium. Aus diesem Grund bestand für den menschlichen Körper keine Notwendigkeit, Magnesium auf Vorrat anzulegen; er hat dies einfach nicht „gelernt". Bis heute speichert unser Körper Calcium, nicht aber Magnesium, obwohl die Ernährungssituation sich komplett verändert hat. Durch den häufigen Genuss von Käse und anderen Milchprodukten nehmen wir wesentlich mehr Calcium auf als unsere Vorfahren. Auf der anderen Seite ist der Verzehr von magnesiumreichen Lebensmitteln stark zurückgegangen. Unser Körper konnte sich in der Kürze der Zeit diesen neuen Gegebenheiten noch nicht anpassen und so müssen wir Magnesium immer noch täglich zuführen, weil es im Körper nur in kleinen Mengen gespeichert wird.

Hinzu kommt, dass sich in den letzten 60 Jahren unsere Ernährung auch noch anderweitig geändert hat: weg von naturbelassenen Lebensmitteln, hin zu stark verarbeiteten Produkten; reich an Kalorien, aber arm an Mikronährstoffen. Um die eingangs bereits erwähnten Beispiele noch mit weiteren Varianten zu ergänzen: Morgens vielleicht ein Toastbrot mit Marmelade oder ein süßes Teilchen vom Bäcker auf dem Weg zur Arbeit, mittags Fastfood vom Schnellimbiss und abends die typisch deutsche „Brotzeit" mit Wurstaufschnitt und Käse; anschließend noch Chips oder Süßigkeiten vor dem Fernseher … Der Magnesiumgehalt einer solchen Ernährung geht gegen null, denn Weißbrot, Fastfood und Süßigkeiten enthalten praktisch kein Magnesium.

Besonders arm an Magnesium: Weißmehlprodukte, Fastfood und Süßigkeiten

Übrigens, auch wenn wir zu wenig Wasser trinken, kann das Magnesiummangel hervorrufen. Magnesium ist wasserlöslich und kann nur dann vollständig resorbiert werden, wenn genügend Wasser im Darm vorhanden ist, damit es sich in seine ionisierte Form auflösen kann.

Magnesiummangel durch die Art der Verarbeitung der Lebensmittel

Auch wer sich seine Mahlzeit zu Hause selbst zubereitet, ist vor Magnesiummangel nicht gefeit. Entscheidend ist, welchen Grad der Verarbeitung die verwendeten Lebensmittel aufweisen. Durch den Raffinierungsprozess werden die Lebensmittel zwar haltbarer und ansehnlicher gemacht, mit zunehmender „Schönheit" und Haltbarkeit nimmt aber gleichzeitig der Gehalt an Vitaminen, Mineralstoffen und Spurenelementen drastisch ab.

Bei Getreide und Reis befinden sich Magnesium und andere wertvolle Stoffe in den äußeren Schalen. Werden diese entfernt, wird den Lebensmitteln automatisch auch Magnesium entzogen. Beim Mehl gilt: Je weißer das Mehl, desto stärker raffiniert, desto mehr Magnesiumverlust. In poliertem Reis ist beispielsweise nur noch ein Fünftel des ursprünglichen Magnesiumgehalts von Vollkornreis enthalten. Aus Mais gewonnene Stärke, die als Grundlage vieler verarbeiteter Lebensmittel (wie Pudding, Kekse, Fruchtjoghurt, Süßigkeiten, Fertigsuppen oder Kuchen) dient, enthält gerade noch 3 Prozent des Magnesiumgehalts, der ursprünglich im Maiskorn enthalten war.

Trauriger Spitzenreiter unter den industriell verarbeiteten Produkten ist jedoch unser Haushaltszucker. Sage und schreibe 99 Prozent seines ursprünglichen Magnesiumgehalts verliert die Zuckerrübe, aus der der Zucker gewonnen wird, während seiner Herstellung.

Auch Speisesalz leistete früher einen wichtigen Beitrag zur Deckung des Magnesiumbedarfs, denn Natursalz (aus dem Urmeer entstanden) enthält einen hohen Magnesiumanteil. Einer der Gründe dafür, dass auch Speisesalz raffiniert und damit seines Magnesiums beraubt wurde, liegt in der

Haarschopf (Bart)
Epidermis
Hypodermis
Querzellen
Schlauchzellen
braune Schicht (Testa)
Schale (Kleie)
hyaline Membran
Mehlkörper (Endosperm)
Aleuron
Keimling

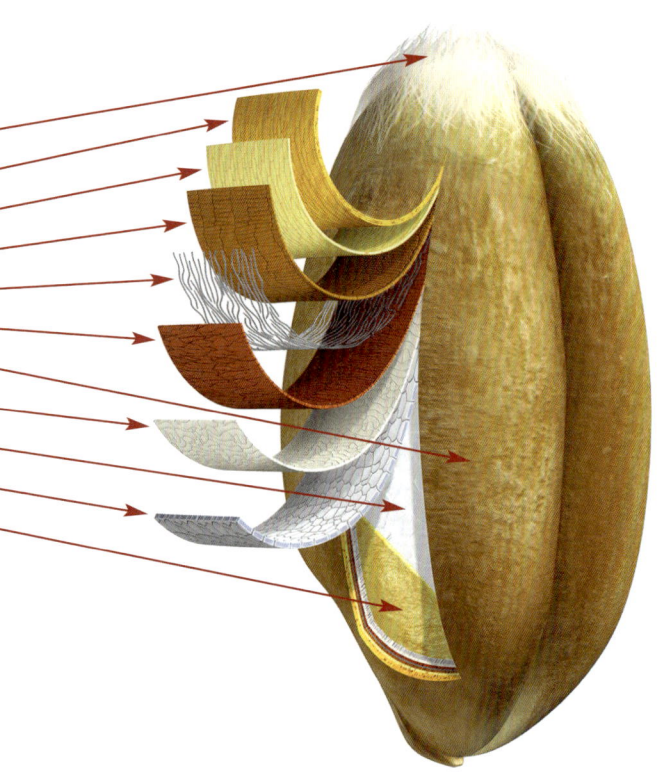

Der Aufbau eines Getreidekorns (Bildabdruck mit freundlicher Genehmigung von KAMPFFMEYER Food Innovation GmbH, Hamburg)

Was steckt im Getreidekorn?

Ein Getreidekorn besteht aus verschiedenen Komponenten. Im Innern befinden sich Stärke und Gluten, an der Basis des Korns sitzt der Keimling mit dem bekannten Keimöl und wichtigen Vitaminen. Die äußere Randschicht enthält vor allem unlösliche Nahrungsfasern wie Zellulose und Lignin. Darunter befindet sich die Aleuronschicht, in der sich unlösliche und lösliche Faserkomponenten sammeln, zum Beispiel Beta-Glucan, aber auch Mineralstoffe wie Magnesium und viele Enzyme. Die Aleuronschicht, die Schale und der Keimling bilden die Kleie, die etwa 15 Prozent des Getreidekorns ausmachen.

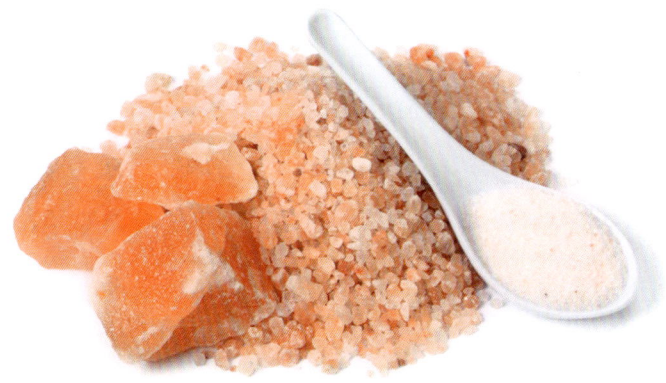

hygroskopischen, also Wasser anziehenden Eigenschaft von Magnesium. Es zieht nämlich Feuchtigkeit aus der Luft an, verklumpt dadurch und dies vermindert die Lagerfähigkeit. Damit es schön weiß und klumpenfrei bleibt, werden dem Natursalz alle Mineralien entzogen und es wird mit einem Schuss Chemikalien versehen, damit es immer schön rieselfähig bleibt. Damit nicht genug: Nachträglich werden Fluor und Jod beigemengt, die nicht jedem gut bekommen. Im Gegenteil: Sowohl die Schilddrüse als auch Nerven- und Immunsystem sowie Knochen und Gelenke können durch diese Stoffe negativ beeinflusst werden. (Wer sich näher mit dem Thema Salz beschäftigen möchte, dem empfehle ich mein Buch *Wasser & Salz – Urquell des Lebens*.)

Magnesiumverlust durch Verarbeitung von Lebensmitteln

Lebensmittel	Magnesiumverlust in %
Raffiniertes Weißmehl	80
Polierter Reis	83
Maisstärke	97
Haushaltszucker aus der Zuckerrübe	99

Magnesiummangel durch die Art der Zubereitung der Speisen

Selbst wer hochwertige und naturbelassene Lebensmittel verwendet, hat damit noch keine Garantie, in den Genuss des vollen Magnesiumgehalts zu kommen. Beim Kochen, Blanchieren oder Waschen von Lebensmitteln geht ein großer Teil des Magnesiumgehalts (bis zu 40 Prozent) verloren, wenn die Flüssigkeit nicht weiterverwendet wird. Deshalb sollte man Gemüse am besten dampfgaren oder dünsten. Lässt sich das Kochen in Wasser nicht vermeiden, sollten Sie so wenig Flüssigkeit wie möglich zugeben und das Kochwasser für eine Soße oder Suppe verwenden.

Bei der Zubereitung der Speisen kommt aber noch ein anderer Aspekt zum Tragen, der die Verfügbarkeit von Magnesium beeinträchtigen kann. Um Magnesium aus dem Darm resorbieren zu können, ist die Anwesenheit bestimmter Vitamine und Spurenelemente notwendig. Fehlen diese Begleitstoffe, ist die Aufnahme von Magnesium beeinträchtigt. Beim Kochprozess werden beispielsweise bis zu 60 Prozent des vorhandenen Vitamins B_6 und über 70 Prozent des hitzeempfindlichen Vitamins B_1 zerstört. Diese Vitamine sind aber für die Resorption von Magnesium wichtig.

Bereiten Sie die Mahlzeiten deshalb immer frisch und schonend zu. Lagern Sie Salate und Gemüse nach Möglichkeit nicht länger als 1 bis 2 Tage und vermeiden Sie aufwendige Zubereitungsmethoden. Bevorzugen Sie Lebensmittel aus biologischer Erzeugung und erhöhen Sie den Rohkostanteil in Ihrer Ernährung.

Magnesiummangel durch gefiltertes Wasser

Schon lange weiß man, dass Menschen, die in Regionen mit hartem, kalkhaltigem Wasser leben, weniger häufig an Schlaganfällen und Herzinfarkten erkranken als diejenigen, die in Gegenden mit weichem, magnesiumarmem Wasser wohnen. Auch wenn die Versorgung unseres Körpers mit Mineralstoffen nicht zu den Hauptaufgaben des Wassers zählt, so kann es doch einen wichtigen Beitrag dazu leisten, wie statistische Beobachtungen belegen.

Kalk besteht zum größten Teil aus Magnesium und Calcium und ist für die Wasserhärte verantwortlich. Ob aus der Leitung weiches oder hartes Wasser fließt, hängt von der Region ab. Die unterschiedlichen Wasserhärten entstehen, wenn Regenwasser im Boden versickert und zu Grundwasser wird. Dabei lösen sich je nach Bodenbeschaffenheit Mineralien im Wasser auf. Je höher die Konzentration von Magnesium und Calcium ist, desto härter ist das Wasser. Dies wird dann durch weiße Beläge auf Armaturen oder im Wasserkocher sichtbar. Viele Menschen glauben, dass das kalkhaltige Wasser für uns Menschen genau so schädlich sei wie für die Geräte und Armaturen. Das ist aber keineswegs so, im Gegenteil. Kalkhaltiges Wasser führt nicht zu verkalkten Gefäßen, sondern *schützt* die Menschen, die es täglich trinken, sogar vor Erkrankungen, die mit Magnesiummangel einhergehen.

In den letzten Jahren ist verstärkt ein Trend zu beobachten, das Leistungswasser zu filtern. Je nachdem, was ausgefiltert werden soll, werden unterschiedliche Wasseraufbereitungsgeräte angeboten. Für die Zubereitung von Kaffee oder Tee wird das Wasser häufig mit einem Kannenfilter behandelt, mit dem Magnesium und Calcium zum größten Teil aus dem Wasser entfernt werden. Damit sollen die Geräte vor Verkalkung geschützt werden. Auch eine Verbesserung des Geschmacks

Was können die einzelnen Systeme filtern?

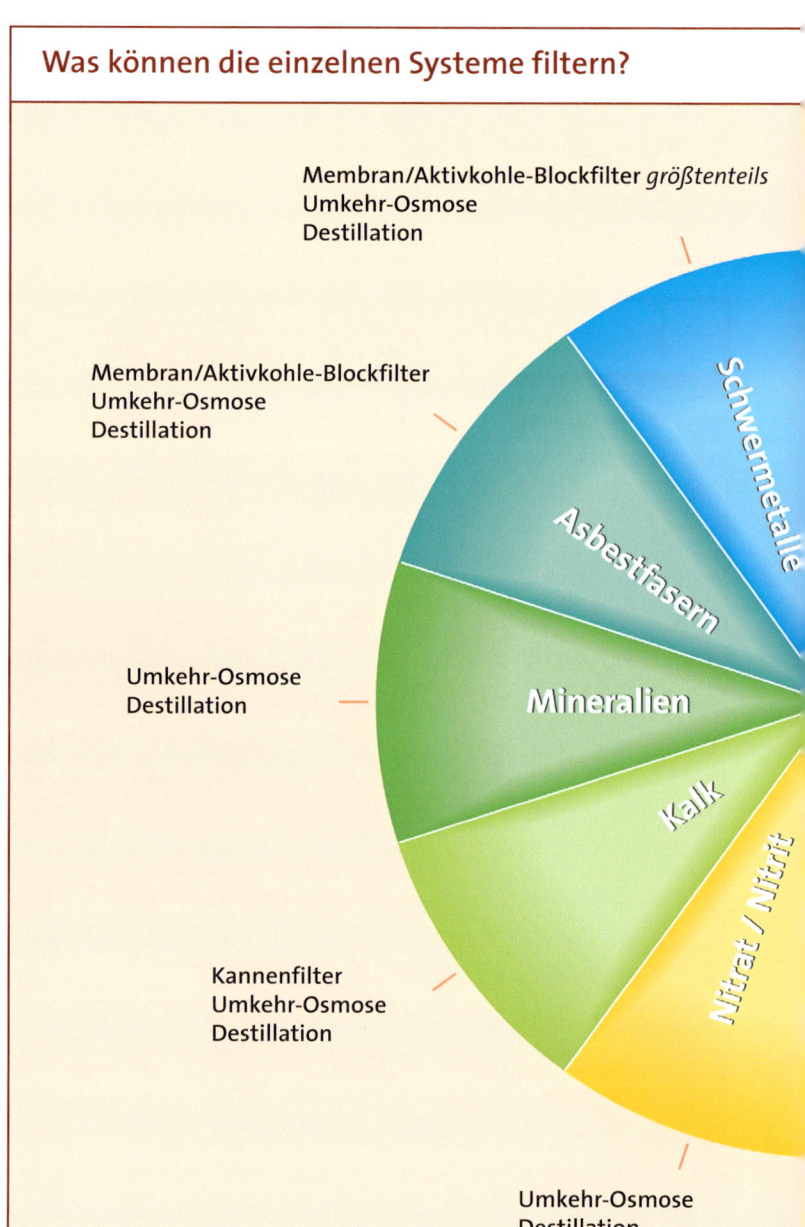

Membran/Aktivkohle-Blockfilter *größtenteils*
Umkehr-Osmose
Destillation

Membran/Aktivkohle-Blockfilter
Umkehr-Osmose
Destillation

Umkehr-Osmose
Destillation

Kannenfilter
Umkehr-Osmose
Destillation

Umkehr-Osmose
Destillation

Schwermetalle

Asbestfasern

Mineralien

Kalk

Nitrat / Nitrit

Bitte bedenken:
Manche Filterver-
fahren entziehen
dem Wasser auch
Magnesium!

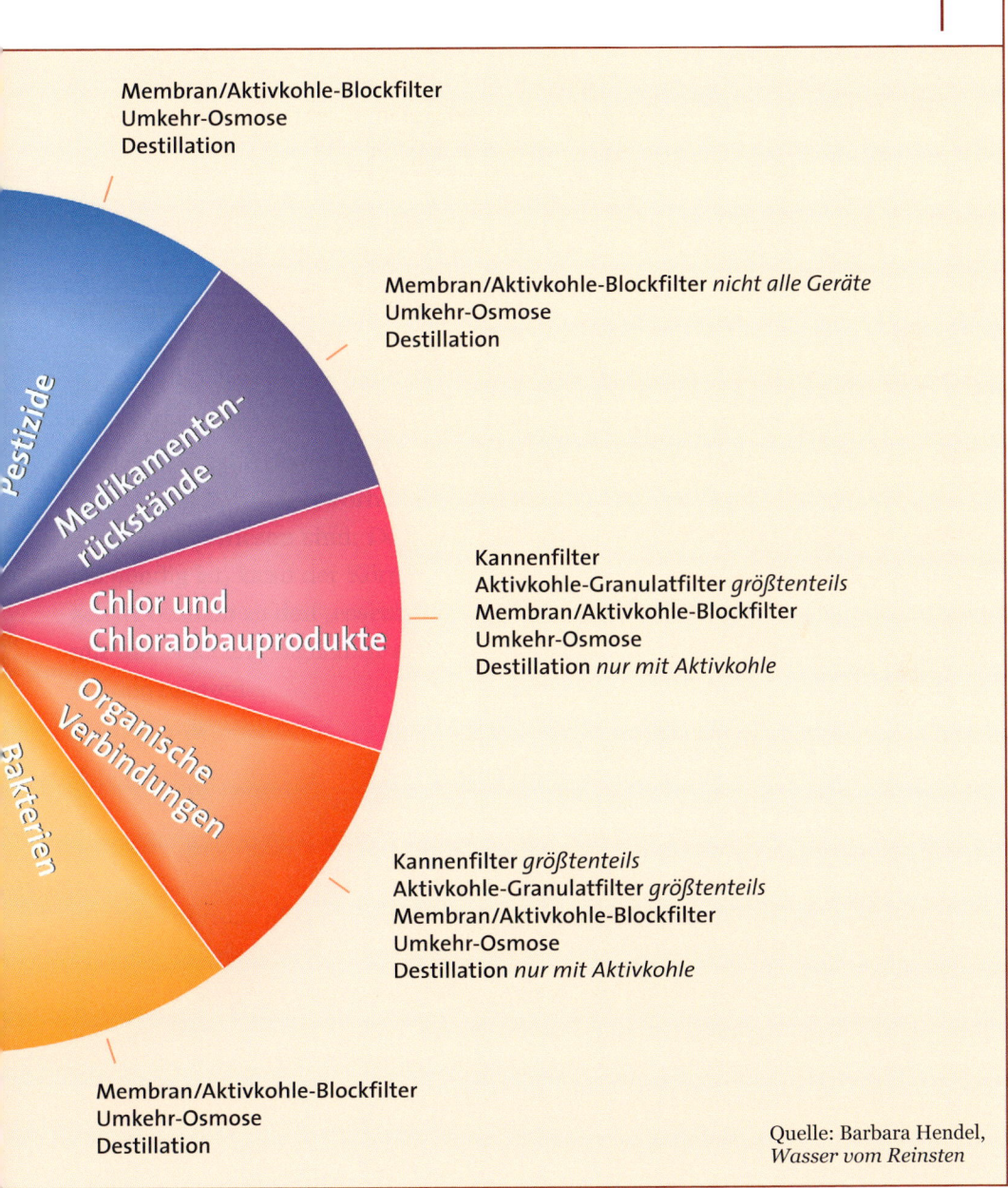

Membran/Aktivkohle-Blockfilter
Umkehr-Osmose
Destillation

Membran/Aktivkohle-Blockfilter *nicht alle Geräte*
Umkehr-Osmose
Destillation

Pestizide

Medikamenten-rückstände

Chlor und Chlorabbauprodukte

Organische Verbindungen

Bakterien

Kannenfilter
Aktivkohle-Granulatfilter *größtenteils*
Membran/Aktivkohle-Blockfilter
Umkehr-Osmose
Destillation *nur mit Aktivkohle*

Kannenfilter *größtenteils*
Aktivkohle-Granulatfilter *größtenteils*
Membran/Aktivkohle-Blockfilter
Umkehr-Osmose
Destillation *nur mit Aktivkohle*

Membran/Aktivkohle-Blockfilter
Umkehr-Osmose
Destillation

Quelle: Barbara Hendel,
Wasser vom Reinsten

61

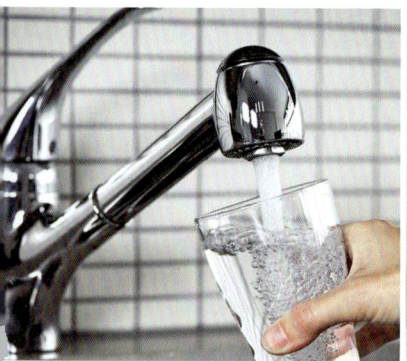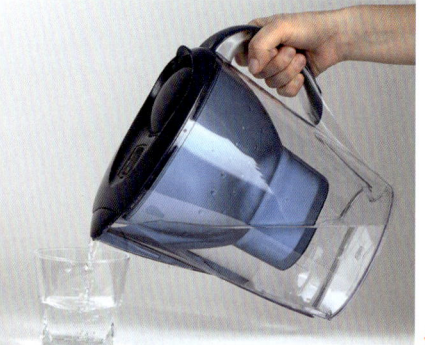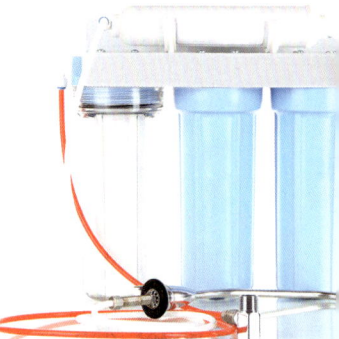

und des Aussehens soll damit erreicht werden. Ich persönlich bin kein Freund der Kannenfilter, denn wirkliche Schadstoffe wie Medikamentenrückstände, Nitrate und Nitrit, Pestizide und Chlor, kann der Kannenfilter nicht entfernen.

Besonders die Umkehrosmose ist in letzter Zeit in Mode gekommen. Ursprünglich für die Umwandlung von salzhaltigem Meerwasser in Süßwasser entwickelt, stehen diese Geräte heute in vielen Küchen zur Trinkwasseraufbereitung. Die Sinnhaftigkeit dieser Methode muss jedoch hinterfragt werden. Denn damit werden alle im Wasser befindlichen Inhaltsstoffe herausgefiltert. Das Resultat ist reines H_2O, das so in der Natur nicht vorkommt (– außer als Regenwasser). Reines Wasser ist aggressiv und bindet sich im Körper sofort mit anderen Stoffen, sobald es mit diesen in Berührung kommt. Bevorzugte Bindungspartner des reinen Wassers sind Mineralien wie Magnesium und Calcium. Mit diesem Wasser werden dem Körper also nicht nur keine Mineralien und Spurenelemente zugeführt, sondern zusätzlich noch entzogen. Deshalb ist reines Osmosewasser für die tägliche Trinkwasserzufuhr nicht empfehlenswert, sondern allenfalls für einen kurzen, begrenzten Zeitraum, zum Beispiel bei einer

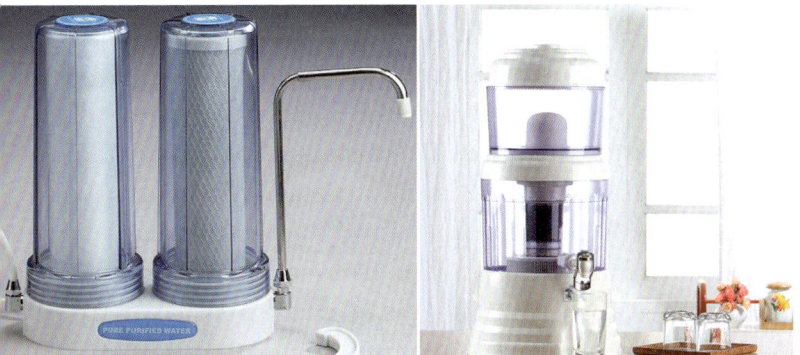

Entschlackungskur. Wer Osmosewasser täglich trinkt, sollte unbedingt Magnesium und andere Mineralien als Nahrungsergänzung – am besten gleich aufgelöst im gefilterten Osmosewasser – zuführen. Das hier Gesagte gilt in gleicher Weise für destilliertes Wasser. (Wer sich für die Thematik der Wasseraufbereitung interessiert und mehr über Vor- und Nachteile der einzelnen Systeme wissen möchte, dem empfehle ich mein Buch *Wasser vom Reinsten*.)

Magnesiummangel durch ausgelaugte Böden

Selbst Gesundheitsbewusste, die gut auf ihre Ernährung achten, bekommen über die Nahrung nicht die Menge an Magnesium, die sie benötigen. Magnesium ist zwar in einer Vielzahl von Lebensmitteln wie Blattgemüse, Vollkornprodukten, Hülsenfrüchten, Nüssen, Samen, Fisch und Obst enthalten und der durchschnittliche Tagesbedarf von 300 bis 400 Milligramm Magnesium könnte damit theoretisch gedeckt werden. Doch Untersuchungen zeigen, dass der Magnesiumgehalt der genannten Lebensmittel in den letzten 50 Jahren dramatisch abgenommen hat und wir so viel an Nüssen und Blattgemüse gar nicht essen können, um auf die erforderlichen 300 bis 400 Milligramm Magnesium pro Tag zu kommen.

Der britische Wissenschaftler David Thomas aus Sussex hat bereits 2001 festgestellt, dass der Mineralstoffgehalt von Obst und Gemüse in den letzten Jahrzehnten stark abgenommen hat. Dazu verglich er aktuelle Daten mit den Inhaltsangaben der frühen Vierzigerjahre des 20. Jahrhunderts. Er kam zu dem Ergebnis, dass der Anteil der lebenswichtigen Mineralien in Gemüse und Obst um über 50 Prozent zurückgegangen sei. So verlor Brokkoli zum Beispiel während der letzten sechs Jahrzehnte mehr als 75 Prozent seines Calciumgehalts. Genau so hoch fiel der Magnesiumverlust bei Karotten in diesem Zeitraum aus.

Der Grund liegt in den ausgelaugten Böden. Monokulturen und die Verwendung von Dünge- und Schädlingsbekämpfungsmitteln verhindern, dass sich der Boden natürlich regenerieren kann. Saurer Regen, der Salpetersäure enthält, reagiert mit Magnesium und verringert dadurch das frei verfügbare Magnesium. Aber selbst wenn Magnesium noch im Boden vorhanden ist, wird seine Aufnahme in die Pflanzen verhindert, weil von der Landwirtschaft billige kalium- und phosphatbasierte Dünger eingesetzt werden. Kalium und Phosphat können von den Pflanzen wesentlich leichter aufgenommen werden als Magnesium und so zieht Magnesium stets den Kürzeren. Selbst wenn ausreichend Magnesium im Boden vorhanden wäre, könnte die Pflanze es bei Einsatz von Kunstdüngern nur unzureichend resorbieren. Aus diesem Grund enthalten die Pflanzen heutzutage im Vergleich zu früheren Zeiten nur noch einen Bruchteil des Magnesiumgehalts.

Viele Wissenschaftler weisen seit Langem darauf hin, dass die Böden immer mehr ausgelaugt werden und dass dies dafür

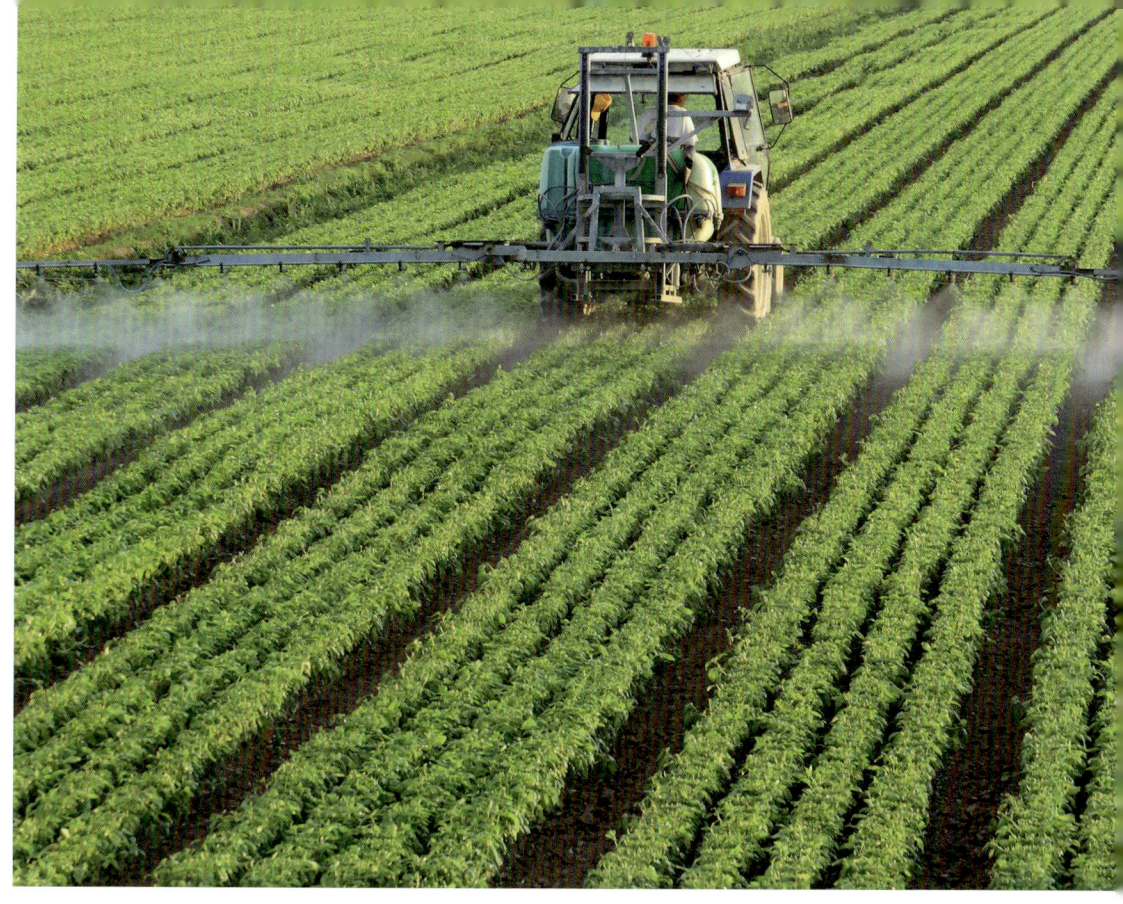

verantwortlich sei, dass die Pflanzen immer weniger Mineral-
stoffe enthielten. In der Folge ernährten sich auch Tiere mag-
nesiumärmer und so weise auch ihr Fleisch einen niedrigeren
Magnesiumgehalt auf. Bereits 1997 wurde im *British Food
Journal* eine Studie zum verminderten Mineralstoffgehalt der
Pflanzen veröffentlicht. Ein hoher Anteil an Obst und Gemüse
in der Nahrung galt von jeher als gesunde Ernährung und als
Prophylaxe gegen Zivilisationskrankheiten – auch wegen des
Mineralstoff- und Vitamingehalts. Doch wie gut können sie
uns wirklich schützen, wenn die Pflanzen nicht mehr das
enthalten, was für die Gesunderhaltung des Menschen empfohlen wird? Pflanzenzüchter haben Produkte entwickelt, die
gut aussehen, gegen Schädlinge und Krankheiten resistent
und erstaunlich lange lagerfähig sind. Aber das Wertvollste
für uns Menschen – die Mineralstoffe, Vitamine und Spurenelemente – haben sie dabei „vergessen".

Magnesiummangel durch beeinträchtigte Resorption

Die Resorption von Magnesium im Magen-Darm-Trakt wird durch die Art der Ernährung beeinflusst. So behindert eine eiweiß- und fettreiche Nahrung die Aufnahme von Magnesium. Auch Alkohol, Phosphate in Wurstprodukten, Tannin im Tee, Oxalsäure im Spinat, in Mangold oder als Lebensmittelzusatzstoff sowie Phytinsäure in Samen, Getreide oder in Hülsenfrüchten blockieren die Aufnahme von Magnesium im Darm, weil sie mit Magnesium schwer lösliche Verbindungen eingehen und dann als solche eher ausgeschieden als resorbiert werden.

Oxalsäure kann durch den Kochvorgang allerdings größtenteils eliminiert werden. Deshalb sollten oxalsäurehaltige Gemüsesorten wie Spinat oder Mangold nicht roh, sondern nur gekocht verzehrt werden. Bei Phytinsäure geht das nicht so einfach. Durch Wässern der Körner und Hülsenfrüchte über mehrere Stunden kann der Phytinsäuregehalt zwar reduziert werden. Nicht jeder ist aber bereit, diesen Aufwand zu betreiben. Auch Sojabohnen weisen einen hohen Gehalt an Phytinsäure auf, die nicht durch verlängerte Kochzeit entfernt werden kann. Allerdings lässt sie sich durch Gärungsprozesse wie bei der Herstellung von Miso oder Tempeh reduzieren. Deshalb sollte man auf diese Produkte zurückgreifen und Sojamehl, Tofu oder Sojamilch nicht allzu häufig zu sich nehmen.

Die Magnesiumresorption wird ferner durch Vitamine und andere Mineralien beeinflusst. Sind im Speisebrei zum Beispiel hohe Konzentrationen von Calcium, Kalium oder Phosphor enthalten, vermindert dies die Aufnahme von Magnesium. Auf der anderen Seite werden die Vitamine D, B_1 und B_6 für den Prozess der Aufnahme von Magnesium benötigt. So kann Magnesium beispielsweise nur mithilfe von Vitamin B_1 überhaupt an seinen Wirkort in der Zelle gelangen. Und das Vorhandensein des Spurenelements Selen ist notwendig, damit Magnesium innerhalb der Zelle verbleibt.

Diese Stoffe *fördern* die Aufnahme von Magnesium

- Vitamin D_3
- Vitamin B_1
- Vitamin B_6

Diese Stoffe *behindern* die Aufnahme von Magnesium

- Calcium
- Phosphor
- Alkohol
- Tannin (Tee)
- Oxalsäure (in Spinat, Mangold, als Lebensmittelzusatzstoff)
- Phytinsäure (in Getreide, Samen)
- Benzoesäure (als Lebensmittelzusatzstoff)

Der Zustand des Verdauungssystems spielt für die optimale Nährstoffaufnahme naturgemäß ebenfalls eine große Rolle. Chronische Darmentzündungen wie *Morbus Crohn* oder *Colitis ulcerosa*, Durchfallerkrankungen oder eine gestörte Darmflora können die Resorption beeinträchtigen. In diesem Zusammenhang ist es wichtig, auf den möglichen Befall des Darms mit dem Hefepilz *Candida albicans* hinzuweisen. Viele Menschen leiden an Pilzinfektionen, ohne es zu wissen, denn unsere zuckerhaltige und ballaststoffarme Ernährung fördert das Wachstum von Pilzkolonien. Medikamente wie Antibiotika, Cortison, die Antibabypille und andere Hormone tun ein Übriges dazu. Candida-Befall des Darms bedingt nicht nur vielfältige Beschwerden, sondern auch Magnesiummangel (wegen gestörter Magnesiumaufnahme).

Auch Operationen im Verdauungstrakt oder Erkrankungen wie *Diabetes mellitus* und Schilddrüsenüberfunktion (Hyperthyreose) können Magnesiummangel zur Folge haben. Außerdem führen schwere Verletzungen (wie Verbrennungen), akute Entzündungen der Bauchspeicheldrüse und Leberzirrhose zu einem Mangel in der Magnesiumversorgung.

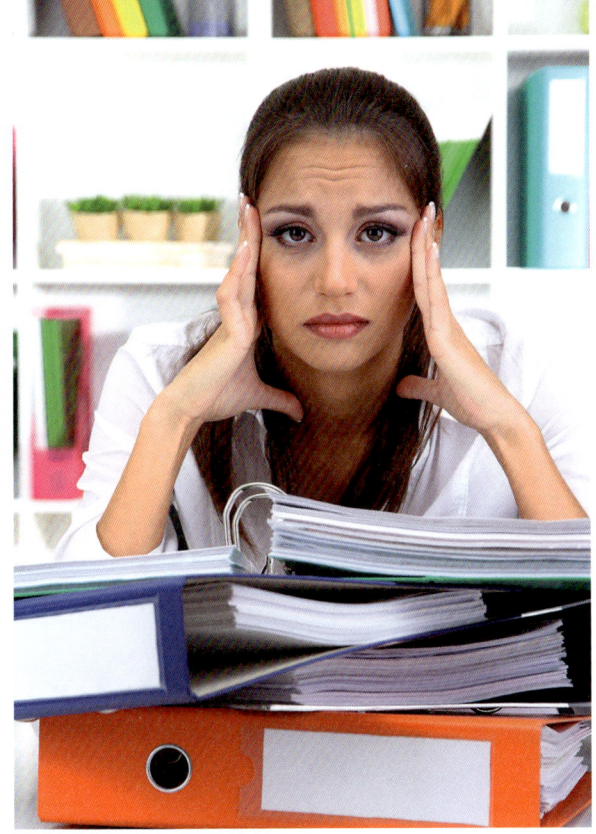

Magnesiummangel durch erhöhten Magnesiumbedarf

Magnesiummangel durch Stress

Untersuchungen haben gezeigt, dass Stresssituationen zu einem erhöhten Magnesiumbedarf führen. Gleichzeitig werden die Stresshormone Adrenalin und Noradrenalin vermehrt ausgeschüttet; sie beschleunigen den Puls und verengen die Gefäße. Das erhöht den Blutdruck und die Pulsfrequenz des Herzens. Fehlt Magnesium, können sich weder die Blutgefäße noch die Muskeln entspannen. Da Magnesium die Ausschüttung der Stresshormone reduziert, kann Magnesium*mangel* die Stresssymptome zusätzlich verstärken. Dieser Teufelskreis kann nur durch die Gabe von Magnesium in ausreichender Menge durchbrochen werden.

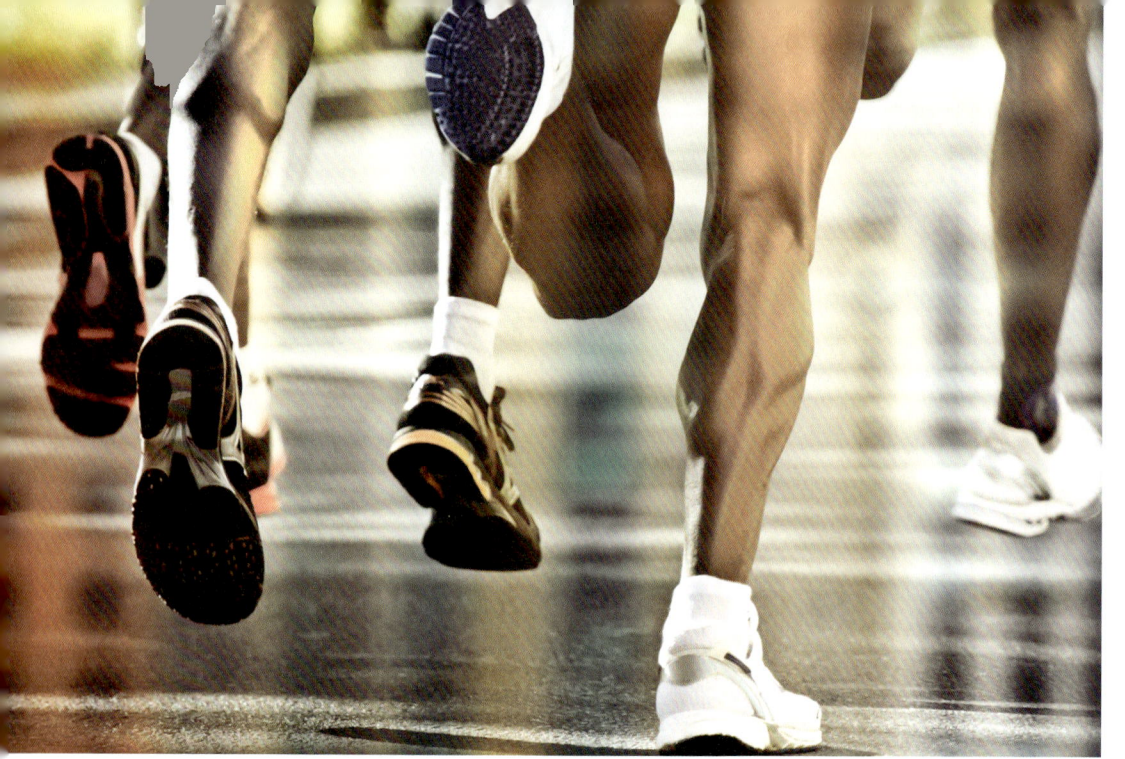

Magnesiummangel bei sportlicher Aktivität

Bei sportlicher Betätigung verbraucht der Körper durch die erhöhte Muskelaktivität deutlich mehr Mineralstoffe und Spurenelemente – so auch Magnesium. Zusätzlich kommt es durch vermehrtes Schwitzen zu erhöhtem Magnesiumverlust. Sportler sind also gleich doppelt von möglichem Magnesiummangel bedroht. Ausreichend Magnesium verhindert Muskelkrämpfe, baut Milchsäure ab (die unter anderem für den Muskelkater mitverantwortlich gemacht wird) und erhöht gleichzeitig die Ausdauer. Wadenkrämpfe, schnelle Ermüdung und verminderte Reaktionsfähigkeit sind erste Warnsignale. Wenn Sie sportliche Leistungen vollbringen wollen, ist optimale Magnesiumversorgung unabdingbar.

Magnesiummangel in der Schwangerschaft

In der Schwangerschaft steigt der Magnesiumbedarf an – bedingt durch das Wachstum des Kindes. Gleichzeitig kommt es durch Veränderung des mütterlichen Stoffwechsels zu

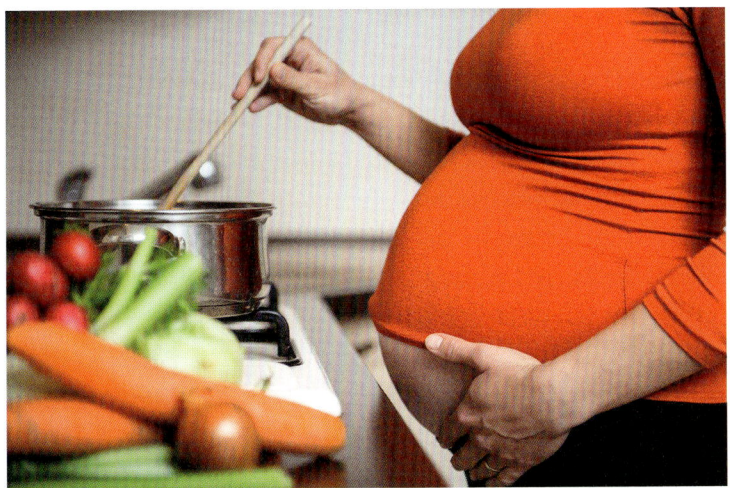

einer um etwa 25 Prozent erhöhten Magnesiumausscheidung über die Nieren. In der zweiten Hälfte der Schwangerschaft wird es daher schwierig, den Magnesiumbedarf allein durch die Nahrung zu decken. Typische Magnesiummangelsymptome wie Wadenkrämpfe, Muskelzuckungen, Verspannungen, aber auch Bluthochdruck, Schwangerschaftsdiabetes oder zu früh einsetzende Wehen können die Folge sein.

Magnesiummangel bei älteren Menschen

Ältere Menschen haben einen höheren Magnesiumbedarf. *Eine* Ursache liegt in der generell verringerten Nahrungsaufnahme. Durch die reduzierte körperliche Aktivität verlangsamen sich die Stoffwechselprozesse und der Körper benötigt weniger Energie. Dadurch lässt auch der Appetit nach – ein ganz natürlicher Prozess. Neben der Appetitlosigkeit können zusätzliche Faktoren wie Kau- oder Schluckbeschwerden die Nahrungsaufnahme beeinträchtigen. Gerade magnesiumreiche Lebensmittel wie Nüsse oder Vollkornprodukte werden von Senioren mit Kaubeschwerden verständlicherweise abgelehnt. Die Kalorienaufnahme sinkt also im Alter, der Bedarf an lebensnotwendigen Mineralstoffen wie Magnesium bleibt jedoch unverändert bestehen. Folglich wird es immer schwieriger, eine ausreichende Versorgung mit Magnesium und anderen Vitalstoffen durch die Nahrung zu erreichen.

Wenn der Magen nicht genug Salzsäure produziert, wie das bei älteren Menschen oft der Fall ist, kann das Magnesiumsalz nicht in seine resorbierbare Ionenform gespalten werden. Auch Diabetiker, Asthmatiker, Rheumatiker oder Patienten mit Gallensteinen zeigen häufig eine zu geringe Magensäureproduktion. Medikamente tun ein Übriges, um bei vielen Senioren einen massiven Magnesiummangel zu erzeugen.[5]

Vor allem ältere Menschen leiden an Unterversorgung mit Magnesium.

Chronischer Magnesiummangel ist mit einem erhöhten Risiko für zahlreiche gesundheitliche Auswirkungen verbunden, von denen vor allem ältere Menschen betroffen sind. Dazu gehören Herz-, Gefäß- und Stoffwechselerkrankungen, unterschwellig ablaufende chronische Entzündungen, die mit einem Anstieg freier Radikale und mit entsprechend erhöhtem

Was sind Telomere?

Telomere sind die Enden unserer Erbgutfäden, der Chromosomen. Telomere verkürzen sich bei jeder Zellteilung. Sobald eine kritische Länge erreicht ist, kann sich die Zelle nicht mehr weiter teilen und stirbt. Dieser natürliche Alterungsprozess der Körperzellen trägt dazu bei, geschädigte Zellen zu eliminieren. Die Verkürzung der Telomere stellt somit einen Marker für die eintretende Beeinträchtigung der Zellfunktionen und den Alterungsprozess dar.

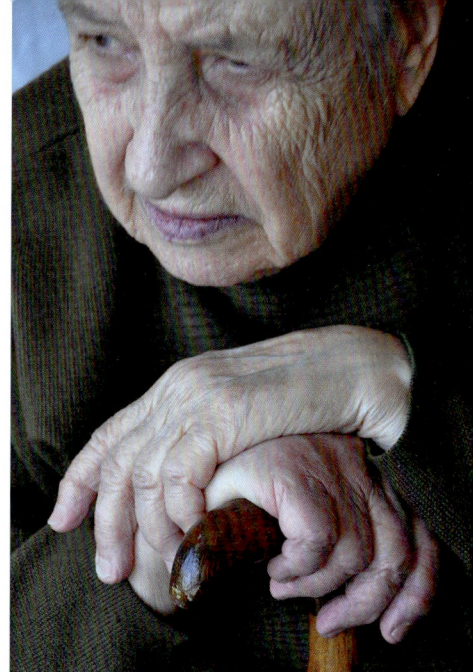

oxidativem Stress in Verbindung gebracht werden, sowie degenerative Erkrankungen des Nervensystems und Depressionen.[6]

Um die Auswirkungen von Magnesiummangel zu untersuchen, führten amerikanische Wissenschaftler Untersuchungen an menschlichen Zellen durch, die sie unterschiedlichen Magnesiumkonzentrationen aussetzten. Es zeigte sich, dass die mit Magnesium *unterversorgten* Zellen im Vergleich zu den ausreichend mit Magnesium versorgten Kulturen deutlich rascher alterten und eine entsprechend verminderte Lebensdauer aufwiesen. Zudem ließ sich bei den vorzeitig gealterten Zellen eine erhöhte Abnutzung der Telomere beobachten, was möglicherweise auf den erhöhten oxidativen Stress bei Magnesiummangel zurückzuführen sei, wie die Forscher berichteten. Der Mechanismus, der diese Beobachtungen erklären könnte, ist zwar noch unbekannt; dennoch geht man davon aus, dass frühzeitige Alterungsprozesse sowie die mögliche Verkürzung der Telomere bei anhaltendem Magnesiummangel die Entstehung zahlreicher Krankheiten langfristig begünstigen.[7]

Magnesiummangel durch Übersäuerung

Einen großen Teil der ohnehin unzureichenden Magnesiummenge verbraucht der Körper, um für einen ausgeglichenen Säure-Basen-Haushalt zu sorgen. Insbesondere industriell verarbeitete Fertigprodukte wie Fastfood, Käse, Wurst, Brot, Weißmehlprodukte, Süßigkeiten und Softdrinks führen zu einer chronischen Übersäuerung des Gewebes und des Blutes. (Vgl. Tabelle S. 74–75)

Um die lebensbedrohenden Gefahren, die mit dem Säureüberschuss verbunden sind, abzuwehren, neutralisiert der

Unser Körper kann nur dann richtig „funktionieren", wenn er
sich im Säure-Basen-Gleichgewicht befindet. Die Tabelle gibt
Aufschluss darüber, welche Lebensmittel in unserem Körper
zu Basen, zu Säuren oder neutral verstoffwechselt werden.

Die Bedeutung der Zahlenangaben:

+1 = schwach basisch
+6 = stark basisch
−1 = schwach sauer
−6 = stark sauer
±0 = neutral

Gemüse, Salate, Kräuter, Pilze

Blumenkohl	+1
Bohnen	+3
Brunnenkresse	+2
Champignons	+1
Chicorée	+4
Dill	+2
Endivie	+3
Erbsen	+2
Feldsalat	+1
Grünkohl	+1
Gurke	+6
Kopfsalat	+3
Löwenzahn	+5
Pfifferlinge	+1
Porree/Lauch	+2
Rhabarber	+2

Rosenkohl	−2
Rotkohl	+2
Schnittlauch	+2
Sellerie	+3
Spargel	+1
Spinat	+3
Steinpilze	+1
Tomate	+3
Wirsing	+1
Zucchini	+2
Zwiebel	+1
Artischocke	−1

Kartoffeln, Wurzelgemüse

Karotte	+2
Kartoffel	+2
Kohlrabi	+1
Meerrettich	+2
Rettich, schwarz	+6
Rettich, weiß	+1
Rote Beete	+3
Schwarzwurzel	+1

Obst und Früchte

Ananas	+1
Apfel	+1

Aprikose	+2
Banane	+2
Birne	+1
Brombeere	+2
Dattel	+1
Erdbeere	+1
Feige	+6
Hagebutte	+3
Heidelbeere	+2
Himbeere	+1
Johannisbeere	+2
Kirsche	+1
Mandarine	+3
Mango	+1
Melone	+1
Mirabelle	+1
Orange	+2
Pfirsich	+2
Pflaume	+2
Preiselbeere	+2
Rosine	+3
Sauerkirsche	+1
Stachelbeere	+2
Traube	+2
Zitrone	+2
Zwetschge	+1

Bitte beachten Sie:
Alle Dosenfrüchte sind säurebildend – aufgrund ihres hohen Zuckeranteils. Tiefgefrorenes Obst und Gemüse, das nicht weiterverarbeitet wurde, behält weitgehend die angegebenen Werte.

Milcherzeugnisse, Eier

Buttermilch	+1
Hartkäse	−4
H-Milch	−1
Hühnerei	−5
Joghurt	−4
Kuhmilch	+1
Molke	+1
Quark	−4
Sahne	±0
Schafsmilch	+1
Sojamilch	+1
Ziegenmilch	+1

Mehl, Teigwaren, Körnerfrüchte

Graupen	−3
Haferflocken	−2
Kartoffelstärke	+1
Linsen	+2
Nudeln	−1
Reis, geschält	−6
Reis, ungeschält	−3
Reisstärke	−1
Roggenmehl	−4
Sojabohnen	+4
Sojamehl	+3
Sojasprossen	+5
Weiße Bohnen	+3
Weizengrieß	−2
Weizenmehl	−1

Brot, Kuchen, Süßigkeiten

Dinkelbrot	±0
Graubrot	−3
Weißbrot	−2
Zwieback	−2
Bonbons	−6
Knäckebrot	−1
Kuchen	−6
Schokolade	−6
Vollkornbrot	−2
Zucker	−6

Fleisch, Fisch und Wurstwaren

Lammfleisch	−2
Schweinefleisch	−6
Kalbfleisch	−5
Rindfleisch	−5
Meeresfisch	−4
Süßwasserfisch	−3
Putenfleisch	−2
Hühnerfleisch	−2
Gans und Ente	−3
Schinken	−6
Frischwurst	−6
Putenschinken	−2
Salami	−6

Nüsse und Samen

Erdnüsse	−3
Paranüsse	−2
Walnüsse	−2
Kürbiskerne	+1
Sonnenblumenkerne	+1
Kastanien	±0
Mandeln	±0
Haselnüsse	±0
Cashewnüsse	±0
Pistazien	±0

Fette

Butter	−1
Margarine	−2
Olivenöl, kalt gepresst	+1

Getränke

Alkohol	−5
Cola-Getränke	−6
Frisch gepresste Obstsäfte	+2
Gemüsesäfte	+3
Kaffee	−4
Kräutertee	+2
Limonaden	−6
Mineralwasser mit Kohlensäure	−2
Mineralwasser ohne Kohlensäure	±0
Schwarztee	−4

Die angegebenen Werte sind Orientierungswerte und unterliegen natürlichen Schwankungen.

Organismus die bei der Verstoffwechslung entstehenden Säuren mithilfe basischer Mineralstoffe, genauer gesagt: mit Magnesium und Calcium.

Je weniger naturbelassen die Nahrungsmittel, desto höher der Bedarf des Körpers an Magnesium

Je weniger naturbelassen eine Ernährungsweise also ist, umso weniger lebenswichtige Mineralien liefert sie und umso höher ist gleichzeitig der *Verbrauch* von Magnesium und Calcium. Doch wenn immer mehr verbraucht als zugeführt wird, geht irgendwann die Rechnung nicht mehr auf. Fest steht, der Körper muss die Säuren neutralisieren, andernfalls stirbt er. In seiner Not mobilisiert er die fehlenden Mineralien aus dem Knochen, den Zähnen, dem Bindegewebe und sämtlichen anderen körpereigenen Mineralstoffdepots. Die Folgen liegen auf der Hand: brüchige Knochen, Karies an den Zähnen, Gelenkverschleiß, Verlust an Vitalität und ein rasant fortschreitender Alterungsprozess, um nur die wichtigsten Szenarien aufzuzeigen.

Neutralisierte Säuren werden auch als Schlacken bezeichnet. Im besten Falle kann der Körper sie ausscheiden. Doch meist sind die überforderten Ausscheidungsorgane dazu nicht in der Lage. Dann werden die Schlacken in Gefäßen, Gelenken und Bindegewebe abgelagert und rufen Erkrankungen wie Gefäßverschluss, Stoffwechselstörungen, rheumatische Beschwerden oder Autoimmunerkrankungen hervor.

Die Übersäuerung des Blutes, die bei Diabetes, bei der Alkoholkrankheit, beim Fasten oder in der Anfangsphase einer kohlenhydratreduzierten Diät entsteht, bewirkt neben dem vermehrten Magnesium*bedarf* gleichzeitig eine erhöhte *Ausscheidung* mit dem Urin. So haben insbesondere Diabetiker und Alkoholkranke ein gesteigertes Risiko, an Magnesiummangel zu leiden.[8]

Magnesiummangel
durch erhöhte Ausscheidung

Magnesium kann den Körper auf drei Wegen verlassen: mit dem Urin, mit dem Stuhl und mit dem Schweiß. Magnesium, das mit dem Stuhl ausgeschieden wird, hat der Körper erst gar nicht aufgenommen; es handelt sich also um nicht resorbiertes Magnesium, das nie in die Blutbahn und die Zellen vorgedrungen ist. Es stand dem Körper von vornherein nicht zur Verfügung. Die Gründe hierfür wurden im vorhergehenden Abschnitt bereits genannt.

Die eigentliche Schaltzentrale für den Magnesiumhaushalt sitzt in der Niere. Je nachdem, wie viel Magnesium im Blut verfügbar ist, wird der Mineralstoff in den Nieren rückresorbiert und dem Körper wieder zugeführt *oder* mit dem Urin ausgeschieden. Herrscht Magnesiummangel, kann die Rückresorptionsquote gesunder Nieren nahezu 100 Prozent betragen. Ist dieser Mechanismus gestört, kann es zu massivem Magnesiumverlust und zu Mangelerscheinungen kommen. Besonders Medikamente können die Rückresorption in der Niere beeinträchtigen.

Auch regelmäßige Saunabesuche können durch den hohen Schweißverlust zu Mineralstoffmangel führen. Bei einem üblichen Saunabesuch mit drei Gängen verliert der Körper etwa 1,5 Liter Schweiß. Der so entstandene Flüssigkeits- und Mineralverlust muss mit Wasser, Apfelschorle oder anderen mineralhaltigen Getränken ausgeglichen werden. Ansonsten kann es zu ernsten Mangelsymptomen kommen.

Magnesiummangel durch Arzneimittel

Zahlreiche Arzneimittel können die Magnesiumrückresorption in den Nieren beeinträchtigen. Die Folgen werden bei der Verordnung dieser Medikamente leider häufig nicht bedacht oder unterschätzt. Ein Defizit an dem lebenswichtigen Mineralstoff kann nicht nur dem Ziel der medikamentösen Behandlung entgegenwirken, sondern ernsthafte Nebenwirkungen auslösen – bis hin zu lebensbedrohlichen Zuständen.

Offenbar benötigt der Organismus für den Abbau der Arzneimittel große Mengen Mineralien, darunter hauptsächlich Magnesium. Das ist deshalb der Fall, weil Medikamente einerseits die Ausscheidung von Magnesium mit dem Urin fördern, und andererseits, weil sie säurebildend wirken und der Körper Magnesium für die Neutralisierung dieser Säuren einsetzen muss, um deren toxische Auswirkungen zu reduzieren. Außerdem gibt es Medikamente, die nur deshalb einen scheinbar positiven Effekt zeigen, weil sie die Herauslösung von Magnesium aus den Depots des Körpers, also den Knochen, veranlassen und dadurch kurzfristig den Magnesiumspiegel im Blut erhöhen. Langfristig bringt das natürlich mehr Schaden als Nutzen, weil die Knochen „morsch" werden.

Auf der Liste der magnesiumentziehenden Medikamente sind zu allererst die harntreibenden Mittel zu nennen, also Entwässerungstabletten, im Fachjargon als Diuretika bezeichnet. Sie werden gegen Bluthochdruck eingesetzt und sollen das Blutvolumen und damit den Druck verringern. Ihre Einnahme verursacht einen massiven Magnesiumverlust, weil die Rückresorption in den Nieren blockiert wird. Die Verschreibung dieser Mittel ist kritisch zu betrachten, denn der ausgelöste Magnesiummangel verengt die Gefäße – was den Blutdruck wiederum steigen lässt. Außerdem kann Magnesiummangel auf die Dauer die Pumpfunktion des Herzens

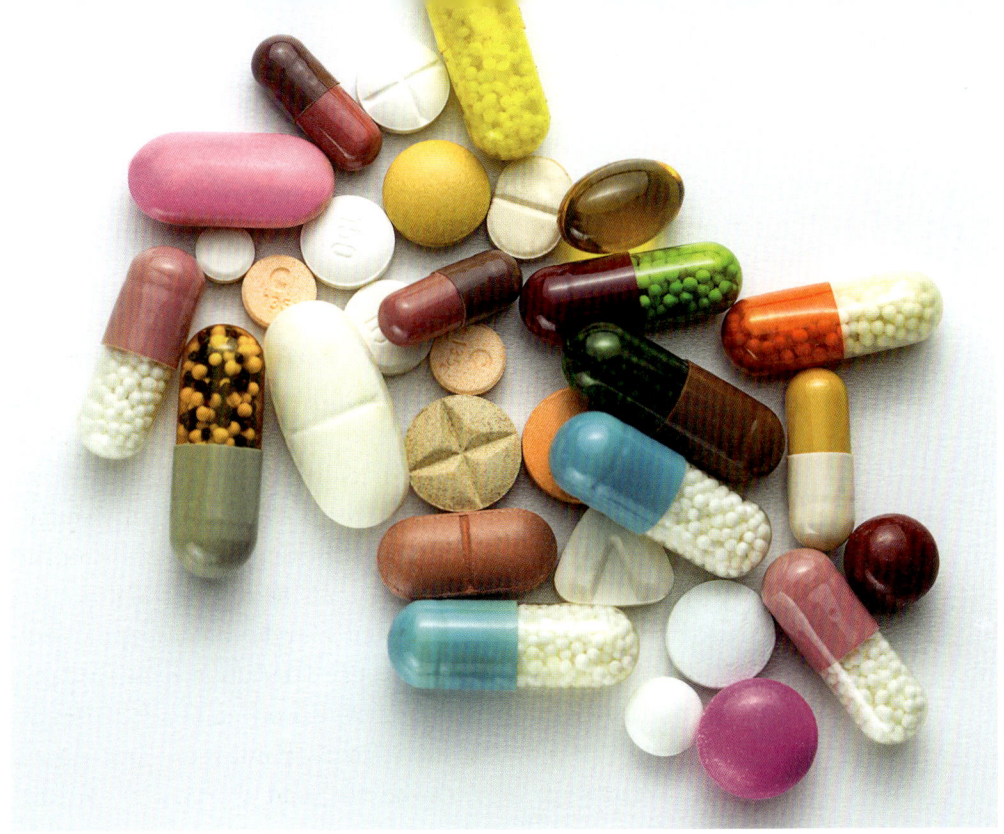

beeinträchtigen, eine Herzschwäche vorantreiben und Herz-rhythmusstörungen verursachen. Wer also Entwässerungs-tabletten verordnet bekommen hat, sollte dringend auf ausreichende Magnesiumzufuhr achten.

Auch andere blutdrucksenkende Mittel, beispielsweise ACE-Hemmer, sind Magnesiumräuber. Sie blockieren ebenfalls die Rückresorption von Magnesium in der Niere. Abführmittel oder herzstärkende Mittel wie Digitalis verringern massiv den Magnesiumspiegel im Körper, weil die Resorption im Darm behindert wird.

Besondere Vorsicht ist geboten, wenn Arzneimittel eingenommen werden, die als mögliche Nebenwirkung den Herzrhythmus beeinträchtigen können. Dazu zählen zum Beispiel einige Herzmedikamente, aber auch manche Psychopharmaka. Wenn bei ihrer Einnahme Magnesiummangel besteht, kann das Risiko für lebensbedrohliche Rhythmusstörungen erheblich ansteigen. Die Problematik wird zusätzlich verschärft, wenn gleichzeitig eine Erkrankung vorliegt, die mit einer vermehrten Magnesiumausscheidung über den Urin einhergeht, wie das zum Beispiel bei der Zuckerkrankheit (*Diabetes mellitus*) der Fall ist.

Andere Medikamente wie die Antibabypille, Insulin, Antibiotika oder Cortison werden ebenfalls mit Magnesiummangel in Verbindung gebracht. Auch Magensäureblocker und Magensäurebinder bewirken einen Mangel an Magnesium durch Störung seiner Aufnahme in die Darmzellen. Denn Magensäure ist notwendig, um die Verbindungen mit Magnesium in seine resorbierbare Ionenform zu spalten. Ist das nicht der Fall, kann Magnesium nicht aufgenommen werden und wird einfach wieder ausgeschieden.

Medikamente, die Magnesiummangel bewirken können

- Abführmittel
- Antibabypille
- Antibiotika
- Asthmamittel (Theophyllin)
- Bluthochdruckmittel
- Chemotherapeutika
- Cortison
- Diuretika (entwässernde Mittel)
- Herzstärkende Mittel (Digitalis)
- Insulin
- Magensäurebinder (Antazida, Ausnahme: magnesiumhaltige Präparate)
- Magensäureblocker (Protonenpumpenhemmer)
- Sexualhormone
- ZNS-Stimulantien wie Ritalin

Magnesiummangel durch
Alkohol, Kaffee und Cola-Getränke

Haben Sie das auch schon einmal erlebt?: Sie haben gepflegt zu Abend gegessen und auch das eine oder andere Glas Wein oder Bier getrunken. Nachts werden Sie plötzlich von schmerzhaften Krämpfen unsanft aus dem Schlaf gerissen. Was ist passiert? – *Alkohol* führt zu massiver Magnesiumausscheidung über die Nieren. Gleichzeitig behindert Alkohol die Magnesiumaufnahme im Darm. Das führt zu einem akuten Magnesiummangel, der die beschriebenen Symptome hervorruft. Wenn so etwas passiert, ist dies ein untrügliches Zeichen dafür, dass der Betroffene an chronischem Magnesiummangel leidet. Der Körper ist nicht in der Lage, das durch den Alkohol entstandene Magnesiumdefizit aufzufangen, und reagiert mit Krämpfen.

Wohlgemerkt, man muss nicht gleich „Alkoholiker" sein, um dies zu erleben. Das passiert auch Menschen, die nur hin und wieder etwas Alkohol trinken. Es zeigt aber auf beeindruckende Weise, wie mangelhaft die Magnesiumversorgung der Betroffenen ist, wenn bereits ein paar Glas Wein derartige Symptome auslösen können. Bei Alkoholkranken oder bei exzessivem Alkoholkonsum besteht ein massiver, chronischer Magnesiummangel, der zu schwerwiegenden Erkrankungen führen kann.

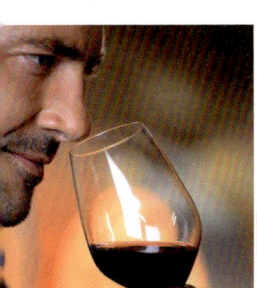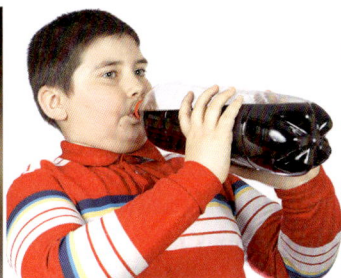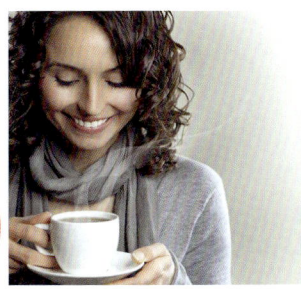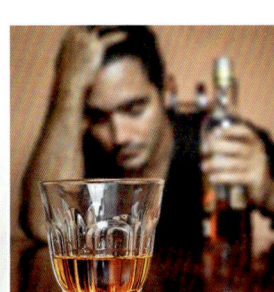

Dabei gilt es als durchaus gesund, täglich ein Glas Wein zu trinken, insbesondere Rotwein. Vor allem die Herzkranzgefäße sollen von moderatem Alkoholkonsum profitieren und das Risiko eines Herzinfarkts soll dadurch minimiert sein. Zudem enthalten Wein und Bier beachtlich viel Magnesium – 100 Milligramm und mehr pro Liter. Bis zu einem Gehalt von 0,5 Promille Alkohol im Blut könnte man davon durchaus profitieren, aber ab dieser Marke regt der Alkohol verstärkt die Nierentätigkeit an und entwässert den Körper. Zwischen „gesundheitsfördernd" und „gesundheitsschädigend" liegt also nur ein schmaler Grat. Ab einer bestimmten Alkoholkonzentration im Blut setzt die Diurese ein und der Körper scheidet vermehrt Urin aus. Dabei gehen auch wertvolles Magnesium und andere Mineralstoffe verloren. Alkoholfreies Bier könnte eine Alternative sein, doch der Magnesiumgehalt

Alkoholgenuss – die Dosis macht's

Alkohol gilt als Zellgift, das Nerven- und Leberzellen schädigt und das Krebsrisiko erhöht.

Bei maßvollem Alkoholkonsum lassen sich jedoch auch gesundheitsfördernde Wirkungen nachweisen (zum Beispiel die Verminderung des Herzinfarktrisikos). Männer sind hier im Vorteil, weil sie über doppelt so viel Alkoholdehydrogenase (= das Alkohol abbauende Enzym in der Leber) verfügen wie Frauen. Für Männer gelten demnach bis zu 30 Gramm Reinalkohol als unschädlich, bei Frauen liegt der Grenzwert unter 20 Gramm. Rotwein hat im Durchschnitt etwa 14 Prozent Alkohol.

Um in der risikoarmen Zone zu bleiben, könnten Männer gute 200 Milliliter Rotwein trinken, Frauen dagegen nur etwa 140 Milliliter pro Tag.

Gefahr durch Cola-Getränke

Die Berliner Medizinprofessorin Jutta Semler hat immer wieder mit solchen Fällen zu tun. Etwa mit jenem Fall eines elfjährigen Jungen, bei dem sich zunächst die Zähne lockerten, schließlich ausfielen und dann auch noch unerklärliche Knochenbrüche auftraten, ja sogar eine Wirbelfraktur. Die Ursache: Der Junge hatte täglich 1 Liter Cola getrunken. Die braune Brause war die Ursache des kindlichen Knochenschwunds. Die in Cola enthaltene Phosphorsäure gilt als Magnesium- und Calciumräuber und macht die Knochen mürbe. (Quelle: Dr. Jutta Semler, *Osteoporose*, Baierbrunn bei München: Wort und Bild Verlag, 8. Aufl. 2004)

Auch wenn dieses Beispiel ein besonders krasser Fall ist, so dokumentiert es doch eindrucksvoll, was Cola-Getränke an gesundheitlichen Schäden anrichten können. Wenn Sie sich und Ihren Kindern ein stabiles Knochengerüst bewahren wollen, dann verbannen Sie die braue Brause aus Ihrem Kühlschrank.

in diesem Getränk ist von der Vorgehensweise beim Brauen des Biers abhängig und kann beträchtlich schwanken.

Kaffee gilt von jeher als entwässernd und harntreibend. Man könnte daraus schließen, dass Kaffee ein Magnesiumräuber ist. Doch ähnlich wie beim Alkohol muss auch der Kaffeekonsum differenziert betrachtet werden. Die entwässernde Wirkung von Kaffee wird dann beobachtet, wenn nur gelegentlich oder aber exzessiv Kaffee konsumiert wird. Bei Menschen, die regelmäßig und maßvoll Kaffee trinken, stellt sich dagegen ein Gewöhnungseffekt ein und die diuretische Wirkung lässt nach. Gegen die morgendliche Tasse Kaffee und auch ein Tässchen am Nachmittag oder den Espresso nach

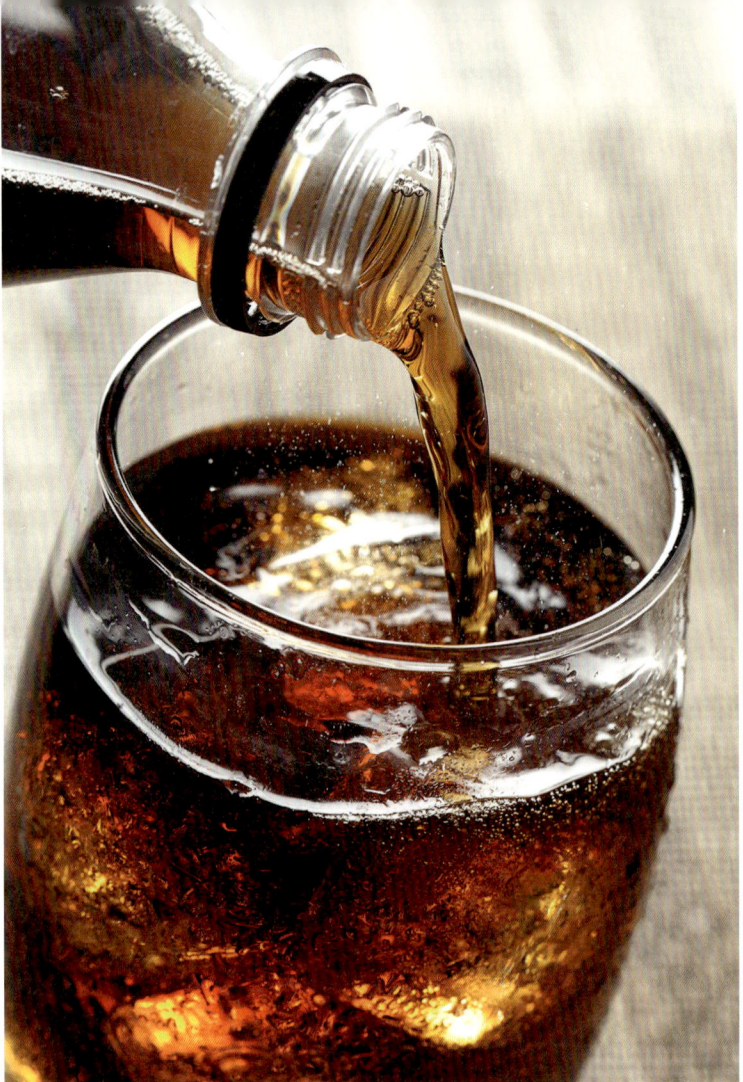

Zu den ungesündesten Getränken unserer Zeit gehören phosphathaltige Cola-Getränke.

dem Essen ist nichts einzuwenden, zumindest in Hinblick auf den Magnesiumhaushalt.

Wer jedoch über den ganzen Tag verteilt Kaffee trinkt, kann trotz Gewöhnungseffekt ein Problem bekommen. Denn Kaffee trägt zur Übersäuerung des Körpers bei, die der Organismus dann unter Verwendung von Magnesium und Calcium wieder neutralisieren muss.[9]

Zu den ungesündesten Getränken unserer Zeit gehören die süßen, kohlensäurehaltigen *Softdrinks*, insbesondere Cola-Getränke. Sie enthalten Phosphate, die sich mit Magnesium zu unlöslichen Komplexen verbinden. Magnesium kann dann vom Körper nicht mehr aufgenommen werden. Achten Sie besonders bei Kindern darauf, dass sie keine Cola-Getränke konsumieren. Denn dies kann fatale Folgen für die Entwicklung des Knochengerüsts haben.

Magnesiummangel durch Gendefekte

Zwar kommt es vergleichsweise selten vor, aber auch ein verändertes Gen kann Ursache für Magnesiummangel sein. (Nur etwa 1 Prozent der Bevölkerung ist davon betroffen.) Durch den falschen Bauplan eines bestimmten Gens ändert sich seine Struktur und Funktion. In diesem Fall betrifft die Veränderung ein Protein, das in der Membran von Nierenzellen und Darmzellen verankert ist und das für die Aufnahme von Magnesium in die Blutbahn und in die Darmzellen verantwortlich ist. Da diese Aufnahme wegen des fehlerhaften Proteins nicht mehr funktioniert, wird das Magnesium nicht dem Körper zugeführt, sondern über Stuhl und Urin ausgeschieden und geht somit verloren.[10]

Fazit

Eine Vielzahl von Gründen kann also dafür verantwortlich gemacht werden, dass der überwiegende Teil der Bevölkerung (auch und gerade in unserer Überflussgesellschaft) Magnesiumdefizite aufweist. Ich möchte sogar noch einen Schritt weiter gehen und behaupten, dass heutzutage praktisch jeder (bis auf wenige Ausnahmen) von zusätzlichen Magnesiumgaben profitieren könnte. In meiner Praxis für Ganzheitsmedizin und Gesundheitsvorsorge haben fast alle Patienten Magnesiuminfusionen erhalten. Es hat mich immer wieder fasziniert, wie positiv, ja, fast euphorisch sich die Patienten über die Wirkung nur einer einzigen Magnesiuminfusion geäußert haben.

Sind *Sie* ausreichend mit Magnesium versorgt?

Eine ganze Reihe von Ärzten und Fachleuten ist immer noch der Meinung, dass es keinen nennenswerten Magnesiummangel in der Bevölkerung gebe. Sie sind überzeugt davon, dass der Magnesiumbedarf eines erwachsenen Menschen von durchschnittlich 350 bis 400 Milligramm pro Tag problemlos mit einer sogenannten Mischkost gedeckt werden könne. Doch die Studienlage spricht eine andere Sprache. Magnesiumexperten wie Professor Jürgen Vormann weisen seit vielen Jahren auf die Problematik hin und bezeichnen die Magnesiumversorgung der Bevölkerung als durchaus ernst.[11]

Viele seriös angelegte Studien belegen heute die chronische Unterversorgung mit Magnesium. Es ist absolut unverständlich, dass die Ergebnisse dieser Arbeiten vielfach ignoriert werden. Bereits im Jahre 1994 haben Wissenschaftler festgestellt, dass der durchschnittliche Amerikaner Ende des 19. Jahrhunderts täglich 500 Milligramm Magnesium mit seiner Nahrung verzehrte, während es zum Zeitpunkt der Studie gerade noch 175 bis 225 Milligramm waren. Diese Situation hat sich in den letzten 20 Jahren nicht verbessert. Eine im Jahr 2005 veröffentlichte Studie zeigte, dass zwei Drittel der Bevölkerung es nicht schafften, die empfohlene Tagesdosis von 300 bis 400 Milligramm Magnesium aufzunehmen; 19 Prozent verzehrten sogar weniger als die Hälfte davon. Während demnach nicht einmal die offiziell als ausreichend erachtete Magnesiummenge durch die Nahrung aufgenommen wird, setzen Fachleute den tatsächlichen Magnesiumbedarf des modernen Menschen sogar noch höher an, nämlich bei 600 bis 900 Milligramm pro Tag.

Was ist Gesundheit?

Laut Weltgesundheitsorganisation (WHO) wird Gesundheit als Zustand vollkommenen körperlichen, geistigen und sozialen Wohlbefindens definiert. Der Zustand, „nicht krank" zu sein, unterscheidet sich stark davon, wirklich gesund zu sein und sich körperlich und geistig fit, vital und leistungskräftig zu fühlen. Wenn Ihr Arzt Ihnen also bescheinigt, nicht krank zu sein, bedeutet das noch nicht, dass Sie im Sinne der WHO-Definition wirklich gesund sind. Dies sollte aber Ihr Ziel sein. Eine gute Magnesiumversorgung leistet einen entscheidenden Beitrag dazu.

Wenn Ihnen also jemand sagt, dass Sie als gesunder Mensch kein zusätzliches Magnesium brauchten, weil Sie mit einer ausgewogenen Mischkost alle Mikronährstoffe erhielten, die Sie benötigen, dann seien Sie misstrauisch. Und überlegen Sie auch einmal, welche Ansprüche Sie an Ihre Lebensqualität und Gesundheit stellen. Reicht es Ihnen aus, nur zu „überleben" und lediglich „nicht krank" zu sein, oder erheben Sie den Anspruch, wirklich gesund, fit und vital zu sein? Wenn Letzteres der Fall ist, dann sollten Sie darauf achten, dass Sie Ihrem Körper ausreichend Magnesium zuführen.

Das Problem mit der Magnesiummangel-Diagnostik

Ein Hauptgrund dafür, dass das Phänomen des Magnesiummangels in der Ärzteschaft so wenig Beachtung findet, dürfte darin liegen, dass Magnesiummangel nur sehr schwer zu

Magnesiummangel-Kurztest

- Sind Sie häufig gestresst?
- Trinken Sie häufig Alkohol?
- Wachen Sie nachts häufiger wegen Wadenkrämpfen auf?
- Treten bei Ihnen nach körperlicher oder sportlicher Betätigung Muskelverspannungen auf?
- Leiden Sie besonders im Nacken- und Schulterbereich an Muskelverspannungen?
- Leiden Sie an Migräne?
- Sind Sie Diabetiker?
- Bemerken Sie öfter ein Kribbeln oder Taubheitsgefühl in Armen oder Beinen?
- Essen Sie häufig Fastfood?
- Trinken Sie häufig Cola-Getränke?
- Nehmen Sie regelmäßig Medikamente wie Entwässerungstabletten, ACE-Hemmer, Abführmittel oder herzstärkende Mittel wie Digitalis ein?
- Treten bei Ihnen hin und wieder Zuckungen der Augenlider auf?
- Leiden Sie unter Krämpfen während der Regelblutung?

Wenn Sie mindestens zwei dieser Fragen mit ja beantwortet haben, kann dies ein Hinweis auf Magnesiummangel sein. Einen ausführlichen Magnesiummangel-Test finden Sie im Anhang.

diagnostizieren ist. Denn: Wird zu wenig Magnesium über die Nahrung zugeführt, gleicht der Köper die Mangelsituation primär durch Aktivierung von Magnesium aus magnesiumhaltigen Körperstrukturen aus, vor allem aus den Knochen. Magnesiummangel macht sich daher nicht unmittelbar in Form eines verminderten Blutserumspiegels bemerkbar und bleibt deshalb bei routinemäßigen Laboruntersuchungen unentdeckt. Erst wenn diese Magnesiumdepots erschöpft sind, sinkt die Magnesiumkonzentration im Blutserum ab. Ein niedriger Serumspiegel ist daher ein *sicheres* Zeichen für Magnesiummangel. Jedoch bereits viel früher kann eine Verminderung des Gesamtkörpermagnesiums zu Symptomen und Beschwerden führen.

Deshalb hat man nach Alternativen gesucht, um einem Magnesiummangel frühzeitig auf die Spur zu kommen. Die Beantwortung eines Fragebogens zu Lebensweise und typischen Beschwerden hat sich dabei als äußerst hilfreich erwiesen.

Die Untersuchung der Blut- und Urinwerte

Trotz der genannten Problematik ist die Blutuntersuchung sinnvoll, weil sie als grobe Orientierung dienen kann, auch wenn nur 1 Prozent des gesamten Magnesiumgehalts des Körpers im Blut vorliegt. Zudem ist die Blutuntersuchung einfach in der Durchführung und kostengünstig. Unerlässlich ist jedoch, in die Beurteilung des Ergebnisses auch die klinischen Symptome einzubeziehen: Bei einem Plasmawert von mehr als 0,75 mmol/l besteht keine Gewähr, dass nicht doch ein Magnesiummangel vorliegt. Hier kann die klinische Symptomatik wertvolle Hilfestellung bieten. So ist denn auch die Laboruntersuchung der Blutwerte zusammen mit dem Magnesiummangel-Test die am häufigsten angewendete

Die nächsten vier Abschnitte richten sich eher an Mediziner und speziell interessierte Laien.

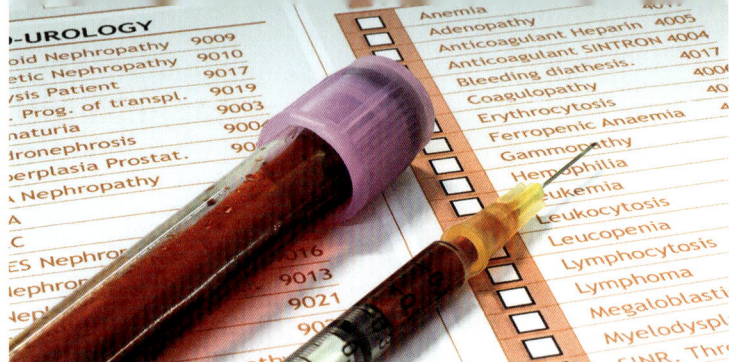

Untersuchungsmethode zur Feststellung des Magnesiumstatus.

Folgende Referenz- oder Normalwerte werden allgemein als
Richtwerte angesehen:

Im Blutserum	0,75 – 1,1 mmol/l
Im Vollblut	1,20 – 1,75 mmol/l
Im Erythrozyten	1,95 – 2,65 mmol/l
Im Urin	2,50 – 5,0 mmol/24 h

Der Magnesium-Loading-Test

Eine genauere Beurteilung des Magnesiumstatus erlaubt die
Durchführung eines sogenannten Magnesium-Loading-Tests.
Allerdings ist dieser für Routineuntersuchungen zu aufwendig. Dazu wird eine definierte Menge Magnesium (2,4 Milligramm Magnesium pro Kilogramm Körpergewicht) über
4 Stunden in einer Zuckerlösung als Infusion in die Vene
gegeben, anschließend wird der Urin über 24 Stunden ge-
sammelt und daraus dann der Magnesiumgehalt bestimmt.
Am Prozentsatz der Rückresorption durch die Nieren lässt
sich ablesen, ob Magnesiummangel vorliegt oder nicht. Ein
gesicherter Magnesiummangel liegt dann vor, wenn der Körper bei normaler Nierenfunktion mehr als 50 Prozent des
verabreichten Magnesiums rückresorbiert. Im Umkehrschluss
bedeutet dies, dass bei einer Ausscheidung von Magnesium
von mehr als 50 Prozent der Körper ausreichend mit Magnesium versorgt ist. Allerdings gibt es auch beim Loading-Test
Fehlerquellen. Diabetes, Alkoholkonsum, Nierenfunktion und
Medikamente können die Testergebnisse verfälschen.[12]

Der Test mit Blutzellen und Blutplasma

Um der Tatsache Rechnung zu tragen, dass Magnesium fast ausschließlich in der Zelle vorkommt, wird ein Test durchgeführt, bei dem sowohl der Magnesiumgehalt im Blutplasma als auch derjenige in den roten Blutkörperchen, den Erythrozyten, bestimmt wird. Dabei werden die ermittelten Magnesiumwerte aus den Blutzellen mit denen des Blutplasmas ins Verhältnis gesetzt. Allerdings ist der Magnesiumgehalt der Erythrozyten kein optimales Maß für den Magnesiumspiegel innerhalb der Zellen, weil die roten Blutkörperchen, sobald sie ihre Bildungsstätte im Knochenmark verlassen haben, wegen fehlender Transportsysteme Magnesium nicht mehr aufnehmen können. Sie enthalten deshalb weniger Magnesium als zum Beispiel die Muskelzellen des Herzens und repräsentieren somit nicht die tatsächliche Situation. Die ermittelten Werte zeigen also lediglich die Magnesiumkonzentration eines Erythrozyten für die Zeit auf, in der er im Knochenmark gebildet wurde. Die durchschnittliche Lebensdauer der Erythrozyten beträgt 120 Tage. Die *aktuelle* Situation der Magnesiumversorgung wird also nicht abgebildet.

Die *weißen* Blutkörperchen, die sogenannten Lymphozyten, sowie Gewebeproben aus den Muskelzellen würden die tatsächliche Magnesiumversorgung der Zellen wesentlich besser widerspiegeln. Die entsprechende Bestimmungsmethode ist jedoch für die Routineuntersuchung in der Arztpraxis viel zu aufwendig.

Röntgenemissionsspektralanalyse

Eine elegante Methode der Magnesiumbestimmung innerhalb der Zellen steht mit der rasterelektronenmikroskopischen Röntgenemissionsspektralanalyse zur Verfügung. Hierzu werden mit einem Wattestäbchen Zellen an der Mundschleimhaut

Möglichkeiten und Aussagekraft von Testverfahren zur Bestimmung des Magnesiumstatus

- Die Messung der *Blutserum-Magnesiumkonzentration* ist nur mit Einschränkungen aussagekräftig.
  Eine Blutserum-Magnesiumkonzentration von *weniger* als 0,75 mmol/l ist ein sicheres Zeichen für Mangelversorgung.
  Eine Serum-Magnesiumkonzentration *oberhalb* von 0,75 mmol/l schließt einen Magnesiummangel jedoch nicht aus.
- Die Bestimmung von Magnesium innerhalb der *Erythrozyten* gibt keinen Hinweis auf die *aktuelle* Magnesiumversorgung, sondern spiegelt die Situation für die Zeit, in der der Erythrozyt im Knochenmark gebildet wurde. Die ausgebildeten roten Blutkörperchen können kein Magnesium mehr aufnehmen.
- Die Bestimmung von Magnesium in *Lymphozyten* ist methodisch sehr aufwendig und daher für den Praxisalltag nicht geeignet.
- Die Bestimmung von Magnesium aus *Knochen- oder Muskelgewebe* erfordert eine Probenentnahme, ist also sehr aufwendig und zudem schmerzhaft.
- Der Magnesiumgehalt der *Mundschleimhautzellen* korreliert sehr gut mit demjenigen des Herzgewebes. Die Zellgewinnung ist einfach und schnell. Die Messung kann derzeit allerdings nur in den USA durchgeführt werden und ist relativ teuer.
- Der *Magnesium-Loading-Test* ist aussagekräftig, erfordert jedoch das Sammeln von 24-Stunden-Urin. Das Testergebnis wird durch die Nierenfunktion beeinflusst.

In der Regel wird Magnesiummangel deshalb in der Praxis anhand der klinischen Symptomatik diagnostiziert.[13]

abgenommen. Sie lassen sich sehr einfach und ohne größeren Eingriff durch einen Abstrich gewinnen, sind nach Fixierung praktisch unbegrenzt haltbar und können wiederholt gemessen werden. Dies ist derzeit die einzige Methode, mit der eine frühzeitige Diagnose von Magnesiummangel möglich ist. In mehreren Untersuchungen konnte gezeigt werden, dass zwischen dem Magnesiumgehalt von Mundschleimhautzellen und dem Magnesiumgehalt von Herzgewebe eine signifikante Korrelation besteht. Ebenso ließ sich eine Korrelation zwischen Magnesiumgehalt der Mundschleimhautzellen und den klinischen Zeichen eines Magnesiummangels nachweisen. Entsprechende Testsets sind jedoch gegenwärtig nur in den USA verfügbar. Für Routineuntersuchungen ist diese Methode deshalb gegenwärtig zu zeitaufwendig und kostenintensiv.

Wechselbeziehungen zwischen Magnesium und Calcium, Kalium und Phosphor

Magnesium und Calcium sind einander chemisch sehr ähnlich, trotzdem übernehmen sie sehr unterschiedliche Aufgaben im Körper. Auf der einen Seite wirken sie als Gegenspieler, auf der anderen Seite arbeiten sie gleichzeitig als Team.

So wirken Calcium und Magnesium
- Calcium kommt hauptsächlich außerhalb der Zellen vor, Magnesium befindet sich zum größten Teil innerhalb der Zellen.
- Calcium regt die Nerven an, Magnesium beruhigt sie.
- Calcium ist zusammen mit Kalium zuständig für die Muskel*anspannung*, während Magnesium für die Muskel-*entspannung* verantwortlich ist.

- Calcium ist ein wichtiger Bestandteil der Blutgerinnung, während Magnesium das Blut im Fluss hält, entstehende Blutgerinnsel in den Gefäßen sofort auflöst und so gefährlichen Gefäßverschlüssen vorbeugt.
- Der größte Teil des Calciums befindet sich in Knochen und gibt ihnen Festigkeit. Magnesium hingegen ist Bestandteil der weichen Knochenmatrix innerhalb der Knochen. Es verleiht ihnen Flexibilität und schützt gleichzeitig vor Brüchigkeit.

Bei einem gesunden Menschen ist die Magnesiumkonzentration innerhalb der Zelle normalerweise etwa 10 000 Mal höher als die von Calcium. Wenn der Magnesiumgehalt in der Zelle jedoch aus irgendeinem Grund sinkt, strömen Calciumionen in die Zelle – und das hat ernste Folgen.

Folgen eines Ungleichgewichts zwischen Calcium und Magnesium

Ein erhöhter Calciumspiegel versetzt die Zelle in einen hyperaktiven Zustand. Herz- und Gefäßzellen sind in besonderer Weise erregbar, weil es zu ihren Aufgaben zählt, in Stresssituationen blitzschnell zu reagieren. Deshalb sind sie bezüglich eines Ungleichgewichts von Magnesium und Calcium besonders anfällig. Für unsere Vorfahren war dieser Mechanismus bei drohender Gefahr, etwa bei einem Angriff durch wilde Tiere, überlebenswichtig. Dieser sogenannte Kampf- oder-Flucht-Reflex versetzt den Körper blitzschnell in Handlungsbereitschaft, damit er sich schützen oder in Sicherheit bringen kann. In solchen Situationen braucht die Zelle Calcium, damit sich die Muskeln schnell kontrahieren können und eine Flucht möglich wird. Doch die Zeiten, in denen die Menschen vor wilden Tieren flüchten mussten, sind längst vorbei. Unter normalen Umständen braucht heutzutage keiner mehr eine angespannte Muskulatur, ganz im Gegenteil. Sie führt nur zu Muskelschmerzen und Krämpfen. Um Entspannung der Muskulatur zu erreichen, muss jedoch ausreichend Magnesium vorhanden sein.

Ein hoher intrazellulärer Calciumspiegel versteift die Zelle. Wenn Weichteilgewebe hart wird, sprechen wir von Verkalkung. Besonders in Gefäß- und Herzzellen behindert die Versteifung das reibungslose Funktionieren und gilt als Hauptursache von Durchblutungsstörungen, Herzerkrankungen und Schlaganfall. Es kommt also nicht nur auf den absoluten Magnesiumspiegel an, sondern auch ganz wesentlich auf ein ausgewogenes Calcium-Magnesium-Verhältnis. Wer einen niedrigen Magnesiumspiegel aufweist und gleichzeitig hohe Calciummengen zu sich nimmt (zum Beispiel mit Milchprodukten), kann damit anfälliger für Herzerkrankungen werden als jemand, der wenig Calcium zu sich nimmt und ein ausgeglichenes Calcium-Magnesium-Verhältnis hat. Natürlich ist Calcium ein lebensnotwendiges Mineral. Soll der Körper jedoch vor Schaden bewahrt werden, müssen Calcium und Magnesium in Balance sein. Als optimal hat sich zwischen Calcium und Magnesium ein Verhältnis von 2 zu 1 herauskristallisiert.

Das optimale Verhältnis zwischen Calcium und Magnesium: 2 zu 1

Die Rolle von Vitamin D

Damit der Körper Magnesium und Calcium aus dem Darm in die Blutbahn aufnehmen kann, braucht er Vitamin D. Ohne Vitamin D können diese beiden wichtigen Mineralien nicht resorbiert werden. Es ist aber wiederum Aufgabe von Magnesium, das Vitamin D in seine aktive Form D_3 zu überführen. Auch das Verhältnis von Vitamin D und Magnesium muss also ausgewogen sein, damit die Aufnahme reibungslos vonstattengehen kann. Denn ist der Magnesiumspiegel sehr niedrig und der Vitamin-D-Spiegel relativ hoch, kann das den Magnesiummangel verschlimmern, weil dann vermehrt Calcium aufgenommen wird und das so entstehende Missverhältnis von Calcium und Magnesium dazu führt, dass Calcium vermehrt in die Zelle strömt – mit den bereits beschriebenen negativen Auswirkungen.

Die Balance der Mineralien ist also sehr diffizil und unmittelbar abhängig von ausreichend viel Magnesium. Während ein Magnesiummangel gravierende gesundheitliche Auswirkungen auslösen kann, bleibt ein Zuviel an Magnesium weitgehend ohne negative Folgen. Deshalb sollten Sie im Zweifelsfall eher *mehr* als zu wenig Magnesium zu sich nehmen.

Milchkonsum und Osteoporose

In den westlichen Ländern werden viele Milchprodukte konsumiert und mit ihnen auch Calcium. Besonders älteren

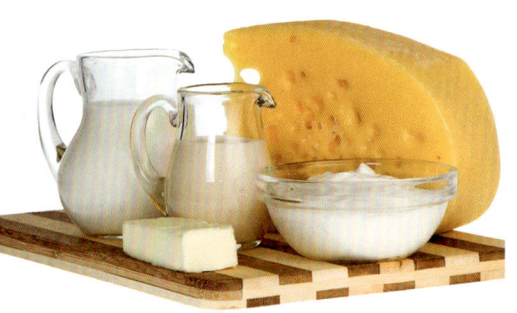

Menschen wird es regelrecht „verordnet", weil sie sich so angeblich vor Osteoporose schützen könnten. Da hat das Ergebnis einer Studie an der *Harvard University* aufhorchen lassen: Über einen Zeitraum von 12 Jahren wurden 75 000 Frauen hinsichtlich der Wirkung von Milch auf ihre Knochen beobachtet. Entgegen der Erwartung zeigte sich, dass die Milch die Widerstandskraft der Knochen nicht verbesserte, sondern im Gegenteil verschlechterte.

Die Mediziner erklärten das mit dem schlechten Calcium-Magnesium-Verhältnis (also zu viel Calcium im Vergleich zu Magnesium) und mit der Übersäuerung durch den Milchkonsum; denn der Körper muss die Säuren mit Calcium und Magnesium, das er aus den Knochen löst, neutralisieren. Das Resultat ist Osteoporose. Wer also regelmäßig Milchprodukte konsumiert, sollte dringend auf eine Extraportion Magnesium achten, denn sonst schadet das Calcium aus der Milch den Knochen mehr, als es ihnen guttut.

Wechselbeziehungen zwischen Magnesium und Kalium

Zwischen Magnesium und Kalium besteht ebenfalls eine enge Wechselbeziehung. Innerhalb der menschlichen Zelle ist Kalium mengenmäßig der vorrangige Mineralstoff. Insbesondere die Erregung von Muskel- und Nervenzellen, der Transport von Zucker in die Zellen, die Bildung von Eiweiß und die Regulierung des Säure-Basen-Haushalts gehören zu seinen Aufgaben. Während der Anspannung und Entspannung eines Muskels wird Kalium durch die Zellmembranen transportiert. Ein chronisches Magnesiumdefizit vermindert die Kaliumkonzentration in der Zelle. Die durch Magnesium betriebene enzymatische Pumpe, die Kalium *in* die Zelle und Natrium *aus* der Zelle befördert, ist dann gestört. Daraufhin entweicht Kalium aus der Zelle und verursacht erhöhte Kalium-Blutspiegel, die Herzrhythmusstörungen auslösen können. Im Gegenzug strömt Calcium in die Zelle, was – wie oben bereits beschrieben – mit verheerenden Auswirkungen für die Zelle verbunden ist. Mangelt es an beiden Ionen, kann ein Kaliummangel erst durch gemeinsame Gabe beider Mineralien korrigiert werden. Die Abhängigkeit ist jedoch wechselseitig. Auch Magnesium kann nur dann in das Zellinnere aufgenommen werden, wenn genügend Kalium in der Zelle vorliegt.

Eine Unterversorgung mit Kalium wirkt sich vor allem an den Nerven-, Muskel- und Herzzellen in Form von Muskelschwäche, Müdigkeit und Konzentrationsschwäche sowie Rhythmusstörungen aus. Da Kalium genau wie Magnesium hauptsächlich in der Zelle vorkommt, erlauben die Blutspiegelwerte nur

Zur Vertiefung: Biochemische Details für Mediziner und für interessierte Laien

begrenzte Rückschlüsse auf die Versorgungslage. Die Kalium-Blutwerte können also im Normbereich liegen, auch wenn in den Zellen bereits eine massive Kaliumunterversorgung herrscht.

Wechselbeziehungen zwischen Magnesium und Phosphor

Von besonderer Bedeutung ist Phosphor wegen seiner Mitwirkung im Energiestoffwechsel der Zelle. Phosphor ist ein Baustein des Adenosintriphosphats (ATP), der Substanz, die für die Energieerzeugung in der Zelle verantwortlich ist. Außerdem wirkt es bei der Regulierung des Säure-Basen-Haushalts mit und ist von großer Wichtigkeit für den Aufbau der Zellmembranen. Grundsätzlich ist Phosphor an allen chemischen Reaktionen des Körpers beteiligt, bei denen es um Knochenaufbau, Nervenreizleitung oder Herztätigkeit geht. Daneben sorgt Phosphor zusammen mit Calcium für feste Knochen und Zähne und ist ein wichtiger Baustein der Erbinformation.

Da Phosphor in nahezu allen Lebensmitteln enthalten ist, mangelt es den Menschen selten daran. Häufiger tritt ein Überschuss auf, weil Phosphorsäure in der Lebensmittelindustrie oft als Säuerungs- und Konservierungsmittel eingesetzt wird. Und hier liegt das Problem: Eine hohe Phosphorzufuhr blockiert die Aufnahme von Magnesium und Calcium im Darm. Das Missverhältnis führt dazu, dass Calcium und Magnesium aus den *Knochen* freigesetzt und mit dem Urin ausgeschieden werden. Hohe Phosphoraufnahme bei gleichzeitiger hoher Calcium- und Magnesiumzufuhr hingegen führt zu einer Mineralisierung der Knochen. Das optimale Verhältnis von Calcium zu Phosphor zu Magnesium beträgt 2 zu 3 zu 1.

Folgen eines Magnesiummangels auf funktioneller Ebene

Chronischer Magnesiummangel führt also zwangsläufig zu Fehlfunktionen auf allen Ebenen des Körpers – mit gravierenden Auswirkungen auf unsere Gesundheit.

Die Kaskade der Fehlfunktionen

- Magnesiummangel fördert die Bildung von Blutgerinnseln. Diese wiederum können Thrombosen verursachen und in der Folge zu Lungenembolie, Herzinfarkt oder Schlaganfall führen.
- Die Ausschüttung des Stresshormons Adrenalin steigt ungewöhnlich hoch an.
- Daraufhin überreagieren alle Muskelzellen, auch die der Gefäße und des Herzens, sie ziehen sich zusammen und können sich nicht mehr entspannen.
- Arterien versteifen und es bilden sich Ablagerungen als Folge von zu hohen Calciumspiegeln und daraus resultierenden hohen „schlechten" LDL-Cholesterin-Werten.
- Es entsteht Bluthochdruck mit dem Risiko für Herzinfarkt und Schlaganfall.
- Blutzucker wird nicht mehr richtig verarbeitet, weil die Zellen auf Insulin nicht mehr gut ansprechen. Das führt zu Diabetes und letztlich zum Herzinfarkt.

Symptome bei Magnesiummangel

Wenn der Körper über genügend Magnesium verfügt, arbeitet er optimal und dieses Mineral tritt nicht in unser Bewusstsein. Denn Magnesium ist der stille Wächter über unser Herz, unsere Gefäße, unsere Zellen und den gesamten Organismus, wie es Dr. Mildred Seelig, eine der führenden Magnesiumexperten in den USA, so treffend ausgedrückt hat.[14] Erst wenn sich ein chronischer Mangel einstellt, wird das Ausmaß seiner Bedeutung durch die entstehenden Fehlfunktionen auf allen Ebenen deutlich.

Allerdings bleibt Magnesiummangel zunächst oft unterschwellig und nahezu symptomfrei. Die ersten Beschwerden erscheinen harmlos und werden gerne ignoriert. Der Wadenkrampf in der Nacht ist zwar schmerzhaft und unangenehm, verschwindet aber auch wieder. Ebenso das Kribbeln in den Händen oder Füßen oder das taube Gefühl in den Beinen und Armen – alles scheinbar nicht so schlimm, denn auch das verschwindet nach einer Weile von selbst. All dies sind jedoch keineswegs kleine Befindlichkeitsstörungen, sondern können klassische Mangelsymptome sein. Wenn zu diesen Beschwerden dann noch eine ständige Müdigkeit oder Abgespanntheit kommt und das Nervenkostüm immer dünner wird, dann ist es höchste Zeit, beim Hausarzt eine Untersuchung durchführen zu lassen.

Wer diese Warnsignale des Körpers nicht beachtet, kann im schlimmsten Fall ernsthaft erkranken. Denn aus den harmlos anmutenden Magnesiummangel-Symptomen können sich gravierende Erkrankungen wie Bluthochdruck, Diabetes oder Erkrankungen des Herzens entwickeln.

Woran Sie Magnesiummangel erkennen können

Zu den ersten Hinweisen gehören relativ unspezifische Symptome wie Appetitlosigkeit, Übelkeit, Müdigkeit und Abgeschlagenheit, schnelle Erschöpfung, wiederkehrende Kopfschmerzen, Ängste und depressive Verstimmungen. Magnesiummangel verursacht meist mehrere Symptome gleichzeitig, was die Diagnose nicht gerade leichter macht. Dazu kommt noch, dass er oft mit Calcium- und Kaliummangelzuständen verbunden ist, was das Erscheinungsbild zusätzlich „verwässern" kann. Auf den nachfolgenden Seiten finden Sie einen Überblick über die typischen Beschwerden, die bei Magnesiumunterversorgung des Körpers auftreten können.

Muskelkrämpfe

Sie treten vor allem an den Waden auf, aber auch Zehen, Füße und Oberschenkel können davon betroffen sein. Muskelkrämpfe treten bevorzugt nachts auf und reißen uns unsanft aus dem Schlaf. Auch Krämpfe oder eine Anspannung der Kaumuskulatur sind zu beobachten. Diese äußern sich durch nächtliches „Zähnefletschen".

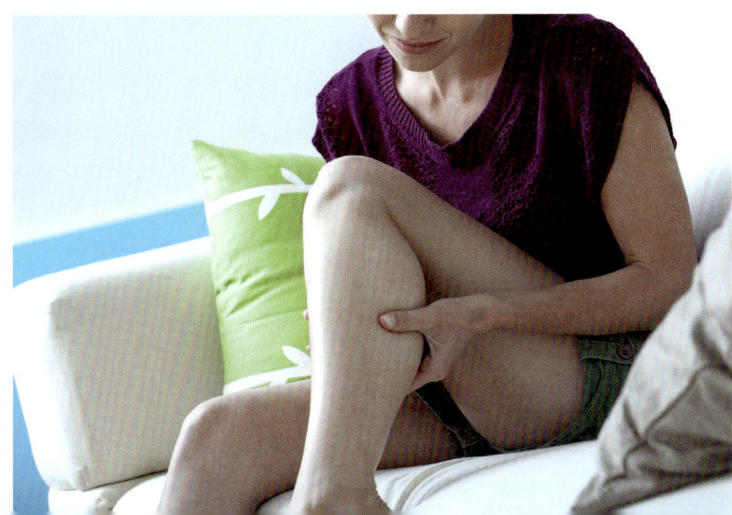

Muskelverspannung

Anhaltende Verspannungen, besonders im Nacken-Schulter-Bereich und entlang der gesamten Wirbelsäule, sind häufige Symptome bei Magnesiummangel. Auch Spannungskopfschmerz und Migräne, Muskelzittern nach sportlicher Betätigung, unruhige Beine beim Schlafen und Zuckungen an Augenlidern und Mundwinkeln gehören in diese Kategorie. Generell besteht eine permanente Muskelanspannung auch in Ruhe, der Muskeltonus ist also deutlich erhöht.

Missempfindungen

Kribbeln an Händen und Füßen – das sogenannte Ameisenlaufen, das auch an den Lippen und an anderen Stellen auftreten kann – ist ein untrügliches Zeichen dafür, dass dem Körper Magnesium fehlt. Diese Missempfindungen können in ein Taubheitsgefühl übergehen, das im Extremfall eine völlige Gefühllosigkeit des betroffenen Körperteils auslösen kann.

Kalte Hände und Füße

Magnesiummangel verursacht Gefäßverengung und Durchblutungsstörungen. Besonders Hände und Füße (die für den Organismus im Vergleich zu den inneren Organen zunächst einmal nicht überlebensnotwendig sind) sind davon betroffen. Die Mangeldurchblutung führt zu Abkühlung der Hände und Füße.

Spastische Lähmung

Wird Magnesiummangel nicht rechtzeitig entdeckt und behandelt, kann er bis hin zu spastischen Lähmungen führen. Besonders die Arme verkrampfen immer mehr, bis sie völlig gelähmt sind. Die Hände erstarren dabei in einer bestimmten

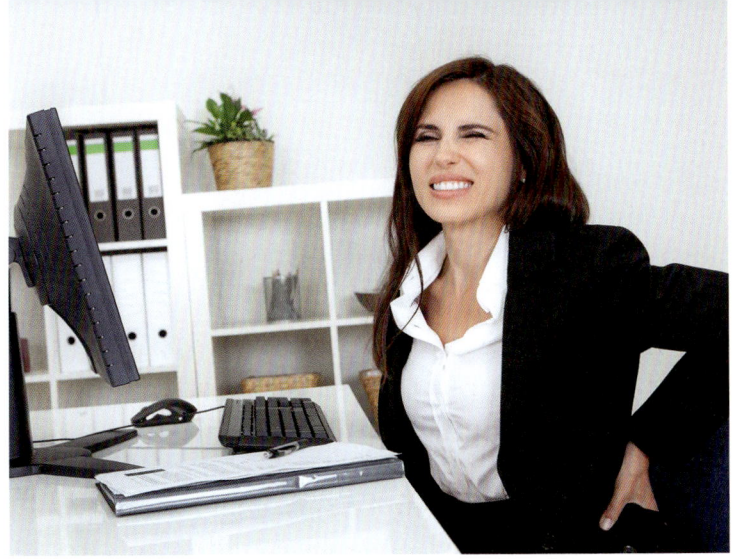

Position, die man im Fachjargon „Pfötchenstellung" nennt, weil sie an die „Gib Pfötchen"-Haltung eines Hundes erinnert.

Verdauungsbeschwerden

Nicht nur die Muskeln des Bewegungsapparates sind von Magnesiummangel betroffen. Die Darmmuskulatur verkrampft ebenfalls. Darmspasmen und Verstopfung können die Folge sein. Auch Übelkeit und Erbrechen sind keine seltene Folge von Magnesiummangel.

Erhöhte Reizbarkeit bei gleichzeitiger Erschöpfung

Betroffene klagen über einen unspezifischen „reizbaren Erschöpfungszustand": Auf der einen Seite sind sie leicht reizbar und angespannt, auf der anderen Seite klagen sie über Energielosigkeit, Abgeschlagenheit, Erschöpfung und fehlende Motivation. Die Reizschwelle liegt niedrig und das Stimmungsbarometer schwankt zwischen „himmelhoch jauchzend" und „zu Tode betrübt". Schon Kleinigkeiten bringen die Betroffenen aus der Fassung. Häufig besteht eine erhöhte Geräuschempfindlichkeit. Oft sind diese Zustände mit massiven Schlafstörungen bei gleichzeitig gesteigertem Schlafbedürfnis verbunden. Die Konzentration und die mentale Leistungsfähigkeit sind ebenfalls stark beeinträchtigt.

Depressive Verstimmung und Ängste

Die eben beschriebenen Stimmungsschwankungen können in eine depressive Verstimmung und sogar eine richtige Depression ausufern, mit typischen Ausprägungen wie Grübelei, Antriebslosigkeit, Mangel an Selbstbewusstsein, Verlust an Lebensfreude und Mangel an Lebensmut. Auch Ängste,

---

Typische Magnesiummangel-Beschwerden

- Augenlid- und Mundwinkelzucken
- Bluthochdruck
- Darmkrämpfe, Verdauungsbeschwerden
- Depressionen, Nachdenklichkeit, Grübelei
- Durchblutungsstörungen
- Empfindungsstörungen (Kälte, Wärme)
- Erschöpfung (schneller), Müdigkeit
- Geräuschempfindlichkeit gesteigert
- Herzkreislaufstörungen (Herzrasen, Rhythmusstörungen)
- Kälte an Händen und Füßen
- Kopfschmerzen, Migräne
- Muskelkrämpfe (vor allem in den Beinen)
- Nervosität, Reizbarkeit, innere Unruhe, Verwirrtheit
- Rücken- und Nackenschmerzen
- Schlafbedürfnis gesteigert
- Schlafstörungen
- Schwäche- und Abgeschlagenheitsgefühl
- Schwindel
- Zittern, Taubheitsgefühle, Kribbeln in Händen und Füßen

Häufig treten mehrere Beschwerden gleichzeitig auf. Dies wird als Magnesiummangelsyndrom oder spastisches Syndrom bezeichnet.

Panikattacken und das quälende Suchen und Grübeln, ob hinter den aufgetretenen Symptomen eine sehr ernste Krankheit stecken könnte, sind typisch für fortgeschrittenen Magnesiummangel. (Stichwort: Hypochonder, der eingebildete Kranke)

Herz- und Kreislaufbeschwerden

Herzrasen, deutlich spürbarer Herzschlag und Rhythmusstörungen, die als „Herzstolpern" wahrgenommen werden, können durch Magnesiummangel verursacht werden. Auch Angina-pectoris-Anfälle, die Vorboten des Herzinfarkts, können bei ausgeprägtem Magnesiumdefizit auftreten. Die Beschwerden können so stark sein, dass sie notfallmäßig behandelt werden müssen. Bluthochdruck ist ebenfalls eine häufige Folge von chronischem Magnesiummangel.

Leitsymptome in den verschiedenen Altersgruppen

Die Symptome sind nicht in jeder Altersgruppe gleich. Deshalb ist es wichtig zu wissen, dass sich das Erscheinungsbild des Magnesiummangel-Syndroms mit dem Alter ändert. Jede Altersgruppe zeigt eine eigene Ausprägung.

Im *Säuglings- und Kleinkindalter* finden sich neben Geburtskomplikationen leichte Gedeihstörungen, Infektanfälligkeit und erhöhte Krampfbereitschaft beim Zahnen und bei Fieber. Auch verspätetes Zahnen kann Ursache eines Magnesiummangels sein.

Im *Kindergarten- und Grundschulalter* sind dann eher Konzentrations- und Schlafstörungen, Nervosität, Bauch- und Kopfschmerzen sowie Kollapszustände zu beobachten. Ungefähr ab dem zehnten Lebensjahr ändert sich das Beschwerdebild erneut. Es zeigt dann Muskelkrämpfe und etwa

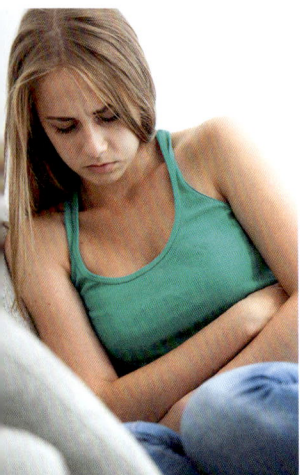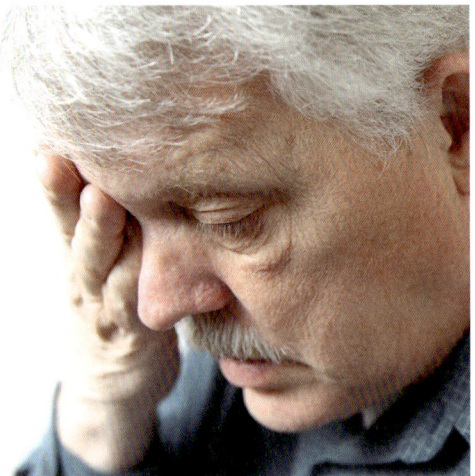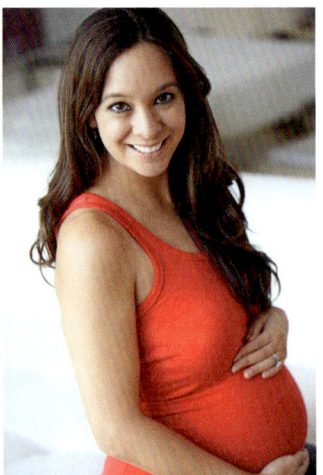

ab dem fünfzehnten Lebensjahr können zusätzlich Beklemmungsgefühle und Atemnot auftreten. Mädchen haben oft eine verspätet einsetzende Regelblutung und klagen über Regelschmerzen, mitunter ist auch die Zyklusdauer verändert.

Im *Erwachsenenalter* treten rasche Erschöpfbarkeit, erhöhtes Schlafbedürfnis, Ängste, Depressionen, Muskelkrämpfe, Kopfschmerzen, Migräne, unklare Oberbauchbeschwerden und Koliken auf. Etwa ab dem dreißigsten Lebensjahr können typische spastische Verkrampfungen (Pfötchenstellung) dazukommen und etwa ab dem vierzigsten Lebensjahr auch neurologische Ausfälle, sogenannte transitorische ischämische Attacken (TIA), die zur zeitweiligen Minderdurchblutung des Gehirns und damit zu dessen Sauerstoffunterversorgung führen.

Schwangere mit Magnesiummangel neigen zu Schwangerschaftskomplikationen wie Erbrechen, Ödemen, Eiweiß im Harn, Bluthochdruck, Krampfanfällen (Eklampsie), verfrüht einsetzenden Wehen und einem erhöhten Risiko für eine Früh- oder Fehlgeburt.

Typische Magnesiummangel-Symptome unterschiedlicher Altersgruppen

Altersgruppe	Symptome
Säuglinge und	Geburtskomplikationen Gedeihstörungen · verspätetes Zahnen Infektanfälligkeit Krampfbereitschaft bei Zahnen und Fieber
Kindergarten- und Grundschulkinder	Bauchschmerzen Kollapsneigung Konzentrationsstörungen Kopfschmerzen Nervosität · Schlafstörungen
Kinder ab 10. Lebensjahr	Muskelkrämpfe
Jugendliche ab 15. Lebensjahr	Atemnot · Beklemmungsgefühle
Mädchen in der Pubertät	Regelschmerzen veränderte Zyklusdauer verspätet einsetzende Regelblutung
Erwachsene bis 30 Jahre	Ängste · Depressionen erhöhtes Schlafbedürfnis Kopfschmerzen · Migräne Muskelkrämpfe · Koliken rasche Erschöpfbarkeit unklare Oberbauchbeschwerden
Erwachsene zwischen 30. und 40. Lebensjahr	zusätzlich: spastische Verkrampfungen
Erwachsene ab dem 40. Lebensjahr	zusätzlich: neurologische Ausfälle zeitweilige Minderdurchblutung des Gehirns
Schwangere	Bluthochdruck Erbrechen erhöhtes Risiko für Früh- oder Fehlgeburt früher einsetzende Wehen Harneiweiß Krampfanfälle (Eklampsie) Ödeme

Kapitel 4

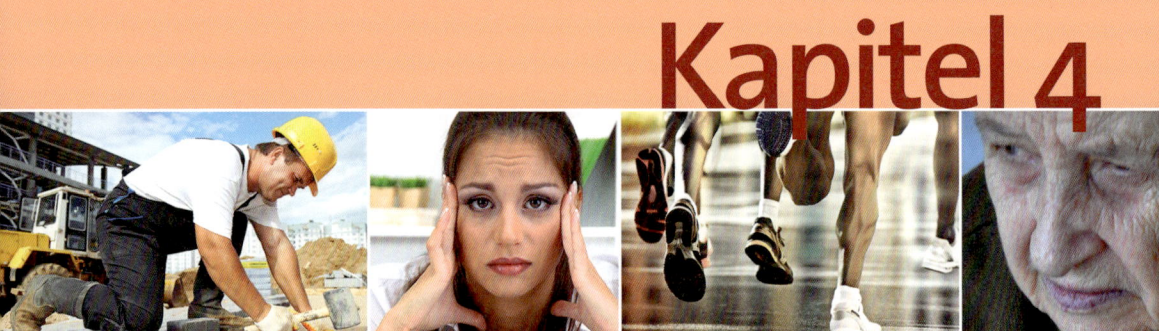

Der Magnesium- bedarf

Wie leistungsfähig wir sind und wie gut wir die Anforderungen des täglichen Lebens meistern, das hängt maßgeblich von unserer Magnesiumversorgung ab. Da unser Körper täglich Magnesium ausscheidet, müssen wir dafür sorgen, dass dieser Verlust wieder ausgeglichen wird. Welchen täglichen Bedarf an Magnesium wir haben und wie wir es richtig dosieren, das ist Gegenstand dieses Kapitels.

Ein gesunder Mensch, der idealerweise keinen Magnesiummangel aufweist und keinen erhöhten Magnesiumbedarf hat, scheidet im Zuge eines Fließgleichgewichts pro Tag circa 100 Milligramm Magnesium über die Nieren aus. Diese Menge muss auf jeden Fall wieder ausgeglichen werden. Bei einer angenommenen Magnesium-Resorptionsquote im Darm von durchschnittlich 30 Prozent errechnet sich daraus ein Bedarf von etwa 300 bis 350 Milligramm Magnesium, der entweder mit der Nahrung oder mit Nahrungsergänzungen wieder zugeführt werden muss. Fachleute gehen davon aus, dass nur etwa die Hälfte dieses Bedarfs tatsächlich durch die Nahrung gedeckt werden kann. Der Rest muss als Nahrungsergänzung bereitgestellt werden.

Die pro Tag empfohlene Dosis (RDA)

Die Berechnung der zur täglichen Einnahme empfohlenen Dosis beruht auf dem oben erwähnten Fließgleichgewicht. Sie gilt als die Dosis, die ein gesunder Mensch ohne erhöhten Bedarf täglich zu sich nehmen sollte, um nicht in einen Mangelzustand zu geraten. Die empfohlene Tagesdosis wird als RDA (*Recommended Daily Allowance*) bezeichnet und ist vom Rat der Europäischen Gemeinschaft in der EU-Richtlinie *90/496/EWG* für die Nährwertkennzeichnung verbindlich geregelt worden. Für Magnesium wurde ein Wert von 375 Milligramm pro Tag festgelegt. (Vgl. S. 114)

Um dem Magnesiumbedarf unterschiedlicher Bevölkerungsgruppen gerecht zu werden, haben die Ernährungsgesellschaften Deutschlands (D), Österreichs (A) und der Schweiz (CH) die sogenannten D-A-CH-Empfehlungen ausgearbeitet. Danach benötigen Männer zum Beispiel wegen ihrer größeren Muskel- und Knochenmasse etwas mehr Magnesium als Frauen. Gesunden Männern wird deshalb empfohlen, 350 bis 400 Milligramm Magnesium pro Tag aufzunehmen, Frauen etwa 300 bis 350 Milligramm. Schwangere sollten täglich 310 Milligramm und Stillende etwa 390 Milligramm Magnesium am Tag zuführen. Kinder bis zum vierten Lebensjahr benötigen etwa 80 Milligramm Magnesium pro Tag, vom vierten bis zum fünfzehnten Lebensjahr sind es 120 bis 310 Milligramm.

Bitte beachten Sie, dass sich diese Angaben ausschließlich auf gesunde Menschen beziehen, die weder regelmäßig Medikamente einnehmen, noch rauchen oder vermehrt Alkohol konsumieren. Menschen, die erkrankt sind oder sich gerade von einer Krankheit erholen, gehören nicht in diese Gruppe. Die genannten Mengen sind auch nicht dafür gedacht, einen bekannten Mangel auszugleichen oder einen erhöhten Bedarf

Magnesiumbedarf unterschiedlicher Altersgruppen[15]

Alter	männlich Magnesium (mg)	weiblich Magnesium (mg)
Säuglinge 0 bis unter 4 Monate	24	24
4 bis unter 12 Monate	60	60
Kinder 1 bis unter 4 Jahre	80	80
4 bis unter 7 Jahre	120	120
7 bis unter 10 Jahre	170	170
10 bis unter 13 Jahre	230	250
13 bis unter 15 Jahre	310	310
Jugendliche u. Erwachsene 15 bis unter 19 Jahre	400	350
19 bis unter 25 Jahre	400	310
25 bis unter 51 Jahre	350	300
51 bis unter 65 Jahre	350	300
65 Jahre und älter	350	300
Schwangere		310
Stillende Mütter		390

zum Beispiel beim Sport oder eine hektische Lebensweise zu kompensieren.

Die für den Einzelnen tatsächlich notwendige Dosis kann vom RDA-Wert erheblich abweichen. Viele Experten fordern deshalb, den RDA für Magnesium, der zurzeit mit 4 bis 5 Milligramm pro Kilogramm Körpergewicht berechnet wird, auf 6 bis 8 Milligramm pro Kilogramm Körpergewicht zu erhöhen, was einer täglichen Dosis von 400 bis 900 Milligramm Magnesium entsprechen würde, je nach Körpergewicht.

RDA der wichtigsten Vitamine[17]

Vitamin	Name	RDA (EU)	RDA (USA)	UL* (USA)
Vitamin A	Retinol	800 µg	900 µg	3000 µg
Besser Carotinoide einnehmen. Sie werden bei Bedarf in Vitamin A umgewandelt.				
Vitamin B₁	Thiamin	1,1 mg	1,2 mg	–
Kein Höchstwert laut US-Definition, sehr sicher.				
Vitamin B₂	Riboflavin	1,4 mg	1,4 mg	-
Kein Höchstwert laut US-Definition, sehr sicher.				
Vitamin B₃	Niacin	16 mg	16 mg	35 mg
Vitamin B₅	Pantothensäure	6 mg	5 mg	–
Kein Höchstwert laut US-Definition, sehr sicher.				
Vitamin B₆	Pyridoxin	1,4 mg	1,3 mg	100 mg
Vitamin B₉	Folsäure	200 µg	400 µg	1000 µg
Höherer Bedarf vor Schwangerschaft				
Vitamin B₁₂	Cobalamin	2,5 µg	2,4 µg	–
Kein Höchstwert laut US-Definition, sehr sicher. Überdosierung kaum möglich.				
Vitamin C	Ascorbinsäure	80 mg	90 mg	2000 mg
Viele Experten empfehlen deutlich höhere Mengen.				
Vitamin D	Calciferol	5 µg = 200 I.E.	15 µg = 600 I.E.	100 µg = 4000 I.E.
DGE-Empfehlung ist mittlerweile 20 µg. Weit verbreiteter Mangel.				
Vitamin E	Tocopherol	12 mg	15 mg	1000 mg
Sehr sicheres fettlösliches Vitamin				
Vitamin H	Biotin	50 µg	30 µg	–
Kein Höchstwert laut US-Definition, sehr sicher.				
Vitamin K	Phyllochinon	75 µg	120 µg	–

Tolerable Upper Intake Level (zulässiger Höchstwert)

RDA der wichtigsten Mineralstoffe und Spurenelemente[17]

Mineralstoff, Spurenelement	RDA (EU)	RDA (USA)	UL* (USA)
Chlorid	800 mg	2300 mg	3600 mg
Chrom	40 µg	35 µg	–
Eisen	14 mg	8 mg	45 mg
Deutlich höherer Bedarf bei Frauen (18 mg) u. in der Schwangerschaft (27 mg).			
Fluorid	3,5 mg	4 mg	10 mg
Jod	150 µg	150 µg	1100 µg
Kalium	2000 mg	–	–
In den USA nicht festgelegt.			
Calcium	800 mg	1000 mg	2500 mg
Kupfer	1,0 mg	0,9 mg	1,0 mg
Magnesium	375 mg	400 mg	–
Mangan	2 mg	2,3 mg	11 mg
Molybdän	50 µg	45 µg	2000 µg
Phosphor	700 mg	700 mg	4000 mg
In der normalen Ernährung bereits mehr als genügend vorhanden.			
Selen	55 µg	55 µg	400 µg
Zink	10 mg	11 mg	40 mg

* *Tolerable Upper Intake Level* (zulässiger Höchstwert)

Was der RDA besagt

Um den Verbrauchern die Einordnung der auf Lebensmittelverpackungen angegebenen Nährstoffanteile zu erleichtern, hat der Gesetzgeber Mindesteinnahmemengen definiert, die sogenannten RDA. Diese *Recommended Dietary Allowances* oder auch *Recommended Daily Allowance* ist *die empfohlene Tagesdosis* eines essenziell notwendigen Nährstoffs; das ist die Menge, die nach dem aktuellen Wissenstand als ausreichend angesehen wird, um den täglichen Bedarf nahezu jedes gesunden, erwachsenen Menschen zu decken.[16]

Im Zuge der Vereinheitlichung europäischer Bestimmungen wurde in der EU mit der verbindlichen Festlegung der RDA-Werte für essenzielle Nährstoffe begonnen. Bisher wurden RDA-Werte für Vitamine, Mineralien und Spurenelemente definiert. Die EU-Werte entsprechen nicht den US-amerikanischen Werten und sind meist niedriger. Auf den Verpackungen von Lebensmitteln oder Nahrungsergänzungen sind die RDA-Werte der entsprechenden Nährstoffe in Prozent pro Portion und pro 100 Gramm des Lebensmittels beziehungsweise des Nahrungsergänzungsmittels angegeben.

Zur Gültigkeit der RDA-Werte

Die RDA-Werte repräsentieren also die Menge eines Nährstoffs, die notwendig sein soll, um einen Mangel bei Gesunden zu verhindern. Sowohl die individuellen Bedürfnisse des Einzelnen als auch Unterschiede im Bedarf einzelner Bevölkerungsgruppen werden dabei nicht berücksichtigt.

Folgende Faktoren können den Bedarf an essenziellen Nährstoffen jedoch erheblich beeinflussen:

- Alkoholkonsum (erhöht)
- Erkrankungen
- Geschlecht
- Lebensalter
- Medikamenteneinnahme (regelmäßig)
- Rauchen
- Schwangerschaft
- Stillzeit
- Besondere Umstände (Stress, Sport ...)

Die *individuelle* Dosis

Magnesiummangel ist ein erheblicher Risikofaktor. Bei Mehrbedarf oder Vorliegen eines Mangels sollte deshalb unter allen Umständen für Ausgleich gesorgt werden. Typische Bevölkerungsgruppen, die einen höheren Bedarf an Magnesium haben, sind in der nachstehenden Tabelle aufgeführt. Der Bedarf dieser Personengruppen kann die offiziell empfohlene tägliche Dosis weit übersteigen.

Persönliche Merkmale, die einen Mehrbedarf an Magnesium bedingen[18]

- Abmagerungsdiäten oder Untergewicht (länger andauernd)
- Alkoholkonsum (erhöht)
- Bluthochdruck und Herzkrankheiten
- Diabetes mellitus (Zuckerkrankheit)
- Kalziummangel
- Leistungssport (dauerhaft)
- Magen-Darm-Erkrankungen
- Medikamente wie Antibabypille, Diuretika, Herzmittel
- Metabolisches Syndrom
- Migräne
- Muskelkrämpfe (z. B. an Waden, Zehen)
- Rauchen
- Schwangerschaft
- Schwerarbeit
- Stillzeit
- Stoffwechselstörungen
- Stress und erhöhte Belastungen

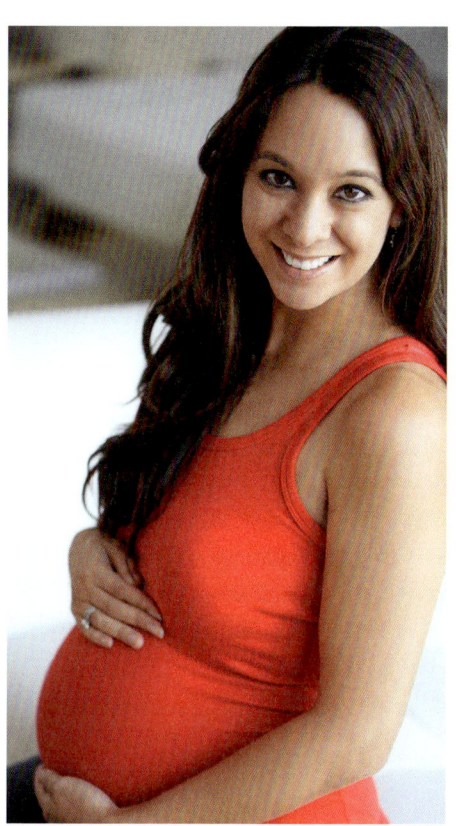

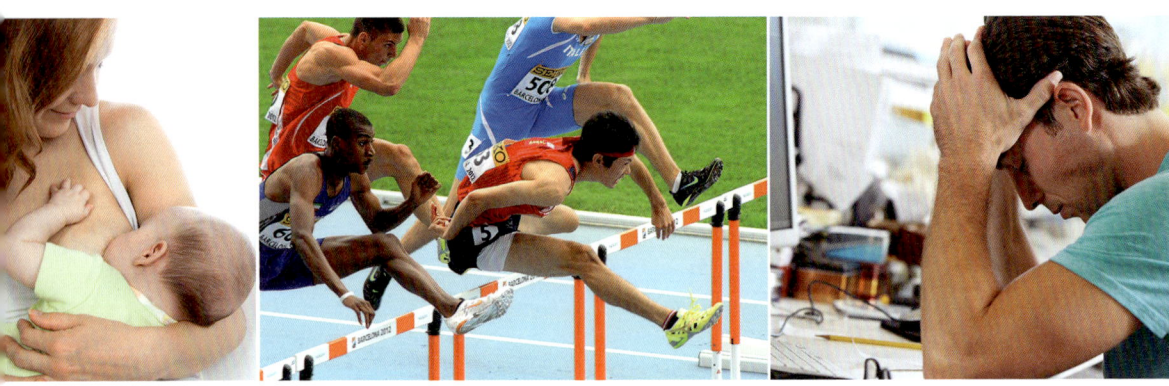

Das Problem ist nun, wer den Mangel feststellen soll, wenn ein Arzt die Symptomatik nicht gleich erkennt und die Diagnose anhand von Blutuntersuchungen schwierig ist. Welchem Laien ist es zuzumuten, die klinische, durchaus komplexe Symptomatik eines Magnesiummangels selbst zu diagnostizieren? Und was ist zu tun, wenn Patienten, bei denen ein Magnesiummangel nachgewiesen wurde, sogar immer Gefahr laufen, dass ihnen der Mangel ausgeredet wird?

Professor D.-H. Liebscher, der eine Magnesium-Selbsthilfeorganisation gründete, unterschied vier Gruppen, die entgegen den üblichen Empfehlungen einen erhöhten Bedarf hätten:

- **Gruppe A:** 0,1 % der Bevölkerung benötigt sehr hohe zusätzliche Mengen (z. B. 900–1200 mg/Tag).
- **Gruppe B:** 1 % der Bevölkerung benötigt hohe zusätzliche Mengen (z. B. 600–900 mg/Tag).
- **Gruppe C:** 10 % der Bevölkerung benötigen eine zusätzliche Menge (z. B. 300–600 mg/Tag).
- **Gruppe D:** 50 % der Bevölkerung können ihre Leistungsfähigkeit mit einer zusätzlichen Menge von 300 mg/Tag steigern.

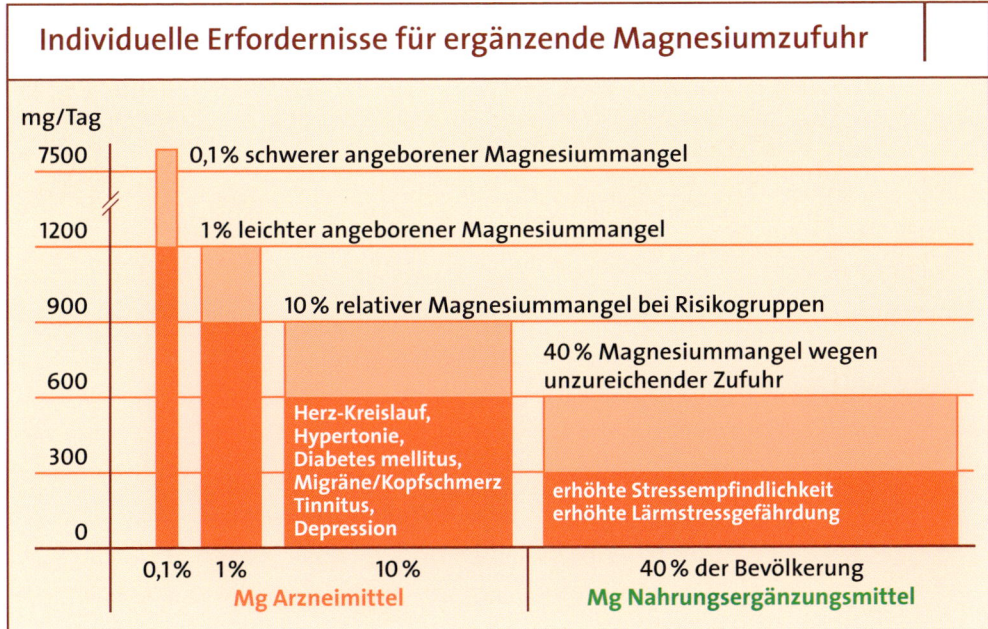

Individuelle Erfordernisse für ergänzende Magnesiumzufuhr

mg/Tag

- 7500 — 0,1 % schwerer angeborener Magnesiummangel
- 1200 — 1 % leichter angeborener Magnesiummangel
- 900 — 10 % relativer Magnesiummangel bei Risikogruppen
- 600 — 40 % Magnesiummangel wegen unzureichender Zufuhr
- 300 — Herz-Kreislauf, Hypertonie, Diabetes mellitus, Migräne/Kopfschmerz, Tinnitus, Depression — erhöhte Stressempfindlichkeit erhöhte Lärmstressgefährdung
- 0

0,1 % 1 %   10 %   40 % der Bevölkerung

Mg Arzneimittel   **Mg Nahrungsergänzungsmittel**

(Grafik erstellt in Anlehnung an: D.-H. Liebscher, D.-E. Liebscher: „Zum individuellen Bedarf an essentiellen Stoffen am Beispiel des Magnesiums", Poster von 2002 auf der Website der privaten *Initiative Magnesiumhilfe: http://www.magnesiumhilfe.de/poster200210.php?q_lang=de)*

Dosierung und Dauer der Magnesiumanwendung

Der Körper verbraucht ständig Magnesium, das ihm täglich neu zugeführt werden muss, idealerweise mit der Nahrung. Mit der heutigen Mischkost werden täglich durchschnittlich 200 Milligramm Magnesium aufgenommen. Bei einem Gesunden ohne erhöhten Bedarf entsteht also eine Lücke von 150 bis 200 Milligramm, die er zusätzlich aus anderen Quellen schließen muss. In der Regel ist der Bedarf jedoch weitaus höher; auch für *gesunde* Erwachsene hat sich daher eine zusätzliche Supplementierung von 300 bis 400 Milligramm als sinnvoll erwiesen. Diese Magnesiumsubstitution ist keine Kurzzeitanwendung, sondern sollte täglich und ein Leben lang erfolgen.

Viele Mangelsymptome beruhen darauf, dass die körpereigenen Magnesiumspeicher zu stark entleert worden sind. Wer unter einem nachgewiesenen Magnesiummangel leidet, sollte über mehrere Monate und am besten über *unterschiedliche* Wege zusätzlich Magnesium zuführen, denn es dauert eine gewisse Zeit, bis zunächst einmal der Magnesiumspeicher im Knochengerüst aufgefüllt ist. Auch ein normaler Magnesiumspiegel in den Zellen wird nicht von heute auf morgen erreicht. Die Zellmembranen lassen nicht einfach alles in beliebiger Menge in die Zellen hinein, auch wenn Mangel herrscht. Magnesium ist ein sehr großes Molekül, weil es viel Wasser bindet. Nur ein Bruchteil des im Blut transportierten Magnesiums wird – wie bereits ausgeführt – von den Zellen aufgenommen, ein kleiner Teil wird in die Knochen eingelagert, der größte Teil jedoch über die Nieren wieder ausgeschieden. Es ist also Geduld gefragt, wenn man einen bestehenden Magnesiummangel ausgleichen möchte. Ist das Defizit in Knochen und Zellen beseitigt, kann die Magnesiumdosis auf eine „Erhaltungsdosis" reduziert werden.

Wer *kein* Magnesium einnehmen sollte

Magnesium wirkt dämpfend auf die Körperfunktionen und reguliert auf diese Weise ein „überdrehtes" System. Liegen Krankheiten vor, bei denen der Körper ohnehin schon „auf Sparflamme" läuft, kann ein Zuviel an Magnesium diesen Zustand verschlechtern. In diesem Fall sollte man mit zusätzlichen Magnesiumgaben vorsichtig sein. Natürlich benötigen auch diese Menschen Magnesium, jedoch sollte vorher immer ein Arzt zurate gezogen oder versucht werden, den Bedarf über die Ernährung zu decken.

Zu der Gruppe, die mit der Einnahme von zusätzlichem Magnesium vorsichtig sein oder vorher ihren Arzt befragen sollten, gehören Menschen mit verlangsamtem Herzschlag (Bradykardie) oder sehr niedrigem Blutdruck. Auch bei Unterbrechungen des Reizleitungssystems im Herzen und bei schwerer Niereninsuffizienz ist vorher der Arzt zurate zu ziehen. Ebenso zählt die *Myasthenia gravis* dazu, eine sehr seltene, schwere Muskelerkrankung, bei der die Signalübertragung zwischen Nerv und Muskulatur gestört ist. (Das Krankheitsbild ist gekennzeichnet durch eine belastungsunabhängige Muskelschwäche.)

Wirklich kontraindiziert ist das Magnesium bei den hier aufgezählten Krankheiten allerdings nur im Falle intravenöser Zufuhr: Injektionen oder Infusionen in die Venen würden einen sehr hohen Magnesiumspiegel nach sich ziehen und damit die Krankheitssymptome deutlich verschlimmern.

Kontraindikationen für Magnesium bei intravenöser Zufuhr

- AV-Block (Unterbrechung des Reizleitungssystems des Herzens)
- Bradykardie (verlangsamter Herzschlag)
- *Myasthenia gravis* (schwere Muskelschwäche durch Störung der Erregungsübertragung)
- Schwere Hypotonie (sehr niedriger Blutdruck)
- Schwere Niereninsuffizienz

Symptome und Maßnahmen bei Magnesium-Überdosierung

Eine Überdosierung von Magnesium kann bei Menschen mit intakter Nierenfunktion in der Regel nicht auftreten, da ein Zuviel an Magnesium einfach ausgeschieden wird. Liegt jedoch eine Niereninsuffizienz mit verringerter Nierenfunktion vor, kann es zur Überdosierung kommen. Werden beispielsweise mehrere magnesiumhaltige Arzneimittel gleichzeitig eingenommen (wie Präparate zur Neutralisierung der Magensäure, Abführmittel oder Basenmittel), kann es bei eingeschränkter Nierentätigkeit zur Erhöhung des Magnesiumspiegels im Blut kommen. Deshalb ist es wichtig, sich über die Inhaltsstoffe der eingenommenen Arzneimittel und Nahrungsergänzungen genau zu informieren.

Symptome

Eine Magnesiumüberdosierung löst anfangs nur sehr schwache Symptome aus.

- Bauchschmerzen
- Blutdruckabfall
- Durchfälle
- Erbrechen
- Müdigkeit
- Rötung der Haut
- Übelkeit

Steigt der Magnesiumspiegel im Körper über das Zweiein-
halbfache des Normalwertes hinaus an, können zusätzlich
folgende Symptome eintreten:

- Atmung flach
- Blutdruck sehr niedrig
- Erregbarkeit des Nervensystems herabgesetzt
- Herzfrequenz verlangsamt
- Lähmungserscheinungen
- Muskulatur erschlafft

Maßnahmen

Die Behandlung hängt vom Schweregrad der Überdosierung
ab. Kommt es trotz intakter Nierenfunktion zu einer Überdosierung, kann diese leicht mit harntreibenden Mitteln, viel
Flüssigkeitszufuhr und Gaben von Calcium als Gegenspieler
von Magnesium behandelt werden. Liegt eine Niereninsuffizienz vor, muss Magnesium mithilfe einer Dialyse (Blut-
wäsche) aus dem Blut gefiltert werden.

Kapitel 5

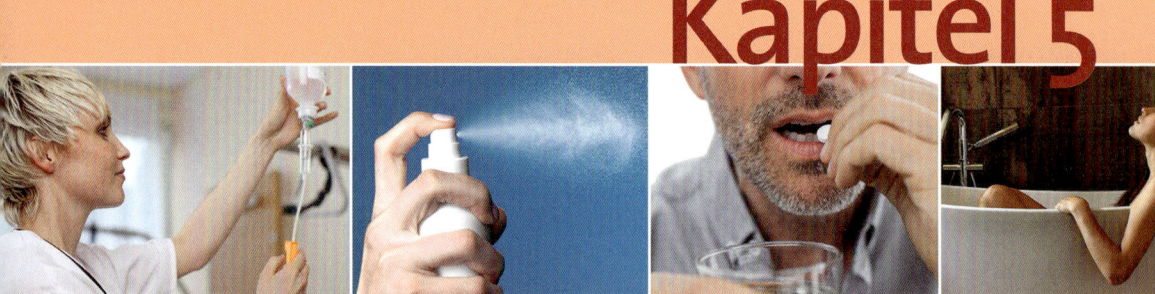

Möglichkeiten der Magnesium-aufnahme

Prinzipiell gibt es – abgesehen von der Nahrung – drei verschiedene Wege, den Körper zusätzlich mit Magnesium zu versorgen:

- *intravenöse* Injektion oder Infusion und *intramuskuläre* Injektion,
- *orale* Einnahme als Granulat, Tablette, Dragee, Pulver oder Brausetablette,
- *transdermale* Aufnahme (über die Haut) als Spray oder Badezusatz.

Magnesiumoxid, das mit 60 Prozent den höchsten Magnesiumanteil aller Verbindungen besitzt, wird zur Herstellung von Tabletten und Dragees verwendet. Nur damit kann ausreichend Magnesium in *einer* Tablette untergebracht und somit eine sinnvolle und von den Verbrauchern gut angenommene Darreichungsgröße erreicht werden.

Magnesiumcarbonat und *Magnesiumhydroxid* werden weniger zur Magnesiumsubstitution eingesetzt, sondern finden hauptsächlich Verwendung als Basenmittel bei Übersäuerung (Antacida).

Das gut wasserlösliche *Magnesiumchlorid* hat sich als gesättigte Lösung zur transdermalen Anwendung, also zur Anwendung über die Haut bewährt. Es hat wegen seiner öligen Textur die Bezeichnung „Magnesium Oil" erhalten.

Die gängigsten Magnesiumsalze und ihre Verwendung

Wie bereits erwähnt unterscheidet man anorganische von organischen Magnesiumsalzen. Am häufigsten werden Präparate mit den folgenden Magnesiumsalzen (einzeln oder in Kombination) angeboten:

Anorganische Salze:
- Magnesiumoxid
- Magnesiumhydroxid
- Magnesiumcarbonat
- Magnesiumchlorid
- Magnesiumsulfat

Organische Salze:
- Magnesiumcitrat
- Magnesiumaspartat
- Magnesiumglutamat
- Magnesiumgluconat
- Magnesiumorotat

Diese verschiedenen chemischen Verbindungen werden in der Medizin entsprechend ihren unterschiedlichen Eigenschaften auch für unterschiedliche Therapieziele eingesetzt.

In fester Form (Flocken) wird Magnesiumchlorid auch als Badezusatz verwendet. Es kann noch mit einer weiteren Besonderheit aufwarten: Es steigert nämlich die Aktivität der weißen Blutkörperchen und wirkt damit gegen krankheitserregende Keime. In Kriegszeiten wurde es deshalb zur Wundbehandlung verwendet. (Federführend bei der Erforschung dieser Zusammenhänge war der französische Chirurg Pierre Delbet (1861–1957), der seine Erkenntnisse in dem heute vergriffenen Buch *Biologie der Kriegsverwundung* veröffentlichte.) Magnesiumchlorid lässt sich auch innerlich anwenden. Dabei wurde ebenfalls ein immunstimulierender Effekt nachgewiesen.

Magnesiumsulfat, das auch unter dem Namen Epsomsalz bekannt ist, wird ebenfalls als Badezusatz eingesetzt. Allerdings scheint Magnesiumchlorid gegenüber Magnesiumsulfat deutliche Vorteile bezüglich der Resorption über die Haut zu haben.[19]

Wegen seines bitteren Geschmacks ist Magnesiumsulfat (Bittersalz) zur oralen Magnesiumsubstitution wenig geeignet. Außerdem hat es eine stark abführende Wirkung. Genau diese Eigenschaft hat es zu einem altbewährten Abführmittel gemacht. Es schmeckt zwar ziemlich bitter, aber es wirkt! Hauptanwendungsgebiet von Magnesiumsulfat ist jedoch aufgrund seiner guten Wasserlöslichkeit die Infusion oder Injektion.

Die *organischen* Magnesiumsalze stehen bei der *oralen* Magnesiumsubstitution im Vordergrund, weil sie vom Magen-Darm-Trakt leicht aufgenommen und verstoffwechselt werden können. Aufgrund ihres geringen Anteils an reinem Magnesium werden sie in Form von Granulat, Brausetabletten oder Pulver angeboten. Denn um die erforderliche Menge Magnesium zuzuführen, müssten ansonsten zwanzig und mehr Tabletten eingenommen werden; das wäre dem Verbraucher nicht zuzumuten.

Die intravenöse Magnesiumsubstitution (Injektion oder Infusion)

Mit einer Magnesiuminfusion oder -injektion über die Vene lässt sich Magnesiummangel am schnellsten und effektivsten beheben. Hierbei werden die Resorptionsprobleme und Nebenwirkungen im Magen-Darm-Trakt elegant umgangen. Die Bioverfügbarkeit beträgt 100 Prozent und so lässt sich die Wirkung von Magnesium auch unmittelbar spüren. Wie eine Welle durchflutet das Magnesium bei intravenöser Gabe den Körper mit Wärme. Es empfiehlt sich, die Patienten vorher darüber aufzuklären, dass es sich hierbei um harmlose Begleiterscheinungen handelt.

Für Infusions- oder Injektionszwecke wird am häufigsten Magnesiumsulfat verwendet, weil es sich am besten bewährt hat. Aber auch Magnesiumchlorid, Magnesiumglutamat und Magnesiumgluconat kommen vereinzelt für Injektionszwecke zur Anwendung.

Anwendungsbeispiele

Mit keiner anderen Darreichungsform lassen sich die Magnesiumspiegel so schnell und effektiv anheben wie mit der intravenösen Magnesiuminfusion. Jedoch ist dazu ein Besuch beim Arzt notwendig. Da Magnesium aber praktisch ein Leben lang substituiert werden soll, ist diese Form für die tägliche Zufuhr ungeeignet.

Schnelle Hilfe, aber nur beim Arzt: Infusion eines „Power-Cocktails" mit Magnesium

Liegt jedoch ein gravierender Magnesiummangel vor, kann damit schnell Abhilfe geschaffen werden. In meiner Praxis hat sich in diesem Fall eine Kur mit sechs bis zehn Magnesiuminfusionen in Kombination mit einem Vitamin-B-Komplex (jeden zweiten oder dritten Tag) ausgezeichnet bewährt. Die Patienten reagierten durchweg positiv und berichteten von einer unmittelbaren spürbaren Verbesserung ihrer gesamten gesundheitlichen Situation und Leistungskraft. Und so kommt es nicht von ungefähr, dass die Patienten diesen Infusionen den Namen „Power-Cocktail" gegeben haben. Ein Patient hat es einmal sehr trefflich beschrieben: Er fühle sich nach diesen Infusionen so, als ob man seine leeren Batterien neu aufgeladen hätte.

Hauptindikationen der Magnesiuminfusion sind jedoch Notfallsituationen wie Herzinfarkt, Schlaganfall, Herzrasen, Herz-Rhythmus-Störungen, Eklampsie (Krämpfe), vorzeitige Wehen in der Schwangerschaft oder Krampfanfälle, um nur die wichtigsten zu nennen. Wegen ihrer schnellen gefäßerweiternden und krampflösenden Wirkung zählt eine intravenöse Magnesiuminfusion bei den angesprochenen Indikationen zu den Sofortmaßnahmen, mit denen man weitere Schäden für den Patienten abwenden kann.

Durchführung der Magnesiuminjektion bzw. -infusion

Die intravenöse Injektion von Magnesium muss am liegenden Patienten und sehr langsam erfolgen, damit ein zu starker Blutdruckabfall und ein sogenannter *Flush* (Röte im Gesicht und Hitzegefühl) vermieden werden. Am besten wird Magnesium als Infusion – also verdünnt in 100 Milliliter Kochsalzlösung – über einen Zeitraum von etwa 30 Minuten infundiert. Dadurch lassen sich die beschriebenen Nebenwirkungen vermeiden. Es hat sich bewährt, der Infusionslösung einen Vitamin-B-Komplex beizumischen; dadurch wird die Aufnahme von Magnesium in 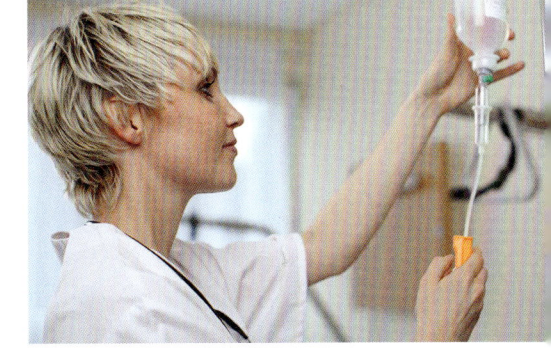 die Zelle gefördert. Nach der intravenösen Verabreichung sollten die Patienten noch ein paar Minuten ruhen, bis sich der eventuell abgesunkene Blutdruck wieder normalisiert hat. Magnesium kann auch in den Muskel injiziert werden. Diese Injektion sollte ebenfalls sehr langsam erfolgen. Dies ist sowohl für den Patienten als auch für den Arzt sehr unbequem und anstrengend, weil die Injektion im Stehen in den Gesäßmuskel erfolgt. Zudem kann sie ausgesprochen schmerzhaft sein und hat sich als nicht so effektiv erwiesen wie die intravenöse Gabe. Manche berichten davon, dass die Injektion in den Muskel umso schmerzhafter sei, je niedriger der

Magnesiumspiegel des Betroffenen sei. Die Schmerzhaftigkeit soll sich mit dem Ansteigen des Magnesiumspiegels verringern. Wissenschaftliche Belege dafür gibt es allerdings nicht.

Mögliche Wechselwirkungen

Intravenös verabreicht hat Magnesium eine unmittelbare und starke Wirkung. Deshalb ist auf mögliche Wechselwirkungen mit anderen Medikamenten zu achten, besonderes im Sinne einer Wirkungsverstärkung. Vor allem bei den folgenden Substanzen ist mit Wechselwirkungen zu rechnen und daher Vorsicht geboten. In jedem Fall sollte der behandelnde Arzt darüber informiert sein, wenn derartige Medikamente eingenommen werden.

- Herzstärkende Mittel (Digitalisglykoside)
- Immununterdrückende Mittel
  (Immunsuppressiva wie Cyclosporin A)
- Calcium
- Krebsmittel (Zytostatika wie Cisplatin)
- Muskelentspannende Mittel
  (Muskelrelaxantien vom Curaretyp)
- Psychopharmaka (Hypnotika)
- Schlafmittel (Barbiturate)

Mögliche Nebenwirkungen

Jede Wirkung kann auch eine Nebenwirkung verursachen. Dies gilt besonders bei Substanzen, die auf direktem Weg in das Blut gelangen und dem Körper unmittelbar zur Verfügung stehen, wie dies bei intravenöser Verabreichung der Fall ist. Bei einer Magnesiuminfusion in die Vene treten häufig ein bedeutungsloses Wärmegefühl und/oder ein sogenannter *Flush* auf. Ein *Flush* ist eine Hautrötung im Gesicht, die durch die gefäßerweiternde Wirkung des Magnesiums hervorgerufen wird. Wenn Magnesium zu schnell infundiert wird, kann es außerdem zu Übelkeit, Kopfschmerzen, Kribbeln, Schwitzen, Erregung, Unruhe sowie Schläfrigkeit oder Verlangsamung von Herz- und Atemtätigkeit kommen. Auch Blutdrucksenkung und Reizleitungsstörungen des Herzens können bei zu schneller Infusion ausgelöst werden. Deshalb sollte eine

Vor- und Nachteile von Magnesiuminfusion und -injektion

Vorteile:

- Unmittelbare Wirkung
- 100 Prozent bioverfügbar
- Keine Resorptionsstörungen wie bei der oralen Aufnahme
- Die verabreichte Menge entspricht der im Blut verfügbaren Menge an Magnesium.
- Schnellste und effektivste Form, Magnesiummangel zu beseitigen
- Alternative Darreichungsform bei Aufnahmestörungen im Magen-Darm-Trakt
- Für Notfallsituationen geeignet
- Bei sachgemäßer Anwendung keine Nebenwirkungen zu erwarten

Nachteile:

- Keine Selbstmedikation möglich
- Invasiver Eingriff, der immer ein gewisses Risiko birgt
- Nicht als Dauersubstitution geeignet, sondern kurmäßigen Anwendungen oder Notfallsituationen vorbehalten
- Überdosierung mit entsprechender Symptomatik ist möglich.
- Magnesiuminjektionen in den Muskel können unbequem und schmerzhaft sein.

Magnesiuminfusion grundsätzlich sehr langsam erfolgen. Diese Nebenwirkungen verschwinden zwar sofort wieder, wenn die Infusion gestoppt oder verlangsamt wird; bei sachgemäßer Durchführung lassen sie sich aber ganz vermeiden.

Die orale Magnesiumsubstitution (Einnahme)

Arzneimittel oder Nahrungsergänzung

Die orale Einnahme eines Magnesiumpräparates ist die bekannteste Form, den Körper zusätzlich zur Nahrung mit Magnesium zu versorgen. Eine schier unübersehbare Anzahl von Präparaten wird in den Apotheken, im Internet, in Supermärkten, Reformhäusern und Drogerien zum Kauf angeboten. Magnesiumpräparate können als Arzneimittel oder als Nahrungsergänzungsmittel deklariert sein. Der Unterschied besteht einzig und allein darin, dass Magnesium als Arzneimittel nur in der Apotheke erhältlich ist. Im Gegensatz zum

---

Die gebräuchlichsten Magnesiumsalze zum Einnehmen

Anorganische Verbindungen

- Magnesiumoxid
- Magnesiumcarbonat

Organische Verbindungen

- Magnesiumcitrat
- Magnesiumaspartat
- Magnesiumorotat

Nahrungsergänzungsmittel darf man bei einem Magnesium-präparat, das als Arzneimittel zugelassen ist, eine Indikation nennen, also zum Beispiel „Therapie eines Magnesiumman-gels, der sich in Form von Wadenkrämpfen und nervlich-muskulären Störungen äußern kann". Bei einer Nahrungs-ergänzung ist hingegen nur der Hinweis erlaubt, dass die Einnahme bei einseitiger und unausgewogener Ernährung oder bei erhöhtem Bedarf sinnvoll sein kann. Ansonsten gibt es hinsichtlich dieser Differenzierung keine großen Unter-schiede. Sowohl als Arzneimittel wie auch als Nahrungsergän-zung ist Magnesium in den unterschiedlichsten Darrei-chungsformen und Dosierungen erhältlich. Magnesiumpräparate werden angeboten als Tabletten, Pul-ver, Brausetabletten, Granulate, Trinkampullen, Kapseln, Lutschtabletten oder Dragees.

Magnesiumgehalt der verschiedenen Magnesiumsalze

Die Präparate unterscheiden sich nicht nur durch ihre Darreichungsform, sondern ebenfalls durch das verwendete Magnesiumsalz und die Magnesiummenge pro Dosis. Achten Sie beim Kauf eines Präparates darauf, ob die Menge als reines Magnesium oder als entsprechendes Magnesiumsalz ausgewiesen ist. Leider sind die Angaben auf den Verpackun-gen oft irreführend. Steht zum Beispiel auf der Packung „300 Milligramm Magnesiumaspartat", so könnte der Ver-braucher denken, er hätte ein hoch dosiertes Magnesium-präparat erworben, das seinen täglichen Bedarf deckt. Der tatsächliche, *reine* Magnesiumgehalt, auf den es ja letztlich ankommt, beträgt in diesem Beispiel aber gerade einmal 30 Milligramm. Denn der reine Magnesiumanteil des Mag-nesiumaspartats beträgt nur 10 Prozent.

Es reicht also nicht, nur ein gut bioverfügbares Magnesium-salz zu kaufen – auch die Dosierung muss adäquat sein. Sowohl bei Markenprodukten aus der Apotheke als auch im Supermarkt lohnt es sich, auf diesen Punkt genau zu achten. Manchmal wird der Magnesiumgehalt auch in der Einheit Mol beziehungsweise Millimol (mmol) oder in Millival (mval) angegeben, was die Berechnung des tatsächlichen Magnesi-umgehalts nicht gerade leichter macht: 1 Millimol (mmol) Magnesium entspricht 2 Millival (mval) oder 24,3 Milli-gramm.

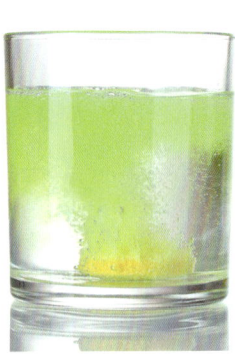 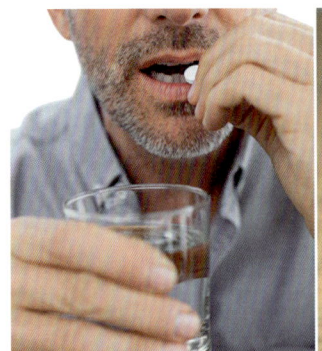 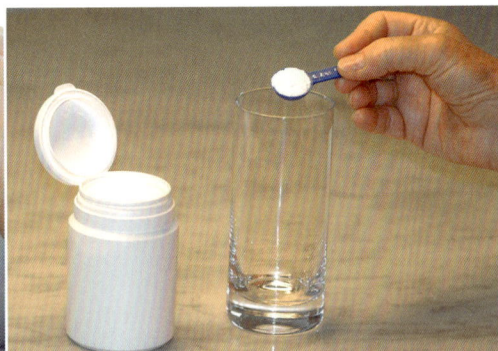

Die therapeutische Verwertbarkeit der verschiedenen Magnesiumsalze

Bei der Dosierung ist darauf zu achten, ob es sich bei der empfohlenen Tagesdosis des jeweiligen Präparates um den *reinen* Magnesiumanteil handelt oder um das Gewicht des Magnesium*salzes*. Der reine Magnesiumgehalt der unter-schiedlichen Salze kann von Salz zu Salz beträchtlich vari-ieren, wie die folgende Tabelle zeigt.

Der Magnesiumgehalt der Magnesiumsalze

Magnesiumsalz	Menge an reinem Magnesium pro 100 mg Magnesiumsalz
Magnesiumoxid	60 mg
Magnesiumcarbonat	30 mg
Magnesiumchlorid	25 mg
Magnesiumsulfat	20 mg
Magnesiumcitrat	10 mg
Magnesiumaspartat	10 mg
Magnesiumtaurat	10 mg
Magnesiumorotat	6 mg
Magnesiumgluconat	5 mg

Der Magnesiumgehalt wird auch oft in der Einheit Mol beziehungsweise Millimol (mmol) oder Millival (mval) angegeben. 1 mmol Magnesium entspricht 2 mval und diese entsprechen 24,3 mg.

Bewertung der verschiedenen Magnesiumsalze

Das einfachste und preiswerteste Magnesiumsalz ist das anorganische Magnesiumoxid, das gleichzeitig den höchsten Gewichtsanteil an Magnesium besitzt. Deshalb wird bei Tabletten oder Dragees fast ausschließlich Magnesiumoxid verwendet, weil sonst keine ausreichende Magnesiummenge in eine Tablette zu bringen ist. Wir erinnern uns: Magnesiumoxid enthält etwa 60 Prozent Magnesium, während die organischen Verbindungen gerade einmal einen Magnesiumanteil von ungefähr 10 Prozent und weniger aufweisen. Ein Nachteil des Magnesiumoxids wie auch des Magnesiumcarbonats ist jedoch, dass zur Resorption ausreichend Säure vorhanden sein muss, um Magnesium als Ion abspalten zu können, denn nur als solches kann es der Körper aufnehmen.

Voraussetzung hierfür ist deshalb das Vorhandensein von ausreichend Magensäure, was besonders bei älteren Menschen oft nicht der Fall ist. Außerdem sind diese beiden Magnesiumsalze eingeschränkt wasserlöslich und benötigen deshalb im Vergleich zu den organischen Verbindungen länger, um vom Körper aufgenommen zu werden.

Eine Frage des individuellen Abwägens: Vor- und Nachteile der verschiedenen Magnesiumsalze

Die *organischen* Magnesiumverbindungen wie Magnesiumcitrat, Magnesiumaspartat oder Magnesiumorotat besitzen, wie die Bezeichnung schon verrät, einen organischen Anteil und können deshalb gut verstoffwechselt werden. So ist zum Beispiel das Citrat (Zitronensäure) ein Stoff, der natürlicherweise im Organismus vorhanden ist. Da die organischen Magnesiumsalze gut wasserlöslich sind, werden sie vom Darm schnell aufgenommen. Magnesiumcitrat bietet darüber hinaus den Vorteil, dass es Säuren im Körper bindet und so zusätzlich zu einem ausgewogenen Säure-Basen-Haushalt beiträgt. Dem Orotat spricht man hingegen eine eigenständige, günstige pharmakologische Wirkung bei Herz-Kreislauf-Erkrankungen zu.

Die Bioverfügbarkeit von Magnesium

Generell gilt die orale Bioverfügbarkeit von Magnesium als nicht gerade gut. Mit oraler Bioverfügbarkeit ist der Anteil eines Wirkstoffs gemeint, der dem Körper nach Aufnahme über Mund und Darm *effektiv* zur Verfügung steht. Im Vergleich zur intravenösen Zufuhr, deren Bioverfügbarkeit bei 100 Prozent liegt, sind es bei oraler Aufnahme durchschnittlich gerade einmal 30 Prozent. Dies hängt damit zusammen, das die Resorption von Magnesium im Magen-Darm-Trakt von vielen Faktoren beeinträchtigt wird.

Unabhängig davon, um welches Salz es sich handelt, wird nur ein Bruchteil der verabreichten Menge resorbiert. Die Dosis kann aber nicht einfach erhöht werden, weil höhere Dosen wegen der starken Wasserbindung des Magnesiums Durchfälle auslösen. Die Resorptionsrate kann auch individuell sehr unterschiedlich sein. Sie ist abhängig von der körperlichen Konstitution, dem Mineralstoffhaushalt und dem allgemeinen Gesundheitszustand. Liegt beispielsweise eine *Unterversorgung* mit Magnesium vor, können bis zu 50 Prozent der zugeführten Magnesiummenge resorbiert werden – bei Magnesium*überschuss* hingegen kann der Wert auf 10 Prozent sinken. Bei ausgeglichenem Mineralstoffspiegel geht man von einer durchschnittlichen Resorptionsrate von 30 Prozent aus. Die Resorption des Magnesiums ist auch von der im Darm vorliegenden Konzentration abhängig. Je mehr Magnesium im Darm vorliegt, je höher also die Konzentration ist, desto weniger wird prozentual aufgenommen und umgekehrt.

Eine Vielzahl weiterer Faktoren kann die Resorption ebenfalls beeinflussen. (Mehr dazu in Kapitel 2, „Die Regulation des Magnesiumhaushalts")

Die Bioverfügbarkeit der verschiedenen Magnesiumsalze

Darüber hinaus gibt es beträchtliche Unterschiede in der Bioverfügbarkeit der verschiedenen Magnesiumsalze. Denn letztendlich kommt es ja darauf an, wie viel Magnesium in den Zellen ankommt, also dort, wo der Körper es tatsächlich benötigt. Therapeutisch verwertbar ist nur diejenige Menge an Magnesium, die tatsächlich vom Körper aufgenommen wird und nach der Einnahme im Körper verbleibt, also nicht über den Urin wieder ausgeschieden wird.

Verfechter *organischer* Magnesiumsalze argumentieren, dass diese den Körper schneller und reichhaltiger versorgen könnten, als dies bei anorganischen Magnesiumverbindungen der

Fall sei. Wenn Magnesium über die Lebensmittel *organisch* aufgenommen werde, identifiziere und verwerte der Körper die Salze schneller als körpereigene Bausteine. Diese Aussage wird auch in Studien belegt, wonach organische Magnesiumsalze nicht nur unabhängig von der Säurekonzentration im Magen löslich sind, sondern auch schneller und besser im Dünndarm resorbiert werden.[20] Zum gleichen Ergebnis kommt eine Studie, bei der die Bioverfügbarkeit von Magnesiumcitrat und Magnesiumoxid verglichen wurde. Magnesiumcitrat zeigte dabei die beste Bioverfügbarkeit und führte sowohl bei kurzzeitiger als auch bei langfristiger Therapie mit einer Dosierung von 300 Milligramm pro Tag zu einem signifikanten Anstieg der Magnesiumkonzentration im Serum.[21, 22]

Andere legen hingegen dar, dass es zwischen Magnesiumcitrat und Magnesiumoxid keine großen Unterschiede hinsichtlich der resorbierten Magnesiummenge gebe. Es wird das Argument angeführt, dass der Körper als dynamisches System den Nährstoff auch aus fast wasserunlöslichen Verbindungen wie dem Magnesiumoxid resorbieren könne. Die Resorptionszeit von Magnesiumoxid sei mit 2 bis 3 Tagen zwar deutlich länger als bei Magnesiumcitrat (5 Stunden); nach Beendigung der Aufnahmezeit stehe dem Körper jedoch derselbe Anteil an Magnesium zur Verfügung.[23]

Für alle oral eingenommenen Magnesiumpräparate gilt: Spürbare Besserung erst nach Monaten

Bei Würdigung aller Untersuchungen scheinen aber letztendlich bei der oralen Einnahme die organischen Magnesiumverbindungen hinsichtlich der Bioverfügbarkeit den anorganischen überlegen zu sein. Dabei darf jedoch nicht vergessen werden, dass für alle oral eingenommenen Magnesiumpräparate gleichermaßen gilt, dass unabhängig von der Darreichungsform *keine Sofortwirkung* zu erzielen ist. Liegt ein Magnesiummangel vor, können erst nach längerer kontinuierlicher Einnahme über *Monate* spürbare Resultate erzielt werden. Für welches Präparat man sich letztendlich entscheidet, bleibt den individuellen Vorlieben und der Verträglichkeit überlassen.

Vorsicht, Zusatzstoffe!

Bei der Zusammensetzung der einzelnen Präparate gibt es ebenfalls große Unterschiede. Ein Blick auf die Zutatenliste ist sehr aufschlussreich und gibt Auskunft über die verwendeten Hilfsstoffe. Besonders Granulat oder Brausetabletten können nämlich künstliche Süßstoffe wie Aspartam enthalten. Da die Magnesiumsubstitution aber auf Dauer angelegt ist, ist dieser Aspekt nicht unerheblich. Bevor Sie sich also für ein Produkt entscheiden, lesen Sie die Informationen auf der Packung genau, insbesondere die Zutatenliste, oder fragen Sie Ihren Apotheker, ob das gewählte Präparat künstliche Süßstoffe enthält. Im Zweifelsfall sollten Sie immer ein Produkt wählen, das frei davon ist.

Kombinationspräparate

Einige Präparate beinhalten zwei unterschiedliche Magnesiumsalze. Durch die unterschiedlichen Resorptionszeiten soll die Aufnahme von Magnesium insgesamt verbessert und die Durchfallneigung soll reduziert werden. Magnesiumsalz-*gemische* verschaffen also eine schnellere und auch länger andauernde Wirkung.

Neben reinen Magnesiumpräparaten werden oft Kombinationen mit Kalium, Calcium, Vitamin B_6, Vitamin B_{12}, Folsäure, Eisen oder Zink angeboten. Besonders die Kombination mit Vitamin B_6 erscheint sinnvoll, weil Vitamin B_6 die Aufnahme von Magnesium unterstützt. Eine Kombination mit Calcium sollte nur dann gewählt werden, wenn ein niedriger Calciumspiegel im Blut nachgewiesen wurde und generell wenig

Calcium mit der Nahrung aufgenommen wird. Dies ist der Fall, wenn zum Beispiel keine Milchprodukte verzehrt werden. Sonst konkurriert Calcium mit Magnesium bei der Resorption im Darm, wobei Magnesium immer den Kürzeren zieht. Eisen sollte nicht gleichzeitig mit Magnesium eingenommen werden, weil diese beiden Minerale sich bei der Aufnahme gegenseitig behindern. Zu empfehlen ist die Einhaltung eines zeitlichen Abstands von wenigstens 2 Stunden zwischen den beiden. Nicht sinnvoll ist es, wenn Eisen und Magnesium zusammen in *einer* Kapsel angeboten werden.

Ein Wort zu den Schüßler-Salzen

Um es gleich vorweg zu sagen: Mit Schüßler-Salzen wird dem Körper nicht die notwendige Menge an Mineralstoffen zugeführt. Vielmehr handelt es sich dabei um *homöopathische* Mittel, die regulierend in das Krankheitsgeschehen eingreifen sollen. Magnesiummangel kann deshalb *nicht* mit dem Schüßler-Salz „Magnesium phosphoricum" ausgeglichen werden. Vielmehr sollen Schüßler-Salze dahingehend wirken, dass eine gestörte Verteilung der Ionen behoben wird, und dem Körper im Krankheitsfall helfen, die im Körper vorhandenen Mineralstoffe wieder dorthin gelangen zu lassen, wo er sie benötigt. Schüßler bezeichnete Beschwerden und Erkrankungen als „Molekülverteilungsstörungen"; das bedeutet: Die richtige Substanz ist nicht zur richtigen Zeit am richtigen Ort. Liegt jedoch ein ausgesprochener *Mangel* an Magnesium vor, kann dieser ausschließlich mit der Zufuhr des Mineralstoffs Magnesium beseitigt werden.

Mögliche Nebenwirkungen

Die Nebenwirkungen bei oraler Einnahme von Magnesium sind dosisabhängig. Die häufigste Nebenwirkung sind Durchfälle oder weiche Stühle. Auch leichte Übelkeit und Blähungen können bei besonders empfindlichen Menschen vorkommen. In diesen Fällen sollte man die Einzeldosis reduzieren, bis zu einer Menge, die vom Körper toleriert wird. Als Alternative kann auf andere Darreichungsformen wie die äußerliche Anwendung mit *Magnesium Oil* ausgewichen werden. In sehr seltenen Fällen wurden auch Müdigkeitserscheinungen beobachtet. Das Magnesium sollte man dann vorübergehend absetzen und nach Abklingen der Symptome mit reduzierter Dosis weiter substituieren.

Mögliche Wechselwirkungen

Bei gleichzeitiger Einnahme von Magnesium und Calcium können sich beide Mineralstoffe bei der Aufnahme im Darm gegenseitig beeinträchtigen, besonders dann, wenn der Magnesiumspiegel im Vergleich zum Calciumspiegel zu niedrig ist. Sie sind auf der sicheren Seite, wenn Sie zwischen der Einnahme von Magnesium und Calcium einen zeitlichen Abstand von 2 bis 3 Stunden einhalten. Das Gleiche gilt für Eisen- und Fluoridpräparate.

Die Wirkung der nachfolgend genannten Arzneimittel kann bei gleichzeitiger Einnahme von Magnesium beeinflusst werden (– deshalb sollte auch hier ein zeitlicher Abstand von 2 bis 3 Stunden zwischen der Einnahme von Magnesium und diesen Medikamenten eingehalten werden):

- Antibiotika (z. B. Aminoglykosid, Tetracycline)
- Herzstärkende Mittel (Digitalisglykoside)
- Immununterdrückende Arzneimittel (z. B. Cyclosporin A)
- Calcium, Eisen, Fluorid

- Krebsmittel (Zytostatika wie Cisplatin)
- Muskelentspannende Mittel (z. B. Pancuroniumbromid)
- Psychopharmaka (Hypnotika)
- Schlafmittel (Barbiturate)

Die Dosierung oraler Darreichungsformen

Der individuelle Magnesiumbedarf ist so unterschiedlich, dass hier keine allgemeingültige Zahl genannt werden kann. Abgesehen davon, dass jeder unterschiedlich viel Magnesium benötigt, nimmt es auch jeder anders auf – der eine besser, der andere schlechter.

So kann die individuelle *Tagesdosis* von Magnesium zwischen 300 und 1900 Milligramm pro Tag schwanken. Für den normalen Büromenschen, der nicht ausgiebig Sport betreibt, sich aber für gesund hält, reicht in der Regel eine zusätzliche tägliche Einnahme von 300 Milligramm Magnesium, um ausreichend versorgt zu sein. Liegen jedoch hohe psychische Belastungen oder bestimmte Krankheiten wie Diabetes vor, kann der Bedarf weitaus höher liegen.

So finden Sie Ihre passende persönliche Magnesiumdosis

Beginnen Sie mit einer niedrigen Dosis, zum Beispiel dreimal täglich 50 Milligramm, und steigern Sie diese langsam. Wenn Sie weichen Stuhl, Durchfall oder andere Befindlichkeitsstörungen feststellen, reduzieren Sie die Dosis so weit, bis sich der Stuhl normalisiert und Sie sich wohlfühlen. Die auf diese Weise ermittelte Menge sollte in der Regel dazu ausreichen, einen guten Magnesiumstatus aufzubauen.

Wer einen bestehenden Magnesiummangel ausgleichen muss, wird zwischen 400 und 700 Milligramm Magnesium pro Tag zuführen müssen. Höchstmengen werden von *den* Menschen benötigt, die durch körperliche Anstrengung mit dem Schweiß viel Magnesium verlieren. Im Wesentlichen handelt es sich hier um Leistungssportler und Menschen, die schwerste körperliche Arbeit verrichten. Die individuell optimale Dosis muss jeder für sich selbst herauszufinden.

Aufgrund der besonderen Problematik bei der oralen Einnahme von Magnesium spielt die *Einzeldosis* eine wichtige Rolle. Idealerweise wird die Einzeldosis so gewählt, dass sie keine abführende Wirkung auslöst. Während der eine problemlos 300 Milligramm als Einzeldosis verträgt, können bei einem anderen bereits 100 Milligramm Durchfall oder leichte Übelkeit auslösen. Jeder muss also für sich selbst seine optimale Einzeldosis finden. Grundsätzlich sollte die Tagesdosis aber in zwei bis drei Einzeldosen aufgeteilt werden, um eine optimale Resorption zu gewährleisten. Besonders empfehlenswert ist es, mit Magnesium angereichertes Wasser zu trinken. Hierzu wird die Tagesdosis in Form von Magnesiumpulver in 1 bis 2 Liter Wasser aufgelöst und über den Tag verteilt getrunken. Auf diese Weise wird die Magnesiumdosis optimal auf den Tag verteilt. Es kommt nicht zu erhöhten Konzentrationen, die zu einer schlechten Resorptionsrate oder zu Durchfall führen können. Diese Vorgehensweise ist besonders denjenigen zu empfehlen, die ihr Wasser mithilfe eines Umkehrosmose-Gerätes von allen Stoffen befreit haben – leider auch von allen Mineralstoffen und Spurenelementen. Die Magnesiumexpertin Mildred Seelig empfiehlt, in diesem Fall noch die gleiche Menge Calcium beizumengen, sodass eine Calcium-Magnesium-Lösung mit einem Verhältnis 1 zu 1 entsteht.

Die Dauer der Einnahme

Magnesium muss dem Körper *täglich* in ausreichender Menge zugeführt werden. Natürlich überlebt man auch ohne zusätzliche Magnesiumgaben. Wer jedoch auf optimale Leistungsfähigkeit und Gesundheit bis ins hohe Alter bedacht ist, kommt an einer zusätzlichen Magnesiumversorgung nicht vorbei.

Besteht ein nachgewiesener Magnesiummangel, sollte Magnesium über viele Monate täglich in einer hohen, gerade noch tolerierten Dosis eingenommen werden. Dabei ist es gar nicht so einfach und man braucht Geduld dazu, die Magnesiumspiegel wieder auf Normalmaß anzuheben. Denn je mehr Magnesium im Darm ankommt, desto weniger wird (prozentual gesehen) resorbiert. Deshalb lohnt es sich, in diesem Fall eine kombinierte Therapie mit anderen Darreichungsformen wie Infusion oder transdermale Anwendung in Erwägung zu ziehen. Ist der Mangel einmal beseitigt, kann die Dosis auf eine Erhaltungsdosis reduziert werden. Das heißt, es genügt dann, dem Körper so viel Magnesium zuzuführen, dass die tägliche Ausscheidung mit dem Urin ausgeglichen wird.

Der optimale Zeitpunkt der Einnahme

Grundsätzlich kann der Zeitpunkt der Magnesiumeinnahme beliebig gewählt werden. Es empfiehlt sich aber, die folgenden Erfahrungen und Hinweise zu beachten: Wer unter nächtlichen Wadenkrämpfen oder Schlafstörungen leidet, sollte Magnesium abends vor dem Schlafengehen einnehmen, da der Magnesiumspiegel im Blut nachts immer leicht abfällt und daher Krämpfe eher ausgelöst werden. Sportler sollten Magnesium möglichst *nach* dem Sport einnehmen, da Magnesium die Muskulatur entspannt und dies besonders vor Wettkampfsituationen nicht wünschenswert ist. Außerdem kann Magnesium abführend wirken (was beim Sporttreiben ebenfalls unangenehm sein dürfte …). Bei Glaukom-Patienten (erhöhter Druck im Auge) sollte die Magnesiumeinnahme besser tagsüber erfolgen.

Nehmen Sie Magnesium nicht auf nüchternen Magen ein, sondern zu oder nach einer Mahlzeit. Unerwünschte Nebenwirkungen treten dann seltener auf. Ist die Speise allerdings sehr fettreich, wird dadurch die Aufnahme von Magnesium behindert. In diesem Fall lohnt sich die zeitliche Verschiebung um 1 bis 2 Stunden *nach* dem Essen.

Vor- und Nachteile der oralen Einnahme von Magnesium

Vorteile:
- Unkomplizierte, einfache Handhabung
- Allgemein gut verträglich
- Überdosierung ist praktisch nicht möglich.
- Aufgrund der abführenden Wirkung die ideale Darreichungsform für Menschen, die zu Verstopfung neigen.

Nachteile:
- Schlechte Resorption im Magen-Darm-Trakt (nur circa 30 Prozent)
- Beeinflussung der Resorption durch bestimmte Nahrungsmittel
- Dosiserhöhung kann wegen der abführenden Wirkung limitiert sein.

Die transdermale Magnesiumanwendung

Eine interessante, völlig neue Darreichungsform sorgt seit einiger Zeit für Aufsehen. Die Rede ist vom sogenannten *Magnesium Oil*. Es dient sowohl der *punktuellen* Anwendung als auch der *generellen* Magnesiumsubstitution, wird aber nicht eingenommen, sondern direkt auf die Haut gesprüht, dort resorbiert und zu den Zellen transportiert. Mit dieser äußerlichen, der sogenannten transdermalen Magnesiumanwendung wird ein neues Kapitel der Magnesiumsubstitution aufgeschlagen. Der große Vorteil: Der Magen-Darm-Trakt wird umgangen und das Öl kann direkt am Ort des Geschehens aufgetragen und damit eine Akutwirkung erzielt werden. Alle Resorptionsprobleme im Darm sowie dosisabhängige Nebenwirkungen sind bei der transdermalen Anwendung hinfällig.

Für alle empfehlenswert: Zusätzlich zur Nahrung Magnesium aufnehmen – möglichst täglich und lebenslang!

Noch vor wenigen Jahren als Geheimtipp unter Spitzensportlern gehandelt, erfreut sich die transdermale Anwendung von *Magnesium Oil* auch für die tägliche Magnesiumsubstitution immer größerer Beliebtheit. Besonders für Menschen, die mit Magen-Darm-Problemen zu kämpfen haben, die ungern etwas einnehmen oder die einen Magnesiummangel *schnell* ausgleichen wollen, hat sich diese Anwendungsform bewährt. *Magnesium Oil* wird auch als Akutmittel bei Muskelkrämpfen sehr geschätzt.

Da diese transdermale Anwendung noch relativ unbekannt ist, soll sie hier etwas ausführlicher besprochen werden.

Was ist *Magnesium Oil*?

Das *Magnesium Oil* hat seinen Namen aufgrund seiner öligen Textur erhalten. Obwohl es sich ölig anfühlt, ist es *kein Öl im eigentlichen Sinne*, sondern eine gesättigte Salzlösung aus Magnesiumchlorid und Wasser. Diese „ölige" Eigenschaft wird einerseits durch die hohe Konzentration, andererseits durch die extreme Wasserbindung von Magnesiumchlorid hervorgerufen. Jedes Magnesiumchlorid-Molekül bindet sechs Moleküle Wasser. Durch diese hygroskopische Eigenschaft bleibt Magnesiumchlorid praktisch immer feucht; das erleichtert die Aufnahme über die Haut.

Die Gewinnung von Magnesiumchlorid

Magnesiumchlorid kommt auf unserer Erde häufig vor, vor allem in den Meeren. Man gewinnt es durch Verdampfen von Meerwasser. Nach der Abscheidung von Natriumchlorid (Kochsalz) bleibt die Mutterlauge übrig, die vor allem Magnesiumchlorid und Magnesiumsulfat enthält, daneben aber auch praktisch alle anderen Mineralien und Spurenelemente. Eine gewisse Berühmtheit hat in diesem Zusammenhang das Wasser aus dem Toten Meer erlangt, weil es besonders reich an Magnesium und Bor ist. Doch wegen der zunehmenden Verschmutzung der Meere mit hoch giftigen Substanzen kann die „Mutterlauge" mit all den Mineralien und Spurenelementen in ihrer natürlichen Begleitung nicht mehr ungereinigt verwendet werden. Meerwasser muss raffiniert werden und wird dabei in seine einzelnen Bestandteile getrennt. Dadurch entsteht eine künstliche chemische Verbindung, die nur aus Magnesium und Chlorid besteht und so in der Natur nicht vorkommt.

Neben dem Meerwasser als „Quelle" von Magnesiumchlorid gibt es auch *unterirdische* Vorkommen, die aus eingetrockneten Urmeeren entstanden sind.

Die Zechstein-Mine

Eines dieser unterirdischen Vorkommen ist das ehemalige Zechstein-Meer. Es erstreckte sich von Nordengland zu den Niederlanden und über Deutschland bis nach Polen und Russland.

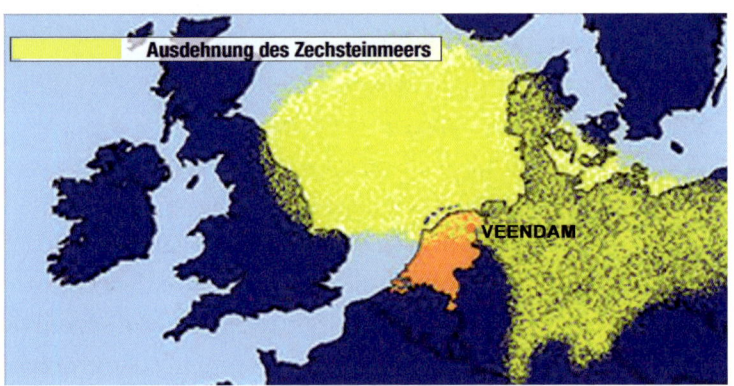

Es ist vor etwa 250 Millionen Jahren ausgetrocknet und die darin enthaltenen Mineralien haben sich – getrennt in unterschiedliche Schichten – abgelagert. Wegen tektonischer Erdverschiebungen befindet sich die Magnesiumchlorid-Schicht heute etwa 1600 bis 2000 Meter tief im Bauch der Erde, geschützt vor jeglichen Umweltverschmutzungen.

Neue Technologien haben es im Jahre 1982 erstmals möglich gemacht, diesen Rohstoff in den Niederlanden als gesättigte Magnesiumchlorid-Lösung zu fördern. Hierzu wird Wasser in die Magnesiumchlorid-Schicht gepumpt. Das Magnesiumchlorid löst sich zu einer 31-prozentig gesättigten Lösung (heute als *Magnesium Oil* bezeichnet), die an die Oberfläche befördert wird. Wegen seiner außergewöhnlichen Reinheit steht *Zechstein Magnesium Oil* ohne weitere Verarbeitung als gebrauchsfertige Lösung für Anwendungen im Gesundheits- und Wellnessbereich zur Verfügung.

Es handelt sich also um ein reines, naturbelassenes Produkt, denn es wird weder etwas extrahiert noch etwas hinzugefügt. Dieser natürliche Mix aus Magnesiumchlorid und Spurenelementen in seiner Begleitung verleiht dem *Zechstein Magnesium Oil* seine besonders gute Resorptionsfähigkeit und Verträglichkeit. Dieses Qualitätsmerkmal der Zechstein-Mine hebt sie von chemisch gereinigtem Magnesiumchlorid, das zum Beispiel aus Meerwasser gewonnen wird, positiv ab.

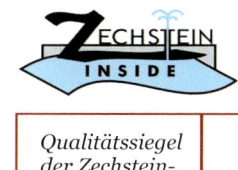

Qualitätssiegel der Zechstein-Mine

Die Aufnahme über die Haut

Damit Magnesium im Körper wirken kann, muss es erst einmal durch die Haut aufgenommen werden. Es gibt unterschiedliche Hypothesen und Erklärungsansätze, wie und auf welchem Weg dies geschieht. Um das zu verstehen, schauen wir uns zunächst die Struktur der Haut etwas näher an.

Der Aufbau der Haut

Die Haut ist das Grenzorgan des menschlichen Organismus zur Umwelt und besitzt sowohl Kontakt- als auch Schutzfunktionen. Als Barriere steuert sie die Wasserabgabe, verhindert die Austrocknung und das Eindringen von Substanzen.

Die Haut erfüllt zusätzlich eine Reihe von Aufgaben im Bereich des Stoffwechsels und der Immunologie und stellt somit ein sehr komplexes Organ dar. Sie ist das größte Organ des Menschen und besitzt eine Oberfläche von 1,5 bis 2 Quadratmeter. Die Haut besteht aus drei Schichten, der Oberhaut (*Epidermis*), der Lederhaut (*Dermis* oder *Corium*) und der Unterhaut (*Subcutis*). Die Dicke der Oberhaut kann von Region zu Region beträchtlich schwanken. (0,04 bis 1,5 mm). Am Augenlid ist sie am dünnsten, in der Innenhand und an

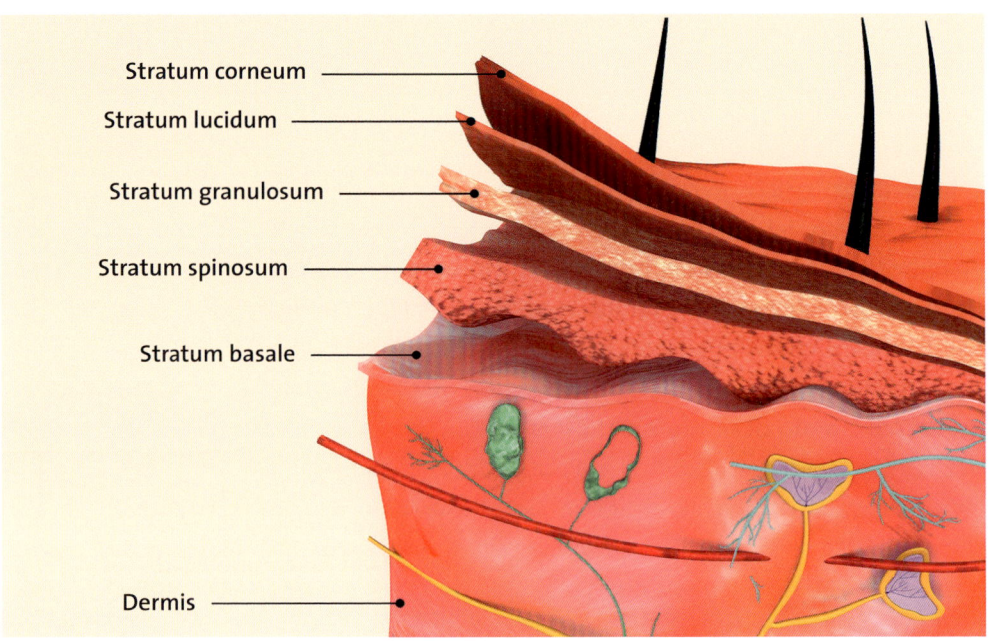

Stratum corneum

Stratum lucidum

Stratum granulosum

Stratum spinosum

Stratum basale

Dermis

der Fußsohle kann sie bis zu 1,5 mm, in Schwielen sogar 3 Millimeter und mehr messen.

Die *Oberhaut* setzt sich aus fünf Lagen zusammen:
- Hornschicht (*Stratum corneum*)
- Glanzschicht (*Stratum lucidum*)
  (ist nur an der Hand- und Fußinnenseiten vorhanden)
- Körnerzellenschicht (*Stratum granulosum*)
- Stachelzellschicht (*Stratum spinosum*)
- Basalschicht (*Stratum basale*)

Die Aufgabe der Oberhaut ist es, den Körper vor Giften und Krankheitserregern schützen. Außerdem sorgt sie dafür, dass kein Wasser eindringen kann. Diese äußerste, sichtbare Hautschicht besteht zum größten Teil aus Hornzellen. Sie werden ständig neu gebildet, gleichzeitig werden alte Zellen abgestoßen. So erneuert sich die Oberhaut etwa einmal im Monat.

In der obersten Hautschicht befinden sich auch die Melanin-zellen. Sie bilden den braunen Farbstoff Melanin, der die Haut vor UV-Strahlen und damit vor Sonnenbrand schützen kann. Die *Hornschicht* besteht aus abgestorbenen, proteinreichen Hautzellen, die in einer spezifischen Ziegelstruktur angeord-net sind und mit dazwischenliegenden Fettmolekülen eine wasserabweisende Schutzschicht bilden.

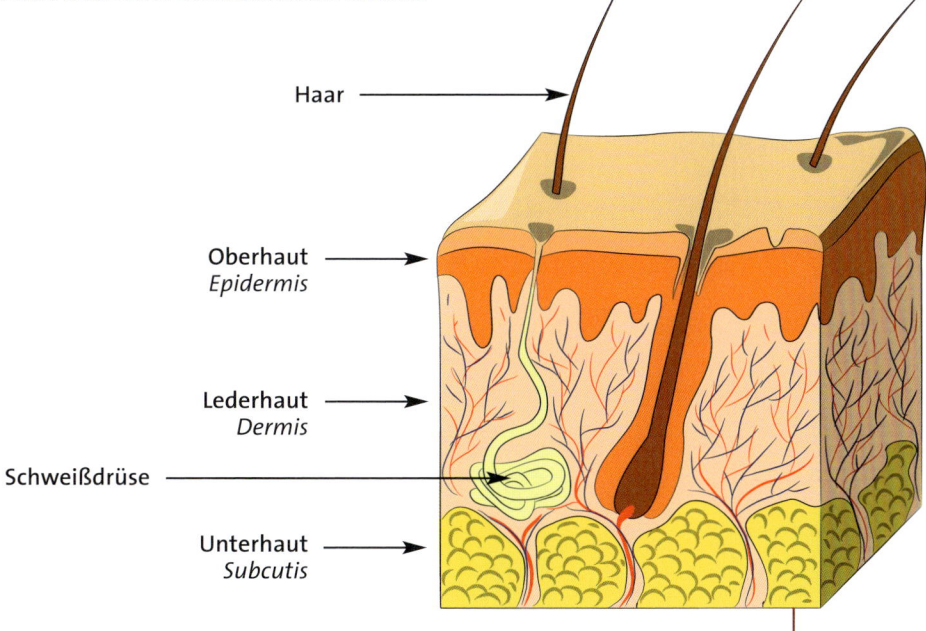

Haar

Oberhaut
Epidermis

Lederhaut
Dermis

Schweißdrüse

Unterhaut
Subcutis

> Hornhaut, Lederhaut, Unterhaut – jede Hautschicht hat ihre spezifische Aufgabe.

Die *Lederhaut* ist eine elastische Hautschicht, die einen hohen Anteil locker verwobenes Bindegewebe enthält. Sie ist in ihrem Aufbau ebenfalls in verschiedene Ebenen unterteilt:

- Zapfenschicht (*Stratum papillare*)
- Netzschicht (*Stratum reticulare*)

Die Lederhaut besteht aus spezifischen Eiweißen. Ihre Fasern sind netzartig verzweigt und verfilzt. Diese Struktur macht sie reißfest und gleichzeitig elastisch. Neben Adern und Lymphbahnen, Haarwurzeln, Talg- und Schweißdrüsen liegen auch zahlreiche bewegliche Zellen in dieser Hautschicht. Sobald die Haut verletzt ist, werden sie aktiv. Sie bekämpfen Krankheitserreger oder auch Fremdkörper wie etwa Staubpartikel, die eindringen konnten. Außerdem sitzen hier die sogenannten Tastrezeptoren. Das sind spezialisierte Fühler, mit deren Hilfe die Haut wie eine große Messstation arbeiten kann: Sie messen ständig Berührung, Druck, Vibration und Dehnung und leiten diese Informationen an das Gehirn weiter.

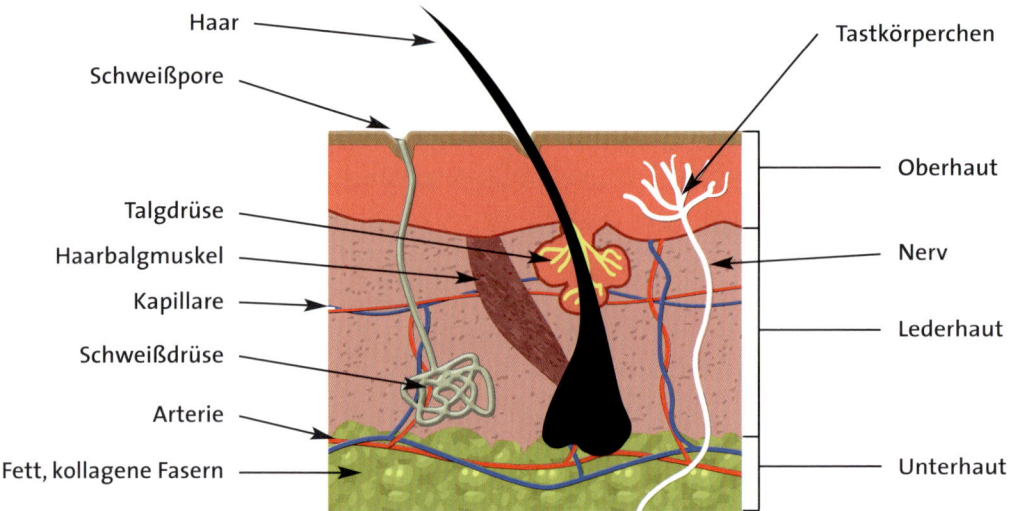

Haar

Schweißpore

Talgdrüse

Haarbalgmuskel

Kapillare

Schweißdrüse

Arterie

Fett, kollagene Fasern

Tastkörperchen

Oberhaut

Nerv

Lederhaut

Unterhaut

Die *Unterhaut* ist die tiefste Schicht der menschlichen Haut. Sie besteht aus lockerem Bindegewebe, in das Fettpolster wie kleine Kissen eingelagert sind. Fettzellen schützen vor Kälte, dämpfen Stöße ab und halten Reserveenergie bereit.

Die Durchlässigkeit der Haut

Zwar stellt die menschliche Haut eine Schutzbarriere für den Körper dar, die ihn vor dem Eindringen von Krankheitserregern und Fremdsubstanzen schützen soll; dennoch können bestimmte Stoffe diese Barriere durchdringen. Vor allem kleine, fettlösliche Moleküle wie Benzol, Anilin oder Nikotin sind in der Lage, die Haut zu passieren. Die Resorption von Elektrolyten (wie Salze, Säuren und Basen) ist von unterschiedlichen Faktoren abhängig, etwa:

- vom Lösungsgrad, das heißt, von der Aufspaltung in Ionen
- vom lokalen pH-Wert der Haut
- von der Substanzmenge
- von der Molekülgröße
- von der Fettlöslichkeit
- von der zur Verfügung stehenden Resorptionsfläche.

Verletzungen der Haut wie Ekzeme, aber auch Einwirkungen lokal ätzender Stoffe wie Laugen oder Säuren, begünstigen die Passage von Stoffen. Seifen in Verbindungen mit Fremdstoffen können ebenfalls resorptionsfördernd wirken. Lösungsmittel wie Aceton oder Methanol wirken entfettend an der Haut und erleichtern das Durchdringen chemischer Stoffe. Dagegen wirken Öle und Fette auf der Haut resorptionsmindernd. In hautgängigen Lösungsmitteln gelöste Stoffe können zusammen mit dem Lösungsmedium in die Haut eindringen. Das Lösungsmittel übernimmt dabei eine Vehikelfunktion. Auch durch die Erhöhung des Wassergehaltes der Haut kann die Stoffaufnahme begünstigt werden. Dies findet zum Beispiel therapeutische Anwendung beim Einsatz wirkstoffhaltiger Pflaster und Okklusivverbände oder bei Teil- und Vollbädern. Um Substanzen besser durch die Haut zu

Einflussfaktoren der transdermalen Resorption

- Anwesenheit von Tensiden (Stoffe, die die Oberflächenspannung des Wassers herabsetzen, wie Seifen) oder Lösungsmitteln
- Äußerliche Faktoren (Vehikel, Umgebungstemperatur, Luftfeuchtigkeit)
- Blutversorgung
- Haut- und/oder Allgemeinerkrankungen
- Hautbeschaffenheit (Dicke, Hydratation)
- Resorptionsfläche und Resorptionsort
- Stoffeigenschaften (Fettlöslichkeit, Molekülgröße, Viskosität)
- Stoffmenge

befördern, werden auch physikalische Methoden wie Ultraschall oder Iontophorese (gezieltes Einschleusen von Ionen mittels galvanischen Stroms) genutzt. Haben Fremdstoffe die Haut einmal überwunden, so werden sie in der Lederhaut über die Blutgefäße dem Blutkreislauf zugeführt und im Körper verteilt.

Die transdermale Anwendung wird in der Medizin schon lange praktiziert. Beispiele dafür sind Hormonpflaster und -cremes, Nikotinpflaster oder Pflaster zur Schmerztherapie. Die Wirkstoffaufnahme kann *aktiv* unter Energieaufwand oder *passiv* in Richtung eines osmotischen Gefälles verlaufen. Der *passive* „Transport" ist abhängig von der Höhe des osmotischen Drucks, vom elektrischen Potenzial an der Zellmembran und der Menge beziehungsweise der Konzentration der auf die Haut aufgetragenen Substanz. Bestimmte Stoffe, die auf die Hautoberfläche aufgetragen werden, können also durch sie hindurchdringen und nicht nur lokal wirken, sondern in den Blut- und Lymphkreislauf gelangen und eine systemische Wirkung entfalten.

Die transdermalen Transportwege

Für die Aufnahme von Substanzen über die Haut sind bisher drei Transportwege bekannt:

- die Volumendiffusion, der Weg durch die Zwischenräume der Zellen (interzelluläre Diffusion)
- die transzelluläre Diffusion, der Weg durch die Zellen hindurch
- die Shunt-Diffusion, d. h. der Weg über die Hautanhangsgebilde, also via Schweißdrüsen und Haarfollikel.[24]

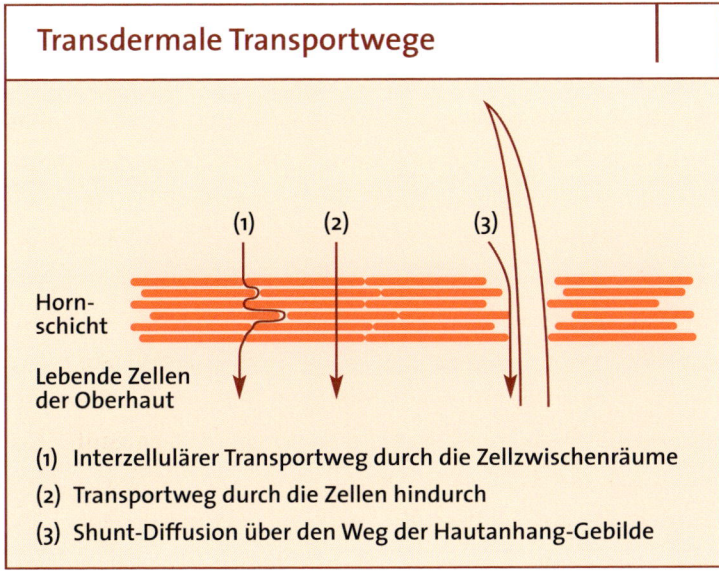

Transdermale Transportwege

Horn-schicht

Lebende Zellen der Oberhaut

(1) (2) (3)

(1) Interzellulärer Transportweg durch die Zellzwischenräume
(2) Transportweg durch die Zellen hindurch
(3) Shunt-Diffusion über den Weg der Hautanhang-Gebilde

Da sich die Hornschicht nur oberflächlich erstreckt, wird davon ausgegangen, dass, sobald eine Substanz diese Barriere

Zur Vertiefung:
Detaillierte
Erläuterungen für
Mediziner und
interessierte Laien

genommen hat, es anschließend keine wesentliche Behinderung beim Transport durch die Haut mehr gibt.

Hydrophile, also Feuchtigkeit anziehende Moleküle diffundieren dieser Theorie zufolge *abwechselnd* über die transzelluläre Route durch die Hornzellen hindurch, aber auch durch die extrazellulären Lipidschichten. Bei Stoffen mit fettlöslichen Eigenschaften erfolgt die Diffusion über die fettreiche interzelluläre Route.

Dem dritten Transportweg über die Haarfollikel und Schweißdrüsen hat man bisher eine eher untergeordnete Rolle zugeschrieben, weil ihr Anteil an der Gesamtoberfläche der Haut mit etwa 0,1 Prozent als zu gering angesehen wurde, obwohl bis zu 500 Schweißdrüsen und Haarfollikel pro Quadratzentimeter über die ganze Hautoberfläche verteilt sind. Rechnet man jedoch die Oberfläche der mehr oder weniger gewundenen Hauteinstülpungen der Schweißdrüsen mit, lässt sich eine um ein Vielfaches größere Resorptionsoberfläche errechnen. Das lässt sich vergleichen mit den Zotten im Darm, durch die eine Oberfläche vergleichbar der Größe eines Fußballfeldes entsteht. Gegenüber der interzellulären und transzellulären Diffusion bietet die Route über die Hautanhang-Gebilde den Vorteil, dass der beschwerliche Weg durch die Hornschicht umgangen wird, weil die Substanzen direkt in die Poren eindringen.

Neuere Untersuchungen lassen den Schluss zu, dass die Resorption über die Hautanhang-Gebilde eine größere Rolle spielt, als bisher angenommen. Zusätzlich werden in den Gängen der Schweißdrüsen spezielle Zellen vermutet, die aktiv, also unter Energieaufwand, für den Körper wichtige Stoffe aus dem Schweiß rückresorbieren können – ähnlich, wie das in der Niere geschieht.

Die transdermale Resorption von Magnesiummolekülen

Was die transdermale Resorption von Magnesium betrifft, so streiten die Wissenschaftler noch darüber, ob und *wie* es die Hautbarriere überwindet. Während die eine Gruppe eine relevante transdermale Aufnahme von Magnesium für nicht möglich hält, ist die andere davon fest überzeugt. Aufgrund der guten Anwendungserfolge spricht einiges dafür, dass Magnesium tatsächlich über die Haut aufgenommen werden kann. In diesem Zusammenhang werden zwei Aufnahmewege diskutiert:

1. die transzelluläre Route durch die Hornzellen
2. der Weg über die Schweißdrüsen mit aktiver Resorption durch bestimmte Zellen

Magnesium ist ein ausgesprochen hydrophiler, Feuchtigkeit anziehender Stoff und deshalb ist der *transzelluläre Weg* durch die Hornzellen durchaus denkbar. Bei beiden praktizierten Anwendungsformen – Teil- oder Vollbad und konzentrierte Magnesiumchlorid-Lösung – liegt Magnesium in Ionenform vor. Sowohl die Auflockerung der Hornhaut und die Durchblutungsförderung durch das warme Bad als auch der Massageeffekt durch das Einreiben der flüssigen Magnesiumchlorid-Lösung unterstützen die Penetration durch diese Schicht.

Die entscheidende Magnesiumresorption erfolgt jedoch höchst wahrscheinlich über die *Route der Schweißdrüsen*. Um den Körper vor hohen Magnesiumverlusten bei Schweißabsonderung zu schützen, werden speziell dafür ausgestattete Zellen vermutet, die Magnesium aktiv in den Schweißdrüsen (rück-)resorbieren. Diese Zellen sollen nicht nur Magnesium aus dem Schweiß filtern und wieder aufnehmen können, sondern auch in der Lage sein, *von außen* zugeführtes Magnesium zu resorbieren.

155

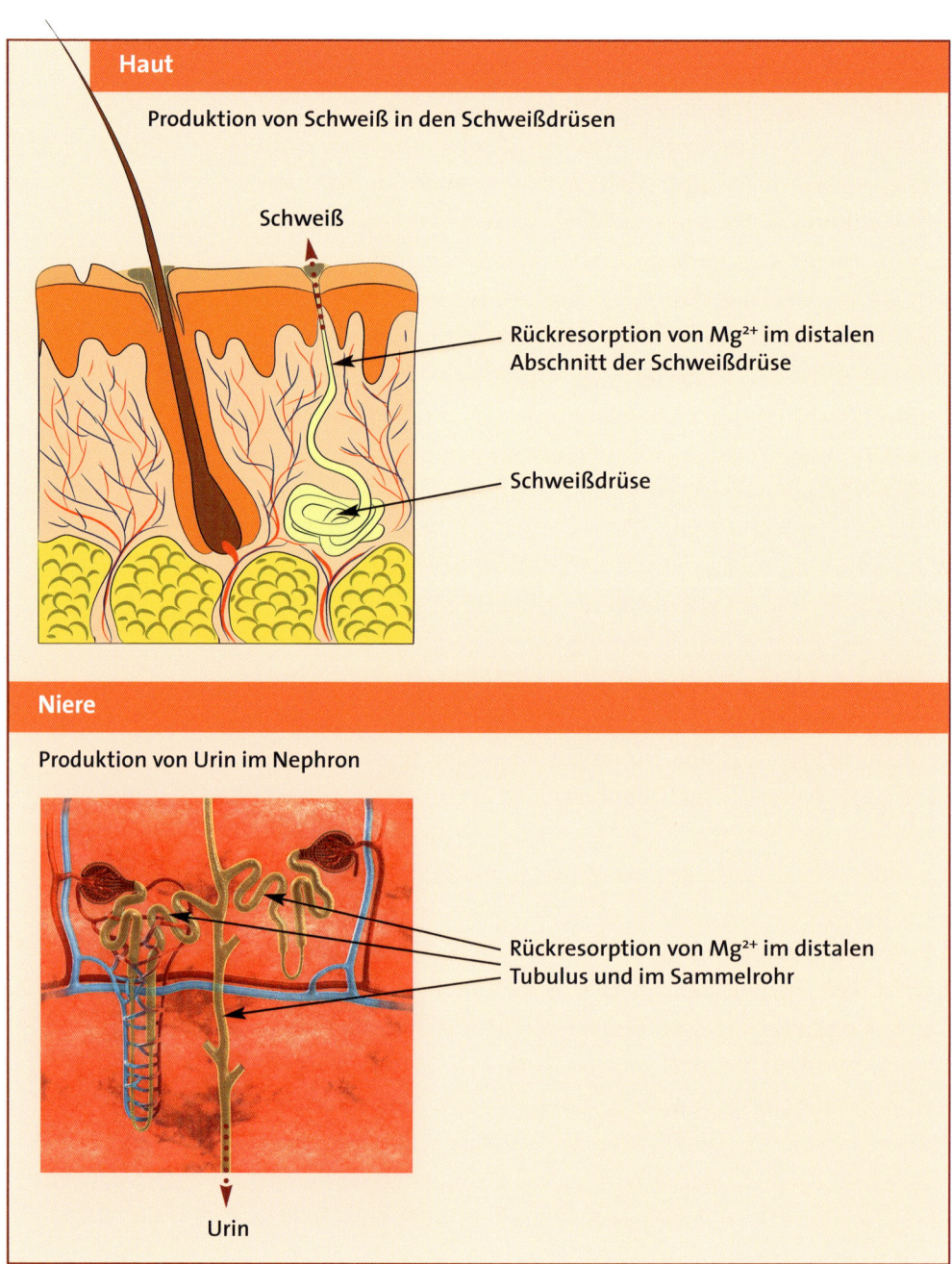

Haut

Produktion von Schweiß in den Schweißdrüsen

Schweiß

Rückresorption von Mg^{2+} im distalen Abschnitt der Schweißdrüse

Schweißdrüse

Niere

Produktion von Urin im Nephron

Rückresorption von Mg^{2+} im distalen Tubulus und im Sammelrohr

Urin

Auch wenn der Mechanismus noch nicht vollständig geklärt ist, gibt es doch immer mehr wissenschaftliche Belege für diese Annahme. Man stellt sich das ähnlich vor wie in der Niere, wo speziell ausgebildete Zellen Magnesium aktiv aus dem gefilterten Urin wieder aufnehmen und in den Kreislauf zurückbringen. Bestimmte Proteine auf der Zellmembran werden für den transzellulären Transport verantwortlich gemacht. Dabei soll es sich um eine spezielle Proteingruppe handeln, die eine erhöhte Affinität für Magnesiumionen aufweist, diese bindet und nach Erreichen eines stabilen Gleichgewichts weitergibt.

Generell gilt, dass das Ausmaß der Resorption abhängig ist vom Feuchtigkeitszustand der Haut, von der Größe des behandelten Hautareals, von der Magnesiumkonzentration auf der Haut sowie der Durchblutung und der Einwirkungsdauer.

Wirkungsnachweise für transdermal angewendetes Magnesium

Die ersten Wirkungsnachweise wurden von dem amerikanischen Arzt Norman Shealy erbracht. Er untersuchte 6 Jahre lang unterschiedliche transdermale Darreichungsformen von Magnesium und konnte anhand der Bestimmung der intrazellulären Magnesiumspiegel nachweisen, dass mit transdermaler Anwendung Magnesiummangel innerhalb sehr kurzer Zeit, nämlich in 4 bis 6 Wochen, beseitigt werden kann. Vergleichbare Ergebnisse konnten mit intravenöser Magnesiumtherapie in 2 Wochen, mit oraler Magnesiumsubstitution hingegen erst nach 4 bis 12 Monaten erzielt werden. Außerdem verbesserte sich das Verhältnis von Calcium zu Magnesium positiv in Richtung Magnesium.

Gleichzeitig stellte Shealy fest, dass sich unter der transdermalen Magnesiumgabe die DHEA-Spiegel der Probanden durchschnittlich um 60 Prozent erhöhten. Dieser Effekt wurde weder bei der oralen noch bei der intravenösen Applikation beobachtet.[25, 26]

In einer weiteren Studie wurden vor und nach zwölfwöchiger transdermaler Anwendung mit einer 31 Prozent gesättigten Magnesiumchlorid-Lösung sowohl die Blutspiegel als auch der zelluläre Magnesiumgehalt mithilfe einer Haaranalyse bestimmt. Dabei wurde bei 89 Prozent der Probanden nach 12 Wochen Behandlungszeit ein Anstieg des zellulären Magnesiumgehalts um durchschnittlich 59,5 Prozent festgestellt. Mit oraler Magnesiumeinnahme konnten vergleichbare Ergebnisse erst nach 9 bis 24 Monaten erzielt werden. Darüber hinaus zeigten alle Patienten während des Versuchszeitraums eine durchschnittliche Verbesserung des Calcium-Magnesium-Verhältnisses um 25,2 Prozent. Als Nebeneffekt wurden bei 78 Prozent der Probanden deutliche Hinweise auf eine Entgiftung von Schwermetallen beobachtet.[27]

An der Universität von Birmingham wurde untersucht, ob Magnesium aus einem Vollbad aufgenommen werden kann. Über einen Zeitraum von sieben Tagen badeten 19 Probanden 12 Minuten lang in einer einprozentigen Magnesiumsulfat-Lösung. Untersucht wurde der Magnesiumgehalt sowohl im Blut als auch im Urin. Dabei zeigte sich, dass während der siebentägigen Anwendungszeit bei 16 von 19 Probanden die Magnesiumspiegel sowohl im Blut als auch im Urin kontinuierlich anstiegen. Bei denjenigen Probanden, die keine Erhöhung der Blutspiegel verzeichneten, konnte ein hoher Magnesiumanstieg im Urin festgestellt werden. Die Resultate dieser Untersuchung zeigen, dass Magnesium aus einem Bad über die Haut aufgenommen werden kann und je nach Magnesiumstatus des Betreffenden über die Nieren ausgeschieden wird.[28]

Magnesiumaufnahme über die Haut beseitigt Magnesiummangel in deutlich kürzerer Zeit als die orale Einnahme.

Darreichungsformen zur transdermalen Anwendung

Grundsätzlich stehen für die transdermale Magnesiumanwendung zwei unterschiedliche Darreichungsformen zur Verfügung: die Einreibung mit der konzentrierten Magnesiumchlorid-Lösung, dem *Magnesium Oil*, und die Magnesiumchlorid-Flocken, die durch einen Trocknungsprozess aus konzentrierter Magnesiumchlorid-Lösung hergestellt und für Voll- oder Teilbäder verwendet werden. Daneben werden noch weitere Darreichungsformen wie etwa ein Massage-Gel angeboten, die auf Basis der konzentrierten Magnesiumchlorid-Lösung entwickelt wurden.

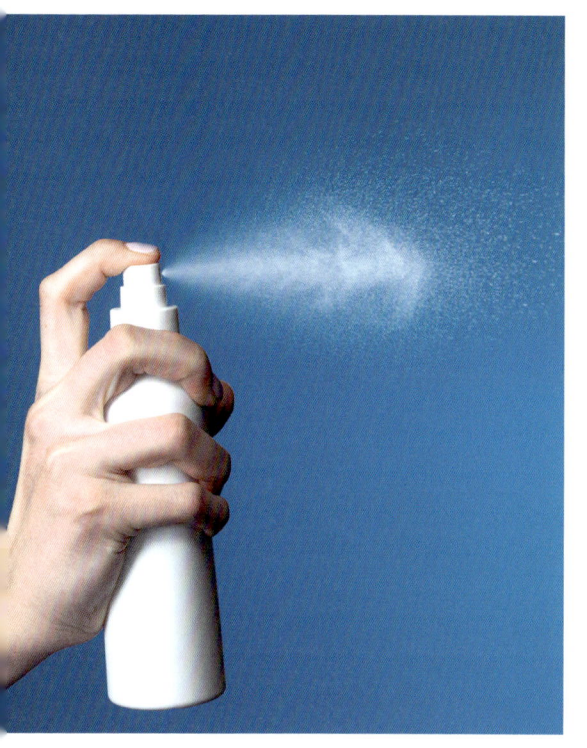

Magnesium Oil

Magnesium Oil ist zum direkten Auftragen auf die Haut vorgesehen. Meist wird es zur einfacheren Handhabung in Sprayflaschen angeboten. Es handelt sich dabei um eine gesättigte 31-prozentige Magnesiumchlorid-Lösung. Sie besteht zu 31 Prozent aus Magnesiumchlorid und zu 69 Prozent aus Wasser. Konservierungsstoffe sind nicht notwendig, da in einer gesättigten Magnesiumchlorid-Lösung keine Keime wachsen können. 1 Milliliter *Magnesium Oil* enthält 103 Milligramm reines Magnesium.

Eine Sonderform von *Magnesium Oil* ist das Magnesium-Gel. Magnesium-Gel besteht aus der konzentrierten Magnesiumchlorid-Lösung und einem natürlichen Gelbildner (Stärke). Die Magnesiumchlorid-Konzentration beträgt hier 30 Prozent. Magnesium-Gel wird zur Entspannungs- oder Sportmassage verwendet. Durch seine einzigartige Zusammensetzung hat es reinigende und pflegende Wirkung auf die Haut. Gleichzeitig wird durch den Massageeffekt die Aufnahme von Magnesium über die Haut verstärkt.

Es versteht sich von selbst, dass sowohl die konzentrierte Magnesiumchlorid-Lösung als auch Magnesium-Gel nicht auf offene Wunden oder verletzte Haut aufgetragen werden sollten. Die Augen- und die Mundpartie müssen ausgespart werden. Bei großflächiger Anwendung kann es zu einem leichten Wärmegefühl kommen. Das ist normal und auf die gefäßerweiternde Wirkung von Magnesium zurückzuführen.

Der Magnesiumgehalt von Magnesium Oil

Die gesättigte 31-prozentige Magnesiumchlorid-Lösung hat eine Dichte von 1,3 kg pro Liter und ist damit schwerer als Wasser.

1 kg gesättigte Magnesiumchlorid-Lösung entspricht 0,77 Liter und enthält 310 g Magnesiumchlorid.

1 Liter enthält 1,3 × 310 g = 403 g Magnesiumchlorid.

Die Molmasse von Magnesiumchlorid beträgt 95,2.

Die Molmasse von Magnesium beträgt 24,3.

1 ml gesättigte Magnesiumchlorid-Lösung enthält somit:

Magnesium Flakes

Wenn man *Magnesium Oil* über 165 Grad Celsius erhitzt, erhält man die feste Form des Magnesiumchlorids, das Magnesiumchlorid-Hexahydrat ($MgCl_2 \cdot 6H_2O$), auch Bischofit

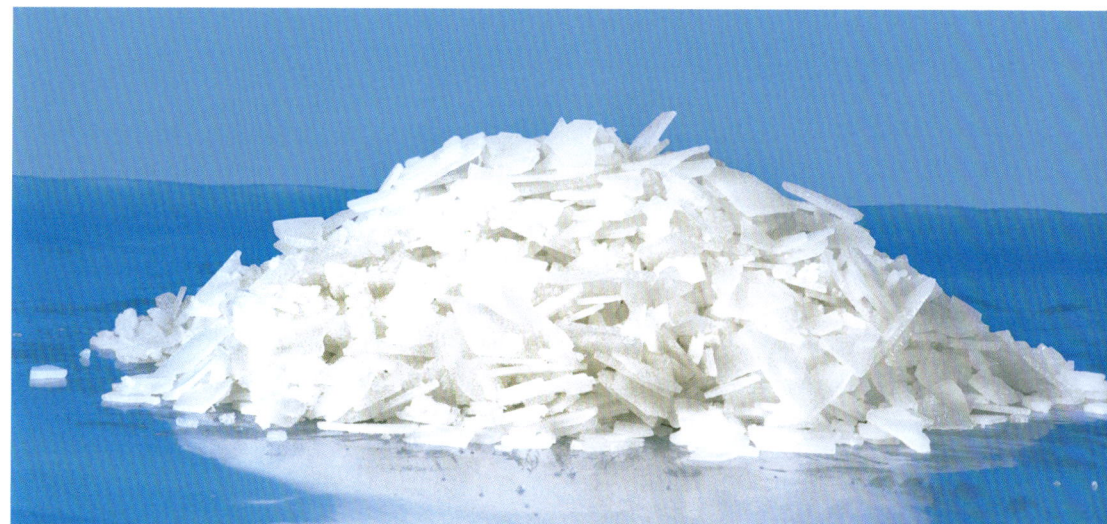

genannt. In einem Spezialverfahren werden aus der konzentrierten Magnesiumchlorid-Lösung Flocken hergestellt, sogenannte *Flakes*. Diese Flakes eignen sich hervorragend für ein Magnesium-Vollbad oder Fußbad. Die *Magnesium Flakes* enthalten mit 120 Milligramm reinem Magnesium pro Gramm den höchsten Magnesiumanteil.

Der Magnesiumgehalt von *Magnesium Flakes*

Magnesium Flakes beinhalten einen Magnesiumchlorid-Anteil von 47 %, der Rest ist Wasser. Der hohe Wasseranteil der festen Form erklärt sich aus der stark hygroskopischen Eigenschaft von Magnesiumchlorid. Magnesiumchlorid bindet also die Feuchtigkeit der Umgebung in seine Gitterstruktur ein. *Magnesium Flakes* besitzen von allen Darreichungsformen die höchste Magnesiumkonzentration.

1 kg Magnesiumchlorid-Flakes enthält 470 g Magnesiumchlorid.
Die Molmasse von Magnesiumchlorid beträgt 95,2.
Die Molmasse von Magnesium beträgt 24,3.
1 kg *Magnesium Flakes* liefert somit:
470 : 95,2 x 24,3 = 120 g reines Magnesium. Oder:
1 g *Magnesium Flakes* enthält 120 mg reines Magnesium

Dosierung von Magnesium bei transdermaler Anwendung

Magnesium Oil Spray

1 Milliliter der gesättigten Magnesiumchlorid-Lösung enthält 103 Milligramm reines Magnesium. Die Anzahl der Sprayhübe ist abhängig davon, wie viele Sprayhübe für 1 Milliliter *Magnesium Oil* erforderlich sind. Je nach Hubleistung der

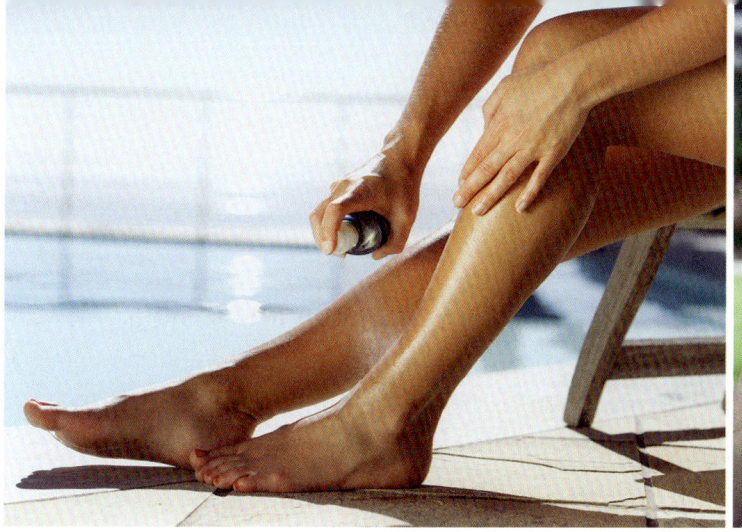
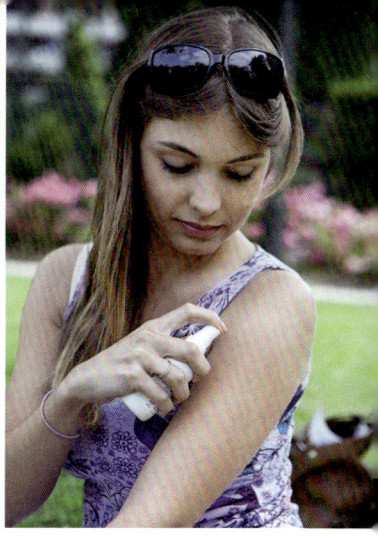

Sprayflasche werden zwischen fünf und zehn Sprayhüben für 1 Milliliter benötigt.

Entsprechen beispielsweise fünf Sprayhübe einem Milliliter konzentriertem *Magnesium Oils*, so entsprechen zehn Sprayhübe einer Zufuhr von 206 Milligramm reinem Magnesium. Dadurch, dass der Magen-Darm-Trakt bei der transdermalen Anwendung umgangen wird, geht weniger Magnesium verloren. Um den täglichen Verlust bei guter Magnesiumversorgung auszugleichen, reichen in der Regel 2 Milliliter *Magnesium Oil*; sie entsprechen 206 Milligramm reinem Magnesium. Bei Magnesiummangel kann die Dosierung beliebig gesteigert werden, da überschüssiges Magnesium ja über die Nieren ausgeschieden wird.

Magnesium-Vollbad

Für ein Magnesium-Vollbad haben sich Magnesium Flakes bewährt, obwohl natürlich grundsätzlich auch *Magnesium Oil* dafür verwendet werden kann. Die Magnesiumaufnahme aus dem Vollbad wird beeinflusst durch die Magnesiumkonzentration, die vom Wasser bedeckte Körperoberfläche, die Wassertemperatur und die Badedauer. Dabei steigt die Magnesiumaufnahme überproportional mit der Konzentration. Um eine möglichst hohe Konzentration zu erreichen, sollte man nur so wenig Wasser in die Badewanne einlassen, dass der Körper gerade bedeckt ist. Die Temperatur des Wassers sollte

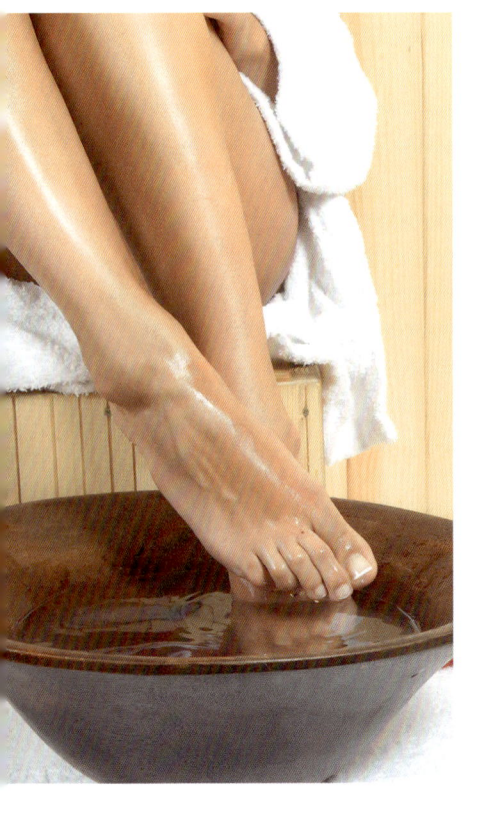

> ### Herstellung einer einprozentigen Lösung für ein Vollbad
>
> 50 Liter Wasser mit 1000 g Magnesiumchlorid-Flakes ergeben eine einprozentige Lösung.
> 37,5 Liter Wasser mit 750 g Magnesiumchlorid-Flakes ergeben eine einprozentige Lösung.

ungefähr 37 Grad Celsius betragen, die Badezeit 15 Minuten nicht unterschreiten. Für ein Vollbad in einer normal großen Badewanne, gefüllt mit 40 bis 50 Liter Wasser, werden für eine einprozentige Magnesiumchlorid-Lösung etwa 750 Gramm bis 1 Kilogramm Magnesium Flakes benötigt. Achten Sie darauf, dass Sie nicht zu viel Wasser in die Wanne laufen lassen, um die Magnesiumkonzentration nicht zu verwässern. Denn unterhalb von 1 Prozent sinkt die Aufnahme von Magnesium beträchtlich.

Magnesium-Fußbad

Das Fußbad ist eine praktische und günstige Alternative zum Vollbad. Da die bedeckte Körperfläche bei einem Fußbad wesentlich geringer ist und deshalb weniger Resorptionsfläche zur Verfügung steht als bei einem Vollbad, sollte die Magnesiumkonzentration eines Fußbades höher, nämlich zwischen 2 und 5 Prozent, gewählt werden. Die Füße sollten in jedem Fall bis über die Knöchel von Wasser bedeckt sein. Die Temperatur sollte wenigstens 37 Grad Celsius betragen. Da die Aufnahme über die Haut mit der Wassertemperatur steigt, sollten Sie die Temperatur so wählen, dass sie gerade noch erträglich ist.

Dadurch öffnen sich die Poren, die Blutzirkulation wird erhöht und damit die Magnesiumaufnahme verbessert.

Die Einwirkungszeit sollte nicht unter 15 Minuten betragen. Studien belegen, dass ein Magnesiummangel mit einem täglichen Fußbad effektiv und innerhalb weniger Wochen behoben werden kann.[26]

Herstellung empfehlenswerter Konzentrationen für ein Fußbad

5 Liter Wasser mit 300 g Magnesiumchlorid Flakes ergeben eine dreiprozentige Lösung.

5 Liter Wasser mit 400 g Magnesiumchlorid Flakes ergeben eine vierprozentige Lösung.

5 Liter Wasser mit 500 g Magnesiumchlorid Flakes ergeben eine fünfprozentige Lösung.

Mögliche Nebenwirkungen

Nebenwirkungen in Form von Magen-Darm-Störungen, wie sie von der oralen Therapie bekannt sind, treten bei den transdermalen Darreichungsformen nicht auf.

Die Nebenwirkungen bei transdermaler Magnesiumapplikation sind meist lokaler Art. Wer sensible Haut hat, kann bei der Verwendung der konzentrierten Magnesiumchlorid-Lösung ein leichtes Kribbeln oder Brennen auf der Haut verspüren. Manchen Menschen ist die konzentrierte Lösung auch unangenehm auf der Haut. In diesen Fällen wird empfohlen, *Magnesium Oil* zu verdünnen und nach 10 bis 15 Minuten wieder abzuwaschen. Eine Alternative hierzu sind Magnesium-Vollbäder oder Fußbäder. Hier ist die Konzentration wesentlich niedriger und für die Haut wohltuend und angenehm.

Bei hoher Dosierung kann es zu einem leichten Wärmegefühl kommen. Dieses ist harmlos und auf die gefäßerweiternde Wirkung von Magnesium zurückzuführen.

Anwendungsbeispiele transdermaler Magnesiumsubstitution

Im Folgenden werden die vielseitigen Anwendungsmöglichkeiten von *Magnesium Oil* und *Magnesium Flakes* dargelegt. Es wird erklärt, wie *Magnesium Oil* zur täglichen Magnesiumsubstitution angewendet wird. Sie erfahren, wie *Magnesium Oil* als Akutmittel bei nächtlichen Wadenkrämpfen oder im Sport verwendet wird und wann und für wen ein Magnesiumbad sinnvoll ist. Auch weitere Anregungen wie Mundspülungen oder Umschläge mit *Magnesium Oil*, werden hier erklärt.

Die tägliche Magnesiumsubstitution

Das Auftragen von *Magnesium Oil* auf die Haut eignet sich sehr gut für die tägliche Magnesiumsubstitution. Die gewünschte tägliche Dosis wird direkt auf die Haut gesprüht und leicht einmassiert. Normalerweise sprüht man je nach Bedarf fünf bis zehn Hübe morgens und abends auf die Haut und reibt es sanft ein. Erfahrungsgemäß eignen sich für den täglichen Gebrauch Arme und Schulterpartie dafür am besten. Es kann jedoch auf jede beliebige Stelle aufgetragen werden, wie zum Beispiel auf Oberschenkel, Unterschenkel, unter den Achseln oder am Bauch. Versuchen Sie es am besten an unterschiedlichen Stellen, um herauszufinden, wo es Ihnen am angenehmsten ist. Das Auftragen nach einer warmen Dusche verbessert die Aufnahme durch die Haut, weil die Poren dadurch geöffnet sind.

Was Sie vermeiden sollten

- Verwenden Sie an den Stellen, an denen Sie *Magnesium Oil* auf die Haut auftragen, keine Bodylotion. Dadurch würde die Resorption von Magnesium behindert.
- Vermeiden Sie den Kontakt mit den Augen.
- Sprühen Sie kein *Magnesium Oil* unter frisch rasierte Achseln, auf Gesicht oder Beine. Es richtet zwar keinen Schaden an, aber es würde brennen.
- Bei Kindern sollte kein konzentriertes *Magnesium Oil* verwendet werden. Hier eigenen sich Fußbäder oder Vollbäder besser.

Wer *Magnesium Oil* zum ersten Mal anwendet, sollte zu Beginn niedrig dosieren und die Dosis langsam steigern, um die Haut daran zu gewöhnen. Anfangs kann es zu einem leichten Kribbel- oder Wärmegefühl an den eingeriebenen Stellen kommen. Das ist normal und ein Zeichen dafür, dass Magnesium in das Hautgewebe eindringt. Bei empfindlicher Haut kann die konzentrierte Magnesium-Lösung als unangenehm empfunden werden. In diesen Fällen ist es ratsam, das konzentrierte *Magnesium Oil* eins zu eins mit Wasser zu verdünnen. Dabei reduziert sich allerdings der Magnesiumgehalt der Lösung auf die Hälfte. Deshalb müssen doppelt so viele Sprayhübe aufgetragen werden, um die gleiche Menge an Magnesium zu erhalten.

Magnesium Oil kann auf der Haut verbleiben. Es kann nach dem Eintrocknen weißliche Spuren hinterlassen, die sich jedoch leicht abwischen lassen. Wer es nicht auf der Haut belassen möchte, kann es nach 10 bis 15 Minuten einfach mit Wasser abwaschen. Eine Einwirkungszeit von mindestens

Magnesiumaufnahme über die Haut: vorbeugend und bei akuten Beschwerden – vielfältige einfache Anwendungsformen – geringe Nebenwirkungen

10 Minuten sollte man aber nicht unterschreiten, um die volle Aufnahme von Magnesium zu gewährleisten.

Am besten hat sich bewährt, *Magnesium Oil* gleich zu Beginn der Morgentoilette aufzutragen. Ist man dann nach allen anderen Verrichtungen schließlich auch mit dem Zähneputzen fertig, kann man das *Magnesium Oil* bereits wieder abwaschen. Eine zweite Anwendung erfolgt abends vor dem Zubettgehen. Idealerweise verbleibt das *Magnesium Oil* dann auf der Haut. Bedingung ist dies allerdings nicht.

Magnesium Oil als Deodorant

Magnesium Oil kann auch unter die Achseln gesprüht werden. Hier gibt es sehr viele Schweißdrüsen und Magnesium wird dort besonders gut aufgenommen. Gleichzeitig wirkt *Magnesium Oil* als Deodorant. Die konzentrierte Magnesiumchlorid-Lösung verhindert das Bakterienwachstum, das für den unangenehmen Geruch verantwortlich ist. So können Sie sozusagen zwei Fliegen mit einer Klappe schlagen!

Mundspülungen mit *Magnesium Oil*

Mundspülungen mit Magnesium sind ein hervorragendes Mittel zur Mund- und Zahnhygiene und sie verhindern die Bildung von Zahnstein und Karies. Die meisten bekannten Zahnleiden sind auf Übersäuerung zurückzuführen. Durch Magnesium wird eine neutrale Mundflora aufgebaut, die sowohl bestehende Erkrankungen des Zahnfleischs und der Zähne heilt als auch vor neuem Befall schützt. Es beseitigt Mundgeruch und schlechten Atem zuverlässig. Gleichzeitig wird Magnesium durch die Mundschleimhaut aufgenommen und der Zahnschmelz wird natürlich regeneriert.

Mundspülungen mit Magnesiumchlorid haben sich auch bei Halsschmerzen und Entzündungen im Rachenraum bewährt.

Denn neben den vielen bereits aufgeführten Effekten kann Magnesiumchlorid noch mit einer besonderen Eigenschaft aufwarten: Äußerlich angewendet erhöht es die Aktivität der weißen Blutkörperchen, genauer gesagt, die der Leukozyten, und stärkt so die natürliche Abwehr und die Bekämpfung von krankmachenden Keimen.[29]

Zwar könnte das konzentrierte *Magnesium Oil* auch direkt in den Mund gesprüht werden, doch wird dies nicht empfohlen. Die konzentrierte Magnesiumchlorid-Lösung schmeckt etwas bitter und salzig und kann bei schlechtem Zustand der Mundschleimhaut und des Zahnfleischs zu Irritationen führen. Für Mundspülungen stellt man sich am besten eine *Verdünnung* mit *Magnesium Oil* her. Bewährt hat sich hier eine drei- bis fünfprozentige Lösung. Letztendlich ist es aber Ihre persönliche Entscheidung, welche Konzentration Sie für diese

Herstellung einer Magnesiumchlorid-Lösung zur Mundspülung

Messen Sie 100 ml warmes Wasser in einem Messbecher ab und geben Sie die entsprechende Menge Magnesiumchlorid für die gewünschte Konzentration dazu.

100 ml Wasser mit 2,5 ml (1 TL) *Magnesium Oil* ergeben eine einprozentige Lösung.

100 ml Wasser mit 7,5 ml (2,5 TL) *Magnesium Oil* ergeben eine dreiprozentige Lösung.

100 ml Wasser mit 12 ml (4 TL) *Magnesium Oil* ergeben eine fünfprozentige Lösung.

Ein Teelöffel (TL) *Magnesium Oil* entspricht ungefähr 3 ml. Wenn man also 100 ml mit drei Teelöffeln *Magnesium Oil* vermischt, erhält man eine dreiprozentige Magnesiumchlorid-Lösung.

Anwendungsform wählen. Denkbare Konzentrationen für Mundspülungen liegen zwischen 3 und 15 Prozent.

Die Anwendung bei akuten Krämpfen

Viele von uns kennen das: Ein Krampf in der Wade oder am Fuß reißt uns aus dem Schlaf. Als Sofortmaßnahme bringt die Dehnung des verkrampften Muskels erste Linderung, doch häufig verkrampft sich der Muskel aufs Neue. Hier hat sich das Aufsprühen von *Magnesium Oil* bestens bewährt, weil es sofort wirkt. Es wird einfach direkt auf die schmerzhafte Stelle gesprüht und leicht einmassiert. Der Krampf löst sich dadurch in wenigen Sekunden und lässt Sie anschließend ungestört schlafen.

Magnesium Oil im Sport

Viele Sportler, besonders die Leistungssportler, wollen auf die Anwendung von *Magnesium Oil* nicht mehr verzichten. Das Einreiben gleich nach dem Training oder Wettkampf – direkt auf die beanspruchten Muskeln – hat sich bestens bewährt. Die Muskeln werden dadurch ausdauernder und regenerieren schneller. Fünf bis zehn Sprayhübe werden direkt auf die beanspruchten Muskelpartien aufgesprüht und leicht einmassiert. Die Anwendung kann je nach Bedarf auch *während* des Trainings oder Wettkampfs erfolgen, insbesondere dann, wenn eine Krampfneigung besteht. Die konsequente und regelmäßige Anwendung von *Magnesium Oil* nach dem Training oder Wettkampf verkürzt die Regenerationszeit der Muskeln erheblich.

Umschläge mit *Magnesium Oil*

Umschläge mit *Magnesium Oil* sind sehr effektiv und ökonomisch: Dazu ein Küchentuch mit heißem oder kaltem

Wasser – je nach Bedarf – nass machen und auswinden. Anschließend mit konzentrierter Magnesiumchlorid-Lösung beträufeln und auf die betreffende Stelle legen, eventuell mit einem trockenen Handtuch abdecken und mindestens 30 Minuten einwirken lassen. Diese Anwendung hat sich bei Gelenkschmerzen, Gicht, Prellungen, Verstauchungen und Schmerzen jeglicher Art bewährt.

Auch offene Wunden können mit Magnesiumchlorid-Umschlägen behandelt werden. Dabei ist die Aktivierung der Leukozyten durch Magnesiumchlorid für die Wundheilung von besonderer Bedeutung.[29] Bei der Behandlung offener Wunden sollte die Konzentration nicht höher als 3 Prozent sein. (Herstellung einer dreiprozentigen Lösung: siehe unter „Mundspülung")

Magnesium-Vollbad bei Magnesiummangel und zur Entspannung

Neben der täglichen Einreibung von *Magnesium Oil* stellt das Magnesium-Bad die beste Möglichkeit dar, einen bestehenden Magnesiummangel schnell und effektiv zu beheben. Die Magnesiumchlorid-Konzentration sollte dabei 1 Prozent nicht unterschreiten. Um einen bestehenden Magnesiummangel zu beheben, werden neben der *täglichen* Anwendung von *Magnesium Oil* zusätzlich zwei Vollbäder pro Woche über mehrere Wochen empfohlen.

Auch wenn kein akuter Magnesiummangel vorliegt, kann ein Magnesiumbad hilfreich sein. Nach einem anstrengenden Tag wirkt es wahre Wunder. Es beruhigt das Nervenkostüm, regeneriert verbrauchtes Magnesium, sorgt für einen erholsamen Schlaf und lässt Sie am nächsten Tag wie „Phönix aus der Asche" aus dem Bett steigen.

Magnesiumbad im Sport

Sportlern ist ein Magnesium-Entspannungsbad direkt nach dem Training oder Wettkampf besonders zu empfehlen. Die Magnesiumkonzentration des Vollbades sollte hier wenigstens 2 Prozent betragen. Dafür benötigt man circa 2 Kilogramm *Magnesium Flakes* auf 50 Liter Wasser (für eine normal große Badewanne). Auf diese Weise wird über den gesamten Körper Magnesium aufgenommen und so eine schnelle Regeneration erreicht. Ein Magnesium-Vollbad ist besonders wirkungsvoll bei überanstrengter, übersäuerter und schmerzhafter Muskulatur.

Magnesiumbad für gesunde und gepflegte Haut

Magnesium ist auch bekannt für seine besondere Wirkung auf die Haut. Es führt der Haut Feuchtigkeit zu, verbessert die Hautstruktur und ihre Elastizität. Besonders die trockene Haut profitiert von einem Magnesiumbad. Es hilft bei allen Hautproblemen, einschließlich unreiner Haut, Ekzemen, Akne und insbesondere bei Schuppenflechte (Psoriasis). Zugleich unterstützt ein Magnesiumbad hervorragend die Entsäuerung unseres Körpers und trägt zu einem ausgeglichenen und natürlichen pH-Wert der Haut bei.

Magnesium-Fußbad

Das ist eine kostengünstige Alternative zum Vollbad, denn man kommt mit weniger Magnesium aus. Allerdings sollte die Konzentration höher gewählt werden als beim Vollbad, da die Resorptionsoberfläche wesentlich kleiner ist. Liegt Magnesiummangel vor, kann mit einem täglichen Fußbad über einige Wochen in Kombination mit einer oralen Magnesiumeinnahme oder der Anwendung von *Magnesium Oil* der Mangel schnell und sicher behoben werden.

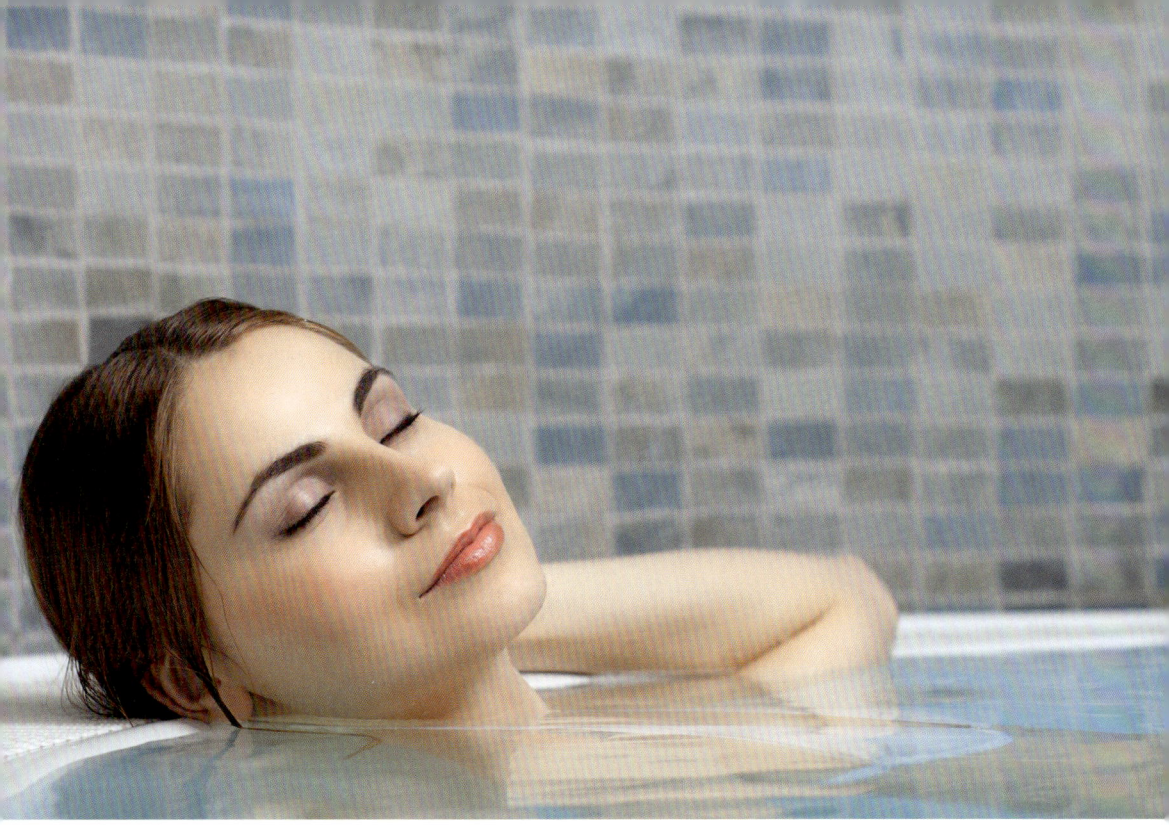

Traditionelle Magnesiumbäder

Die äußerliche Anwendung von Magnesium in Form von Bädern hat eine lange Tradition. Besonders das Baden im Wasser des Toten Meeres, das reich an Magnesium und Spurenelementen ist, wurde zu Therapiezwecken bei Hauterkrankungen empfohlen. So reisten Menschen zum Beispiel mit Schuppenflechte für einige Wochen ans Tote Meer, um die wohltuende und heilende Wirkung des magnesiumreichen Salzbades zu erleben. Das Zusammenspiel von magnesiumhaltigem Bad und Sonnenbestrahlung brachte innerhalb weniger Wochen die Hauterscheinungen zum Verschwinden. Heute fahren zwar nach wie vor Psoriasis-Patienten ans Tote Meer, das Vergnügen und der gesundheitliche Nutzen sind jedoch aufgrund der starken Verschmutzung des Toten Meeres eher zweifelhaft. Zudem können Magnesiumbäder heute sogar zu Hause angewendet werden; das macht die Reise ans Tote Meer überflüssig.

Wer an kalten Füßen leidet oder an den sogenannten *Restless Legs*, sollte unbedingt einmal ein Magnesium-Fußbad ausprobieren. Denn Magnesium greift genau bei diesen Symptomen an. Es erweitert die Gefäße und wirkt so kalten Füßen entgegen. Gleichzeitig reguliert es überschießende Muskelkontraktionen und entspannt Nerven und Muskulatur.

Magnesium-Sitzbad

Frauen, die immer wieder mit juckendem oder brennendem Ausfluss, trockener Scheide oder Infektionen im Genitalbereich zu tun haben, sollten einmal ein Sitzbad mit Magnesium

---

Vor- und Nachteile der transdermalen Magnesiumsubstitution

Vorteile:

Die transdermale Magnesiumapplikation ist zur täglichen Magnesiumsubstitution bestens geeignet. Sie kann aber auch in Kombination mit oralen Darreichungsformen erfolgen.

Sie bietet im Vergleich zu den anderen Darreichungsformen folgende Vorteile:

- Keine Resorptionsprobleme im Magen-Darm-Trakt
- Dosierung nach individuellem Bedarf möglich
- Frei von dosisabhängigen Nebenwirkungen (wie Durchfall)
- Schnelle Wirksamkeit
- Direktes Auftragen auf Problemzonen möglich
- Muss nicht eingenommen werden
- Ideal für Sportler zum direkten Behandeln von Problemzonen

Nachteile:

- Mögliche Irritationen auf der Haut
- Leicht bitterer Geschmack bei oraler Verwendung

---

ausprobieren. Durch die abwehrsteigernde Wirkung von Magnesiumchlorid werden Bakterien, Pilze und Viren schneller abgetötet und in ihrem Wachstum gehemmt. Die Schleimhaut erhält wieder mehr Feuchtigkeit, regeneriert sich und verfügt so über eine verbesserte Abwehr von Infektionen. Die empfohlene Magnesiumchlorid-Konzentration liegt bei 3 Prozent. Alternativ zum Sitzbad kann mit der gleichen Konzentration auch eine Vaginaldusche vorgenommen werden.

Magnesiumsubstitution bei unterschiedlichen Indikationen

Indikation	intravenös	oral	transdermal
Zur täglichen Magnesiumsubstitution		■	■
Magnesiummangelzustände	■ kurmäßig	■	■
Tägliche Magnesiumsubstitution		■	■
Akute muskuläre Krämpfe			■
Lokale Muskelbehandlung im Sport			■
Notfallsituationen wie: akuter Herzinfarkt Angina-pectoris-Anfall Schlaganfall	■		
Bluthochdruck		■	■
Migräne-Intervallbehandlung		■	■
Migräneanfall	■		
Diabetes		■	■
Herz-Kreislauf-Erkrankungen		■	■
Magnesiummangel bei Magen-Darm-Erkrankungen	■ kurmäßig		■
Herzrhythmusstörungen	■	■	■

Kapitel 6

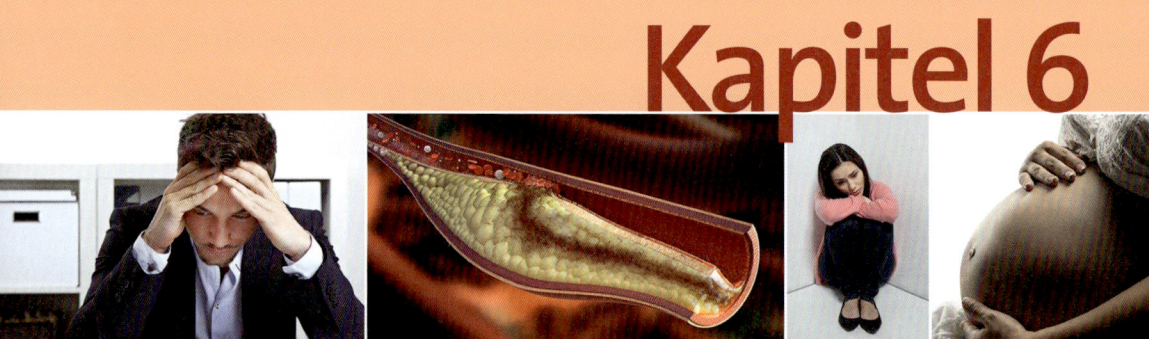

Ausgewählte Anwendungs- möglichkeiten

In diesem Kapitel möchte ich Ihnen die wichtigsten Krankheitsbilder vorstellen, die mit einem Magnesiummangel einhergehen. Aufgrund der Fülle der Aufgaben, die Magnesium im Körper zu erfüllen hat, sind die Folgen eines Mangels auf allen Funktionsebenen des Körpers zu finden. Angefangen von Herz-Kreislauf-Erkrankungen, Arteriosklerose und Schlaganfall über Diabetes, Migräne und Gelenkbeschwerden bis hin zu Depressionen und Ängsten – überall ist Magnesiummangel mittelbar oder unmittelbar beteiligt. Kaum zu glauben, dass die Versorgung mit diesem einfachen Mineral über die Entstehung, Vermeidung oder Besserung dieser zum Teil lebensbedrohlichen Krankheiten entscheiden kann. Dabei hat Magnesiumsubstitution nicht nur vorbeugende, sondern auch therapeutische Wirkung; das bedeutet, dass Erkrankungen nicht nur verhindert, sondern auch erfolgreich behandelt werden können. Viele Studien belegen, dass Erkrankungen, die mit Magnesiummangel einhergehen, durch Substitution deutlich verbessert, ja sogar ganz zum Verschwinden gebracht werden können.

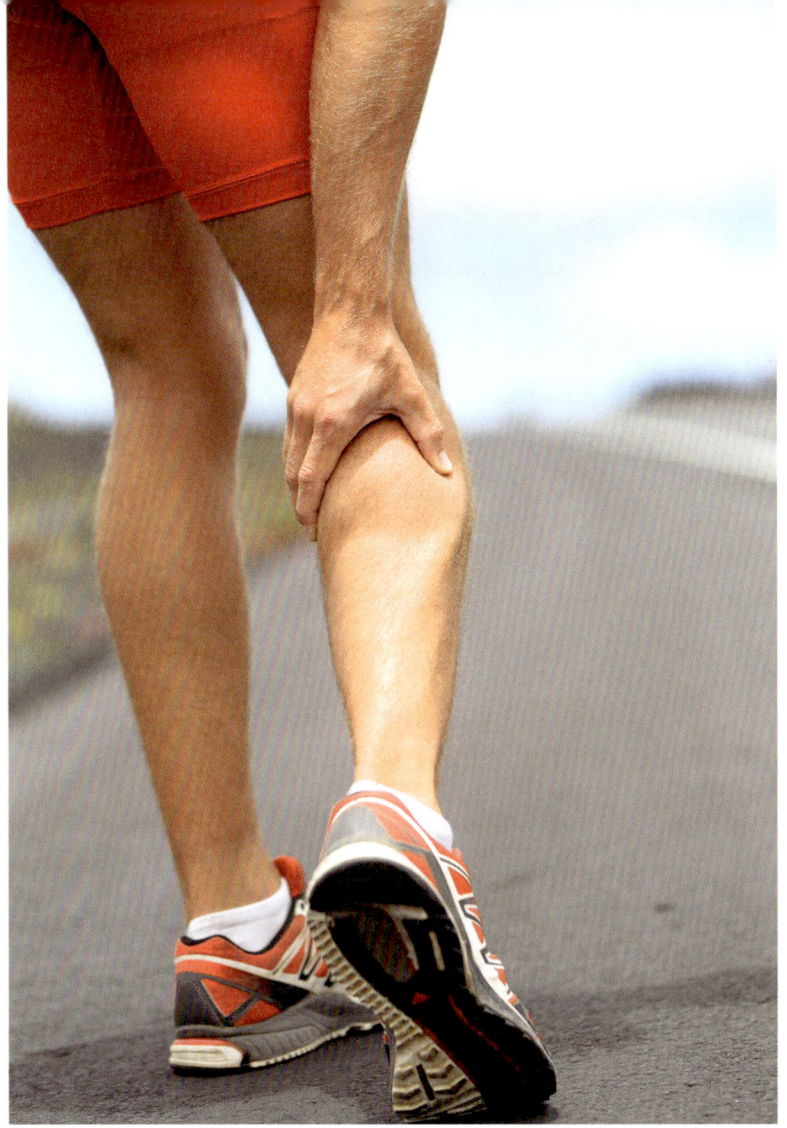

Muskelkrämpfe

Wie Muskelkrämpfe entstehen

Wadenkrämpfe – wer kennt sie nicht? Ein schmerzhafter, plötzlich einsetzender Muskelkrampf kommt ohne Vorwarnung beim Joggen, beim Schwimmen oder nachts im Schlaf. Der Muskel zieht sich schmerzhaft zusammen, wird hart und bleibt so für einige Sekunden oder Minuten. Das beste Akutmittel dagegen ist die *Dehnung* der entsprechenden

Muskelpartie. Dann löst sich der Krampf allmählich und die Schmerzen vergehen. Am häufigsten tritt ein solcher Krampf in der Wade auf. Aber auch Oberschenkel oder der Fuß können davon betroffen sein. Sportler, Senioren, Schwangere und Frauen allgemein erleiden am häufigsten Muskelkrämpfe. Als Hauptursachen gelten überanstrengte oder untrainierte Muskulatur oder ein gestörter Flüssigkeits- und Mineralhaushalt. Nur selten steht eine ernsthafte Erkrankung dahinter.

Sportler leiden an Muskelkrämpfen, wenn sie sich zu viel zumuten. Menschen, die bei der Arbeit nur am Schreibtisch sitzen und sich auch sonst nicht viel bewegen, bekommen wegen der muskulären Unterforderung nachts ihre Krämpfe. Auch Fußfehlstellungen (Senkfuß, Spreizfuß) oder das Tragen unbequemer Schuhe können nächtliche Krämpfe der Fuß- und Beinmuskulatur auslösen. Schwangere und ältere Menschen

Häufige Ursachen von Muskelkrämpfen

- Alkoholkonsum
- Bewegungsmangel
- Diabetes mellitus
- Durchblutungsstörungen in den Beinen
- Durchfälle und Darmerkrankungen
- Flüssigkeitsmangel
- Langzeiteinnahme bestimmter Medikamente
- Nervenstörungen in den Muskelfasern
- Schwangerschaft
- Störungen im Elektrolythaushalt, zum Beispiel Magnesiummangel
- Überanstrengung bei der Arbeit oder beim Sport
- Übermüdung

179

werden überdurchschnittlich häufig von Muskelkrämpfen geplagt. Verschiebungen im Flüssigkeits- und Elektrolythaushalt sind hier die Ursache. Bei älteren Menschen kommt hinzu, dass sich die Muskeln im Laufe der Zeit verkürzen, wenn nicht bewusst mit regelmäßiger Bewegung gegengesteuert wird. In beiden Gruppen besteht zudem ohnehin erhöhter Magnesiumbedarf.

Eine Sonderform und gleichzeitig die am stärksten ausgeprägte Form der Muskelverkrampfung ist die Tetanie: Sie beginnt mit Taubheitsgefühl und Kribbeln oder „Ameisenlaufen" und findet ihren Höhepunkt in der nach innen verkrampften Haltung der Hand, der sogenannten „Pfötchenstellung".

Magnesiummangel und Muskelkrämpfe

Sieht man sich die Liste der Ursachen für Muskelkrämpfe an, so hängen praktisch alle aufgeführten Punkte in irgendeiner Form mit Magnesiummangel zusammen – ob nun ein erhöhter Magnesiumbedarf vorherrscht (wie bei Sportlern oder bei Schwangeren), ob vermehrt Magnesium ausgeschieden wird (wie bei Alkoholkonsum, Sport und Medikamenten) oder ob zu wenig Magnesium aufgenommen wird (wie bei Durchfallerkrankungen oder Mangelernährung). Außer beim Sport treten Muskelkrämpfe überwiegend nachts auf, weil dann der Magnesiumspiegel im Blut am niedrigsten ist.

Der Muskelkrampf ist nur ein Symptom, das bei unterschiedlichen Erkrankungen auftreten kann. Die Ursache der Verkrampfung hängt aber so gut wie immer mit dem für die Grunderkrankung oder die Situation typischen Magnesiummangel zusammen. Magnesium ist der Stoff in unserem Körper, der für die *Entspannung* der Muskulatur verantwortlich ist.

So hilft Magnesium bei Muskelkrämpfen

Als erste Maßnahme bei einem akuten Muskelkrampf hilft die *Dehnung* der betroffenen Muskelpartie. Beim Wadenkrampf sollte man die Zehen in Richtung Kopf drücken oder ziehen. Die Einnahme von Magnesium ist zwar grundsätzlich richtig, für den Akutfall jedoch nicht geeignet, weil es viel zu lange dauert, bis das Magnesium über den Magen-Darm-Trakt im Blut verfügbar ist.

In solchen Fällen hat sich die Verwendung von äußerlich aufgetragenem *Magnesium Oil* bewährt. Es wird einfach auf die betroffene Muskulatur gesprüht und leicht einmassiert. Der Krampf löst sich unmittelbar und das Magnesium schützt so auch vor einer wiederholten Verhärtung der Muskulatur.

Zur Prophylaxe, also zur Vermeidung von Muskelkrämpfen sind sowohl die tägliche Einreibung mit *Magnesium Oil* als auch die Einnahme von Magnesium zu empfehlen.

Tipps zum Schutz vor Muskelkrämpfen

- Täglich Magnesium anwenden, entweder oral oder äußerlich als Spray, denn die Neigung zu Muskelkrämpfen spricht für einen generellen Magnesiummangel.
- Bei akuten Krämpfen *Magnesium Oil* oder *Magnesium Gel* direkt auf die betroffene Muskulatur auftragen und leicht einmassieren
- Bequeme Schuhe tragen
- Regelmäßig bewegen und vorher gezielte Dehnübungen machen
- Wer lange Zeit körperlich nicht aktiv war, sollte langsam beginnen
- Abrupten Wechsel von warm zu kalt meiden

Stress, Schlafstörungen und Burn-out

Wie Stress entsteht

Nach einer aktuellen Studie (Forsa-Umfrage 2013) fühlen sich fast 60 Prozent aller Deutschen regelmäßig gestresst. Jeder Fünfte steht unter Dauerstress. Stress ist im Prinzip eine natürliche Reaktion des Körpers und lässt sich evolutionsbiologisch erklären. Für unsere Vorfahren war es überlebenswichtig, dass der Körper bei Gefahr schnell reagieren konnte, um sich auf einen Kampf vorzubereiten oder in Sicherheit zu bringen. Dazu schüttete der Körper Stresshormone aus, die den Puls und den Blutdruck ansteigen ließen, die Muskeln anspannten und die Atemfrequenz erhöhten. War die Gefahr gebannt, schaltete der Körper in den Normalgang zurück. Stress bewirkt also, dass wir sozusagen zur „Höchstform" auflaufen, um für unsere Verteidigung gewappnet zu sein.

Das Problem bei vielen Stresssituationen heutzutage: Unser Körper muss in den seltensten Fällen *plötzlich* mit Kampf oder Flucht reagieren – schon gar nicht bei Anspannung am Arbeitsplatz oder in der Familie. Vielmehr gerät der Körper in einen *dauerhaften* Alarmzustand und findet nicht mehr in den Normalmodus zurück. Dann hat der psychisch „geladene" Mensch meist kein Ventil mehr, um den inneren Druck wieder abzubauen. Der Stress wird zum Dauerstress, mit ernsthaften Folgen für die Gesundheit. Viele Menschen träumen deshalb von einem Leben ohne Stress: Endlich mal keine Termine, Zeit für sich selbst und andere haben, einfach so in den Tag hineinleben ... Dabei kann Stress auch etwas durchaus Positives sein. Stress ist das Ergebnis dessen, wie wir Anforderungen wahrnehmen.

Stressoren – die Auslöser für Stress

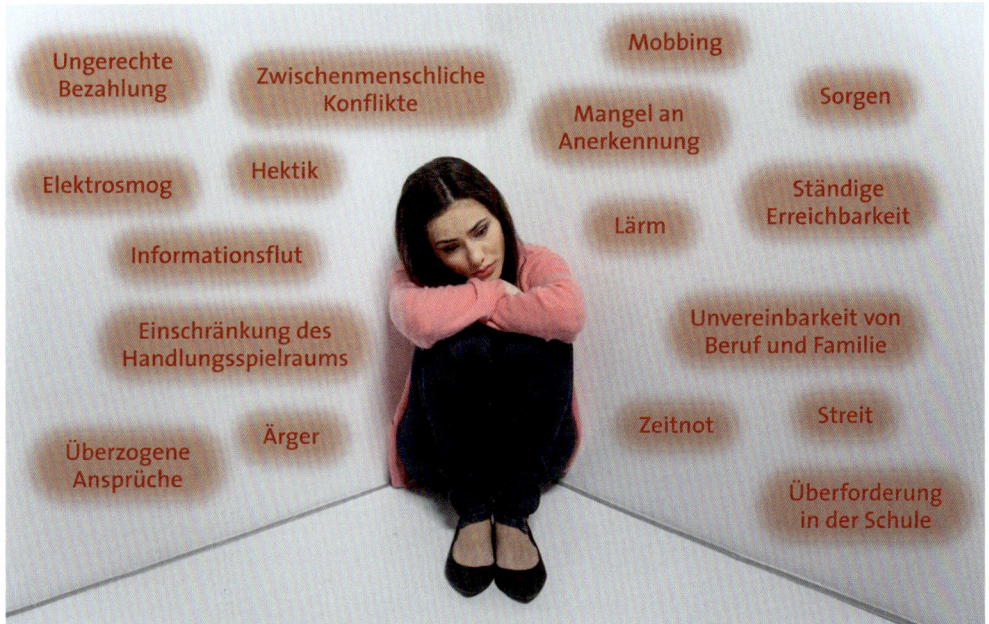

Mobbing

Ungerechte Bezahlung

Zwischenmenschliche Konflikte

Sorgen

Mangel an Anerkennung

Elektrosmog

Hektik

Ständige Erreichbarkeit

Lärm

Informationsflut

Einschränkung des Handlungsspielraums

Unvereinbarkeit von Beruf und Familie

Überzogene Ansprüche

Ärger

Zeitnot

Streit

Überforderung in der Schule

Eustress und Distress

Man unterscheidet den (positiven) Eustress vom (negativen) Distress. Positiver Stress entsteht, wenn wir angenehme Erfahrungen damit verbinden. So lange wir uns einer Situation gewachsen fühlen, ist alles in Ordnung. Eine Herausforderung, die wir gemeistert haben, steigert das Selbstvertrauen, die nächste Aufgabe genauso gut zu bewältigen. Positiver Stress erhöht die Aufmerksamkeit und fördert unsere Leistungsfähigkeit, ohne dem Körper zu schaden. Dem positiven Stress folgt jedoch immer auch eine Entspannungsphase.

Wenn wir uns einer Situation aber nicht gewachsen fühlen und keine Lösung zur Hand haben, zeigt Stress seine dunkle Seite. Negativen Stress empfinden wir als bedrohlich und überfordernd: Wir sollen tausend Dinge gleichzeitig tun, obwohl wir genau wissen, dass wir unsere Aufgaben nicht oder nur mit einem echten Kraftakt schaffen werden. Stress bei der Arbeit, Stress in der Schule, Stress zu Hause, ja, Stress sogar in der Freizeit … Stress zu haben gehört heute schon fast zum „guten Ton". Vom Schüler über die berufstätige Mutter bis zum Topmanager – keiner wird verschont.

Stress wird erst dann negativ gewertet, wenn er zu häufig und ohne körperlichen Ausgleich auftritt und wenn keine positiven Erfahrungen damit verbunden werden. Chronischer Stress macht krank. Wenn die Energiereserven erst einmal ausgeschöpft sind, sinken Leistungs- und Konzentrationsfähigkeit. Schlafstörungen, Kopfschmerzen, Verspannungen, Ängste, Gereiztheit und Depressionen sind die Folge. Der gefürchtete Gipfel der Stressbelastung ist das Burn-out-Syndrom, an dem weltweit immer mehr Menschen leiden.

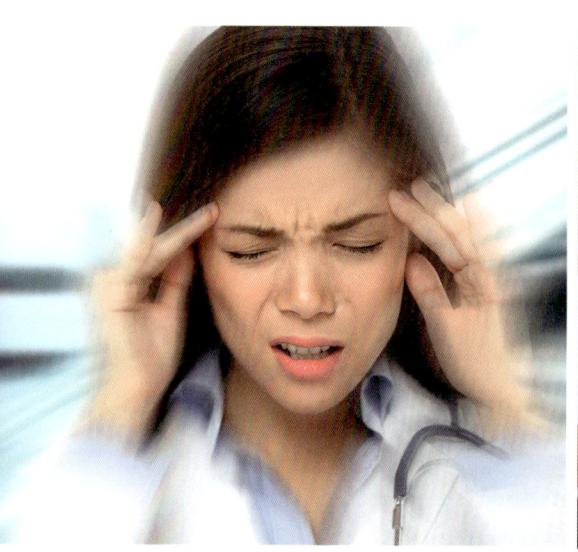
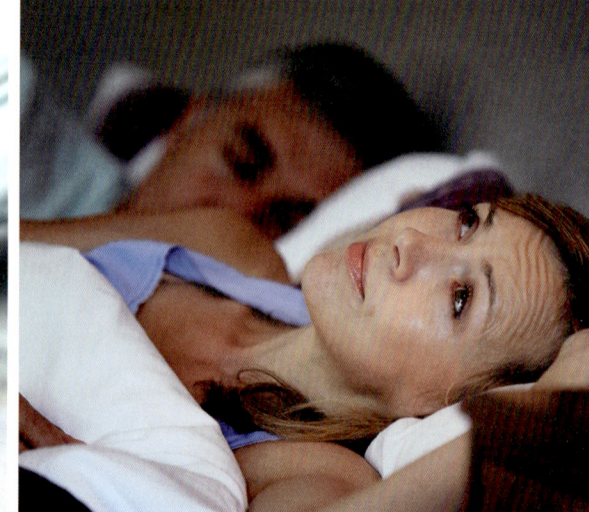

Auslöser für Schlafstörungen

Wie wichtig und erholsam guter Schlaf ist, weiß man erst, wenn man nicht mehr richtig schlafen kann. Im Schlaf verarbeiten wir das Erlebte des vergangenen Tages und schaffen Ordnung in unserem Gehirn. Im Schlaf laufen die Reparaturprogramme und die Entgiftung des Körpers. Gut, gelegentliche unruhige Nächte kennt fast jeder Mensch. Wen berufliche oder private Probleme plagen, wer Ärger mit dem Nachbarn hat oder in freudiger Erwartung eines wichtigen Ereignisses ist, der kann schon einmal Schwierigkeiten mit dem Schlafen bekommen. Auch eine vorübergehende Erkrankung, Lärm oder eine ungewohnte Umgebung auf Reisen können für nächtliche Unruhe sorgen. In der Regel finden wir wieder in den gewohnten Schlafrhythmus zurück, nachdem die Störung beseitigt oder verarbeitet ist.

Doch was kann man tun, wenn Schlafstörungen zum Dauerzustand werden? Rund ein Drittel aller Deutschen leidet darunter. Überforderung, Existenzängste, Dauerstress, Jetlag, Schichtarbeit oder Lärm sind häufige Ursachen für Schlafstörungen. Man findet nicht zur Ruhe, weil das gesamte System überdreht ist. Auch Magnesiummangel kann Ursache von Schlafstörungen sein. Doch selbst wenn Magnesiummangel gar nicht die Ursache sein sollte, hilft die Aufnahme von Magnesium durch seine entspannende Wirkung auf allen Ebenen.

Magnesium – empfehlenswert zur Linderung bei Stress, Schlafstörungen und Burn-out

Warum Schlaf so wichtig ist

Guter Schlaf ist Voraussetzung für Gesundheit und Leistungsfähigkeit. Wer zu wenig schläft, kämpft mit Konzentrationsproblemen, ist leicht reizbar und anfälliger für Infekte. Die optimale Schlafdauer wird von Wissenschaftlern mit 7 bis 8 Stunden angegeben. Allerdings: Es gibt Menschen, die mit

4 Stunden auskommen, andere schlafen den halben Tag. Die individuell optimale Schlafdauer ist dann gegeben, wenn man sich tagsüber leistungsfähig fühlt und nicht müde ist. Vorübergehend lässt sich Schlafmangel ausgleichen – man schläft dann einfach länger. Auf „Vorrat" schlafen funktioniert allerdings nicht.

Warum wir überhaupt schlafen müssen, ist für die Wissenschaft bis heute ein Rätsel. Doch wenn der Schlaf keinen Sinn

Schlaf reinigt unser Gehirn

Wissenschaftler der Rochester-Universität in New York stellten in einer Studie an Mäusen fest, dass sich das Gehirn während des Schlafs von biochemischem „Müll" reinigt. Dabei ziehen sich die Nervenzellen zusammen und schaffen so Lücken, durch die mit der Gehirnflüssigkeit angefallene Schlackenstoffe aus dem Gehirn gespült werden. Während des Schlafes werden also regelrechte „Abwasserkanäle" gebildet. Bei den Giftstoffen handelt es sich um tagsüber angefallene Stoffwechselabfälle, zum Beispiel das Protein Beta-Amyloid, das bei der Entstehung der Alzheimerkrankheit beteiligt sein soll. Im Schlaf scheint das Gehirn in einen komplett anderen Zustand überzugehen und sogar eine veränderte zelluläre Struktur anzunehmen. Da das Gehirn nicht über ein reinigendes Lymphsystem verfügt, scheint die *Gehirnflüssigkeit* die Rolle des „Spülmittels" zu übernehmen, denn während des Schlafes steigt der Durchfluss erheblich an. Gesteuert wird dieses „Abwassersystem" von bestimmten Nervenzellen, den sogenannten Gliazellen. Menschen verfügen über wesentlich mehr Gliazellen als Tiere. Offensichtlich benötigen wir diese, um den tagsüber angefallenen „Müll" nachts aus unseren Köpfen zu beseitigen.[30]

hätte, dann hätte es die Natur nicht so eingerichtet. Fest steht, dass Schlaf für Menschen und Tiere, ja, womöglich sogar für Pflanzen, lebenswichtig ist. Man weiß heute, dass das Gehirn während des Schlafs „aufräumt", den Tag verarbeitet und Gelerntes festigt. Besonders für die Gehirnentwicklung von Kindern ist Schlaf wichtig. Guter Schlaf stärkt das Langzeitgedächtnis und lässt uns Erlebtes besser verarbeiten. Der Körper regeneriert während des Schlafes, repariert Zellen und bildet neue. Schlaf ist wichtig für das Immunsystem und den Stoffwechsel und auch der sprichwörtliche „Schönheitsschlaf" ist kein Märchen, sondern durchaus Realität. Denn wer genügend und vor allem erholsam schläft, sieht frischer und gesünder aus.

Symptome bei Burn-out

Burn-out ist die stärkste Ausprägung von Stress, sozusagen die Endstation. Mehr Menschen denn je fühlen sich tief erschöpft und am Ende. Doch es ist nicht allein die Arbeit, die uns krank macht. Es sind auch unsere überzogenen Erwartungen an ein perfektes Leben. Ausgebrannt, überfordert, total erschöpft, leer – so fühlen sich Menschen mit Burn-out. Das ist keine Krankheit, es ist ein Risikozustand. Die wichtigsten Erkennungszeichen:

- Man fühlt sich von Erschöpfung überwältigt. Aufstehen, Duschen, Kaffee kochen – alles, was zur Tagesroutine gehört, wird zu einer kaum noch zu bewältigenden Kraftanstrengung.
- Die eigene Arbeit wird als wertlos erlebt (– das ist häufig auch tatsächlich der Fall), denn die Leistungsfähigkeit nimmt dramatisch ab.
- Körperliche Symptome, für die sich keine organischen Ursachen finden lassen, stellen sich ein: Schlafstörungen,

Verdauungsbeschwerden, Kopfschmerzen oder Rücken-
schmerzen.

- Die Distanz zur Umwelt wird größer. Die Betroffenen igeln
sich ein, geben Hobbys auf und vernachlässigen Partner
und Freundeskreis.
- Innere Leere und Sinnverlust stellen sich ein und die
Freude geht verloren. Die Betroffenen werden zynisch und
apathisch. Unzufriedenheit und Gleichgültigkeit machen
sich breit. Schleichend kann dieser Risikozustand in eine
Erschöpfungsdepression oder in Panikattacken münden.
Das Leben ist völlig aus der Balance geraten.

Magnesiummangel und Stress, Schlafstörungen und Burn-out

In einer typischen Stresssituation werden aus dem Neben-
nierenmark vermehrt Adrenalin und Noradrenalin in die
Blutbahn ausgeschüttet; sie erhöhen den Muskeltonus, den
Blutdruck und die Herzfrequenz. Diese Stresshormone regen
die Zellen an, mehr Magnesium in die Blutbahn abzugeben,
im Austausch mit Calcium, das unter Stress in der Zelle vom
Stoffwechsel benötigt wird. Dadurch gelangt vermehrt Magnesium in die Blutbahn. Die Nieren werden aktiv und scheiden überschüssiges Magnesium mit dem Urin aus – was zu
Magnesiummangel führt. Bei einem erhöhten Adrenalinspie-
gel steigt auch das Risiko für Blutgerinnsel, denn unter dem
Einfluss von Adrenalin lagern sich die Blutplättchen, die
Thrombozyten, vermehrt aneinander und bilden Klumpen.

Gleichzeitig setzen die Nebennierenrinden Cortisol frei, um
kurzfristig mehr Glukose und damit mehr Energie bereitstellen zu können. Cortisol regt den Stoffwechsel an, vermehrt
freie Fettsäuren zu bilden und in den Blutkreislauf abzugeben.
Dadurch erhöhen sich die Blutfette und mit ihnen das Risiko

für Arteriosklerose und Herzerkrankungen. Auch der Salz- und der Wasserhaushalt werden negativ beeinflusst. Das treibt wiederum den Blutdruck in die Höhe.

Auf der anderen Seite hat der Körper unter Stress einen erhöhten Magnesiumbedarf. Magnesium ist unerlässlich für die Weiterleitung von Informationen in den Gehirnzellen. Fehlt Magnesium, kommt es zur Übererregung in den Nervenbahnen, zu innerer Unruhe und Nervosität. Sinkt der Magnesiumspiegel infolge von anhaltendem Stress, reduziert sich auch die Stressresistenz – Dünnhäutigkeit und Ängstlichkeit können sich breitmachen. Dauerstress verschärft die Situation, indem aus dem bereits bestehenden Magnesiummangel und erhöhter Stresshormonausschüttung neue Magnesiumverluste entstehen. Stress frisst also den Magnesiumvorrat sozusagen auf und führt außerdem zur zusätzlichen Ausscheidung von Magnesium.

So hilft Magnesium bei Stress, Schlafstörungen und Burn-out

Jeder, der unter Stress, Schlafstörungen oder Burn-out leidet, hat also einen erhöhten Magnesiumbedarf. Deshalb reagieren die Betroffenen außerordentlich positiv auf zusätzliche Magnesiumgaben. Nicht umsonst heißt Magnesium das „Mineral der inneren Ruhe". Wie kein anderer Vitalstoff stärkt Magnesium die Stressresistenz und beruhigt Körper und Gemüt. Magnesium fährt ein hochtourig laufendes zentrales Nervensystem auf Normalmaß herunter. Es dämpft die überdrehte Erregungsweiterleitung der Nerven und vermittelt Ruhe. Magnesium entspannt die Gefäße, normalisiert den Blutdruck und schützt auf diese Weise das Herz. Außerdem verringert es die Ausschüttung des Stresshormons Adrenalin, was wiederum die Muskeln und Gefäße entspannt und damit die Durchblutung des gesamten Körpers verbessert.

189

Tipps gegen Stress, Schlafstörungen und Burn-out

Auch wenn es nicht immer ganz einfach erscheint, der Stress-spirale zu entkommen: Mit einigen einfachen Maßnahmen können Sie viel erreichen. Hier ein paar Anregungen, dem Stress aktiv zu begegnen:

- Hoch dosierte Magnesiumsubstitution, oral, transdermal, intravenös (als Kur), auch in Kombination
- Entspannungsbäder, am besten mit Magnesiumchlorid
- Entspannungsmassagen mit *Magnesium Gel*
- Regelmäßig Sport treiben
- Regelmäßige Erholungspausen einplanen
- Sein soziales Netz ausbauen und pflegen
- Auf gesunde Ernährung achten
- Entspannungsmethoden praktizieren:
  - Autogenes Training
  - Muskelrelaxation nach Jacobson
  - Tai Chi
  - Yoga
- Professionelle Hilfe zur Stressbewältigung in Anspruch nehmen

Professionelle Entspannungsprogramme wie Yoga oder Tai Chi sollten zunächst unter Anleitung erlernt werden. Entsprechende Kurse werden zum Beispiel in vielen Fitnessstudios oder Volkshochschulen angeboten.

Bluthochdruck

Wie Bluthochdruck entsteht

Bluthochdruck (Hypertonie) ist eine Erkrankung des Herz-Kreislauf-Systems und in den sogenannten Industrieländern weit verbreitet. Jeder vierte Bundesbürger ist davon betroffen. Betrachtet man nur die über 55-Jährigen, so leidet sogar jeder Zweite daran. Ursprünglich war die Hypertonie eine Erkrankung im höheren Lebensalter, bedingt durch natürliche Alterungsprozesse. Durch Übergewicht, Fehl- oder Mangelernährung und Bewegungsmangel im Kindes- und Jugendalter treten Bluthochdruckerkrankungen jedoch immer häufiger auch in dieser Altersgruppe auf. Da Bluthochdruck lange Zeit nicht zu Beschwerden führt, wissen viele Betroffene nichts von ihrer Erkrankung oder sie werden – sofern die Erkrankung erkannt ist – nicht zufrieden-stellend therapiert.

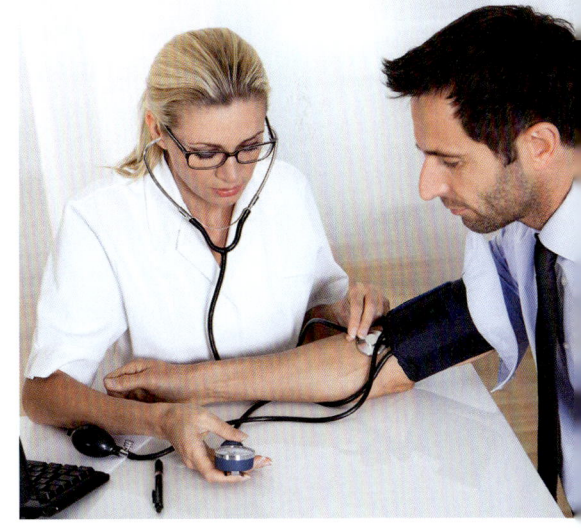

Von *primärer* oder essenzieller Hypertonie spricht man, wenn keine andere Erkrankung ursächlich dafür verantwortlich gemacht werden kann. Die *sekundäre* Hypertonie entsteht als Folgeerkrankung verschiedener Nierenerkrankungen, hormoneller Störungen oder ausgelöst durch bestimmte Medikamente.

Wird Bluthochdruck nicht behandelt, kann es zu Schädigungen an Gefäßen, Herz, Gehirn und Nieren kommen. Bluthochdruck führt zu Verletzungen der inneren Arterienwand und bietet so Angriffspunkte für arteriosklerotische Veränderungen wie Gefäßverengung und Abnahme der Elastizität, die ihrerseits wieder die Symptomatik verstärken.

Blutdruckwerte für Erwachsene laut WHO

Kategorie	Systolischer Blutdruck (mmHg)	Diastolischer Blutdruck (mmHg)
optimal	100–120	60–80
normal	100–130	60–90
hochnormal	130–139	85–89
Hypertonie Grad 1	140–159	90–99
Hypertonie Grad 2	160–179	100–109
Hypertonie Grad 3	≥ 180	≥ 110

Risikofaktoren für Bluthochdruck

- Magnesium- und Kaliummangel
- Bauchbetontes Übergewicht
- Dauerstress
- Arteriosklerose
- Alkohol
- Rauchen

Gängige Arzneimittel gegen Bluthochdruck und Herzerkrankungen

Normalerweise wird Bluthochdruck vom Arzt mit Medikamenten behandelt. Oft werden dabei zwei oder sogar drei verschiedene Arzneimittel mit unterschiedlicher Wirkungsweise verordnet. Hier sind die gängigsten Substanzen und ihre Wirkung aufgelistet:

- ACE-Hemmer
- Antikoagulantien (Aspirin)
- Beta-Blocker
- Entwässerungstabletten (Diuretika)
- Calciumantagonisten wie Nifedipin

Entwässerungstabletten zählen zu den ersten Medikamenten, die bei Bluthochdruck verschrieben werden. Sie fördern die Ausscheidung von Wasser und Salzen durch den Urin, vermindern so das Blutvolumen und dadurch den Druck. Diese Arzneimittel wirken besonders gut bei salzsensiblem Bluthochdruck, also wenn der Blutdruck durch Salzkonsum steigt. Leider werden nicht nur das Natrium des Kochsalzes ausgeschieden, sondern auch Magnesium und Kalium. Eine Langzeitanwendung hat aufgrund des Magnesium- und Kaliumverlustes deshalb häufig Herzrhythmusstörungen zur Folge. Für jeden, der Entwässerungstabletten einnimmt, ist deshalb die Substitution von Magnesium und Kalium ein „Muss".

Antikoagulantien wie Aspirin gehören zur Standardtherapie bei Herz-Kreislauf-Erkrankungen. Damit soll das Blut fließfähig gehalten und Blutverklumpungen sollen vermieden

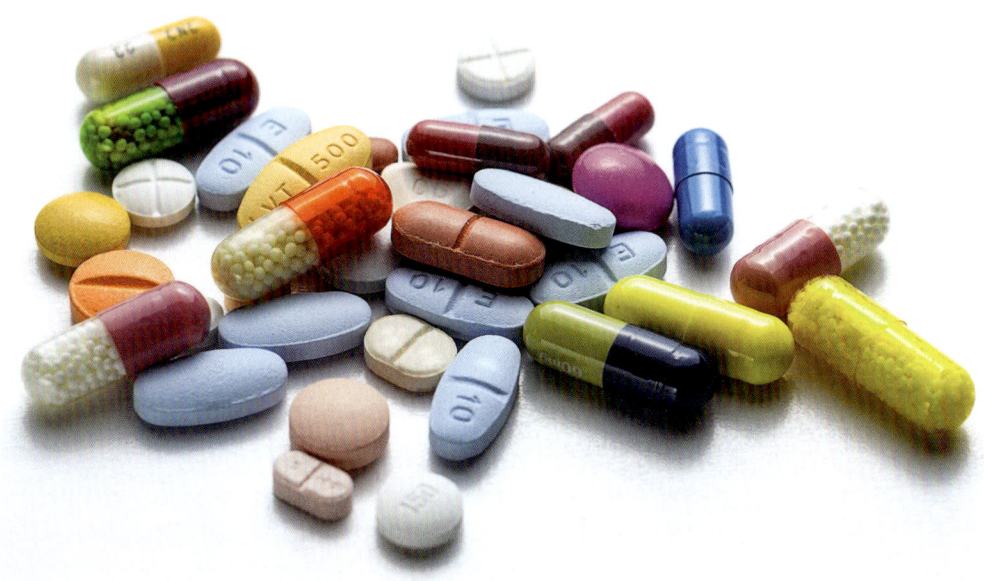

werden. Gleichzeitig fördert Aspirin die Aufnahme von Magnesium und reduziert seine Ausscheidung mit dem Urin. Die dadurch erhöhten Magnesiumspiegel könnten dazu beitragen, dass Aspirin die Blutverklumpung verhindert und den gefäßverengenden Effekt von Adrenalin verringert.

So wirken Medikamente sich auf den Magnesium- spiegel aus Auch *Beta-Blocker* zählen zur Standardtherapie bei Herz-Kreislauf-Erkrankungen. Werden gleichzeitig Entwässerungstabletten eingenommen, so schützen Beta-Blocker die Patienten vor Magnesium- und Kaliumverlusten. Beta-Blocker blockieren die Wirkung des Stresshormons Adrenalin. Da Adrenalin den Magnesiumspiegel senkt, tragen die Beta-Blocker dazu bei, dass Magnesium im Körper verbleibt.

Bei den *ACE-Hemmern* handelt es sich um die neueste Generation von Medikamenten, die gegen Bluthochdruck und Herzerkrankungen eingesetzt werden. ACE-Hemmer blockieren einerseits die Ausscheidung von Magnesium und Kalium und fördern andererseits diejenige von Natrium – zwei durchaus erwünschte Effekte bei Patienten mit Bluthochdruck. Zugleich werden die Calcium- und Triglycerid-Spiegel gesenkt. Manche dieser Substanzen besitzen auch eine antioxidative Wirkung, was zusätzlich Magnesium einspart.

Calciumantagonisten schützen davor, dass Calcium in die Zelle strömt. Magnesium ist ein natürlicher Calciumantagonist, solange genug Magnesium in der Zelle vorhanden ist. Calciumantagonisten werden also erst dann überhaupt notwendig, wenn sich zu wenig Magnesium in den Zellen befindet. Eine dauerhafte Einnahme von Calciumantagonisten ist jedoch nicht ohne Risiko. In Langzeitbeobachtungen stellte sich heraus, dass Menschen, die auf Calciumantagonisten eingestellt waren, 60 Prozent mehr Herzattacken erlitten als Patienten, die Beta-Blocker oder Entwässerungstabletten einnahmen.

So hilft Magnesium bei Bluthochdruck

Magnesium ist die natürliche Therapie gegen Bluthochdruck. Denn Magnesium entspannt nicht nur die Muskulatur, sondern auch die Gefäße. Wenn sich die Arterien erweitern, fällt automatisch der Druck. Umgekehrt kann ein Mangel an diesem Mineral Bluthochdruck zur Folge haben. Jeder Hypertoniepatient sollte auf ausreichende Magnesiumzufuhr achten. Denn zum einen kann er damit das Fortschreiten der Krankheit stoppen, zum anderen unter Umständen Medikamente einsparen. Bitte reduzieren Sie Ihre Medikamente aber niemals eigenmächtig, sondern fragen Sie Ihren Arzt um Rat! Im Jahr 2003 wurden mehrere große Studien zur Magnesiumtherapie ausgewertet. Dabei konnte nachgewiesen werden, dass eine Therapie ausschließlich mit Magnesiumtabletten je nach Dosis sowohl den oberen als auch den unteren Blutdruckwert bis zu 20 mmHg senkt. Auch viele Veröffentlichungen aus Frankreich und dem deutschsprachigen Raum belegen den positiven Effekt einer Magnesiumtherapie auf den Blutdruck. Nicht zuletzt kann die Verkalkung der Blutgefäße mit Magnesium reduziert werden.[31]

Die *Honolulu Heart Study*, die über mehrere Jahrzehnte Tausende von Personen bezüglich Essverhalten und Herz-Kreislauf-Erkrankungen befragte, zeigte eine enge Beziehung zwischen der Magnesiumaufnahme und der Bluthochdruck-Häufigkeit. Personen, die täglich mehr als 300 Milligramm Magnesium aufnahmen, hatten ein etwa 22 Prozent geringeres Risiko, Bluthochdruck zu entwickeln, als Personen mit einer Magnesiumaufnahme von weniger als 200 Milligramm. Es zeigte sich außerdem, dass Magnesium von allen untersuchten einundsechzig Nährstoffen die ausgeprägteste Beziehung zur Höhe des Blutdrucks aufwies.[32]

Magnesiumzufuhr – eine natürliche und effektive Therapie bei Bluthochdruck

Auch wer auf blutdrucksenkende Medikamente nicht verzichten kann, tut gut daran, auf ausreichend Magnesium zu achten. Denn die zusätzliche Gabe von Magnesium kann positive Effekte auf die Wirkung der eingenommenen Arzneimittel haben. Es liegen deutliche Hinweise vor, dass Magnesiummangel zu unzureichendem Ansprechen blutdrucksenkender Medikamente führen kann. Besonders Bluthochdruckpatienten mit zu geringer Magnesiumzufuhr über die Ernährung können von einer Magnesium-Supplementation in Ergänzung zur medikamentösen Standardtherapie profitieren.

Tipps bei Bluthochdruck

- Täglich Magnesium zuführen, entweder oral oder transdermal als Spray
- Basenreiche Kost essen, mit vielen pflanzlichen Lebensmitteln, also Gemüse, Salate und Obst
- Regelmäßige tägliche Bewegung, mindestens 30 Minuten lang. Das senkt nicht nur den Blutdruck, sondern wirkt sich auf die gesamte gesundheitliche Situation positiv aus.
- Übergewicht reduzieren
- Stress so gut wie möglich vermeiden und für ausreichend lange Entspannungspausen sorgen
- Alkohol nur in Maßen konsumieren
- Das Rauchen aufgeben

Arteriosklerose

Was Arteriosklerose bedeutet

Wussten Sie, dass der Zustand Ihrer Gefäße der alles entscheidende Faktor für Ihr biologisches Alter ist? Das *biologische* Alter kann sich wesentlich von Ihrem tatsächlichen Lebensalter unterscheiden. Es gibt Siebzigjährige, die dank entsprechender Lebensweise Gefäße wie Dreißigjährige haben – und umgekehrt. Ob Sie sich körperlich und geistig leistungsfähig fühlen, hängt wesentlich von der Durchblutung der Organe, des Gehirns und der Muskulatur ab. Das ist auch logisch und nachvollziehbar, denn das Gefäßsystem ist für die Versorgung des Körpers mit Sauerstoff und Nährstoffen verantwortlich. Wird aufgrund von Gefäßverengungen – gleich welcher Ursache – das Gewebe nicht richtig durchblutet, kann es seine Aufgaben nur unzureichend erfüllen. Dies kann im schlimmsten Fall zum Absterben der zu versorgenden Region, ja, sogar bis zum Tod führen, wenn lebenswichtige Organe wie das Herz oder das Gehirn davon betroffen sind. Die arteriosklerotische Veränderung der Gefäße ist also Ursache vieler schwerwiegender Erkrankungen.

Risikofaktoren für Arteriosklerose

Die Arteriosklerose (oft auch als „Atherosklerose" bezeichnet) ist eine Erkrankung, bei deren Entstehung viele Faktoren eine Rolle spielen. Primär ist sie auf die veränderten Lebensgewohnheiten und die Ernährung zurückzuführen. Obwohl sie logischerweise mit zunehmendem Alter auftritt, findet man sie heute bereits vermehrt in jüngeren Altersgruppen, bis hin zu Jugendlichen und Kindern.

Als Ursachen dieser Erkrankung werden die folgenden Risikofaktoren genannt, die fast alle durch das eigene Verhalten beeinflussbar sind:

- Bewegungsmangel
- Bluthochdruck
- Diabetes mellitus
- Fettstoffwechselstörungen
- Gicht
- Hormonelle Veränderungen/Störungen
- Magnesiummangel
- Stress
- Übergewicht
- Zigarettenrauchen

Wie Arteriosklerose entsteht

Die Arterienwand besteht aus drei Schichten: der inneren, der mittleren und der äußeren Gefäßwand. Der Prozess der Arteriosklerose beginnt mit Verletzungen der inneren Arterienwand. Solche Verletzungen können zum Beispiel durch das Strömungsverhalten des Blutes bei Bluthochdruck oder durch mechanische Verletzungen, biochemische Schädigungen durch Toxine von Bakterien, durch Viren oder durch eine Antigen-Antikörper-Reaktion ausgelöst werden. Als Folge der Verletzung wandern glatte Muskelzellen aus der mittleren Gefäßwandschicht in die innere Wandschicht der Gefäße ein. Es kommt an dieser Stelle zur Schwellung und zur Anlagerung von Fetten, Eiweißen und Mineralstoffen. Die Ablagerungen bilden Höcker und „Beete". Sie können sich später entzünden, platzen und kleine Geschwüre bilden.

Bei fortbestehenden Ursachen kommt es auf Dauer zum Gewebeumbau. Es bildet sich eine Narbe, also eine unelastische, verhärtete Gewebeschicht. Zusammen mit abgestorbenen

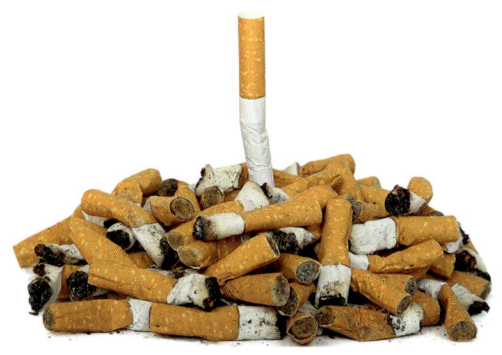

Wie Rauchen die Gefäße schädigt

Einer der großen Risikofaktoren für Arteriosklerose ist das Rauchen. Der Zigarettenkonsum schädigt die Arterien. Das in den Zigaretten vorkommende Nikotin erhöht den Blutdruck und führt langfristig durch Veränderungen im Blutgerinnungssystem dazu, dass das Blut dickflüssiger wird. Außerdem fördert Rauchen Fettstoffwechselstörungen, die ebenfalls zu den Risikofaktoren der Arteriosklerose gehören.

Tabak enthält zahlreiche giftige Substanzen, die beim Einatmen über die Lunge in das Gewebe und die Blutbahn gelangen. Betrachtet man die zwei wichtigsten – Nikotin und Kohlenmonoxid –, so kann man folgende Fakten festhalten:

Kohlenmonoxid entsteht bei der Verbrennung pflanzlicher Stoffe. Gelangt es in die Blutbahn, verbindet es sich mit den roten Blutkörperchen (Erythrozyten). Diese nehmen dann weniger bis gar keinen Sauerstoff mehr auf und es kommt zur Unterversorgung im gesamten Körper. Um den Sauerstoffmangel auszugleichen, produziert das Knochenmark vermehrt rote Blutkörperchen. Mit der Zeit wird das Blut auf diese Weise dickflüssiger. Außerdem beschädigt Kohlenmonoxid die Wände der Blutgefäße. Diese Schadstellen können die Grundlage für die Arterienverkalkung bilden.

Nikotin hat zusätzlich Auswirkungen auf das Nervensystem. Es beschleunigt den Herzschlag und fördert die Verengung und Verhärtung der Gefäße. Betroffen sind zunächst die kleinen Arterien. Das führt zu einer geringeren Durchblutung der Haut und der Extremitäten. Langfristig steigen der Blutdruck und die Pulsfrequenz und somit das Risiko für die Entstehung von Arteriosklerose.

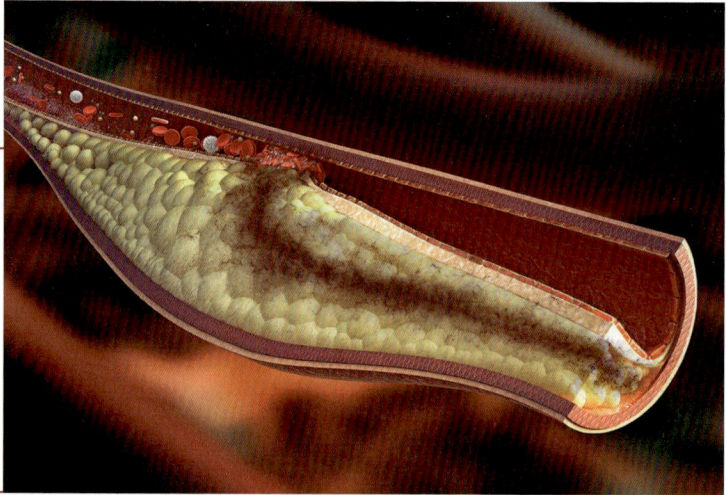

Arteriosklerotisches Gefäß: Einlagerungen von Fetten, Eiweißen und Calciumsalzen in die Wandschicht der Gefäße führen zur Verengung bis hin zum Gefäßverschluss.

Zellen entstehen die sogenannten Plaques, an denen sich bevorzugt Calciumsalze anlagern. An der jetzt immer rauer und rissiger werdenden Gefäßwand bilden sich Blutgerinnsel, sogenannte Thromben, die zusätzlich zur Verengung führen oder das Gefäß ganz verschließen und Ausgangspunkt für Embolien sein können.

Diabetes potenziert arteriosklerotische Veränderungen

Die Zuckerkrankheit ist eine der wichtigsten Risikofaktoren für die Arteriosklerose und die koronare Herzkrankheit (KHK). Häufig treten bei Diabetikern zusätzlich Fettstoffwechselstörungen auf, die bei Typ-2-Diabetikern von Übergewicht und Bluthochdruck begleitet sind. Durch den Mangel an Insulin – also dem Stoff, der dazu beiträgt, dass der Blutzucker (Glukose) in die Zellen aufgenommen wird – ist dieser Prozess gestört und der Blutzuckerspiegel steigt. Die hohe

Konzentration der Glukose im Blut schädigt die Gefäßwände zusätzlich und verschlimmert damit die Arteriosklerose. Besonders ein dauerhafter Diabetes mellitus führt zur Schädigung der arteriellen Gefäße.

Gicht und Arteriosklerose

Die Erhöhung des Harnsäurespiegels im Blut kann zu Gicht, zu Nierensteinen, zu Arthritis und zur Beschleunigung einer Arteriosklerose führen. Die Erkrankung beruht auf einer Störung des Eiweißstoffwechsels, auf den sogenannten Purinen. Diese fallen beim Abbau von Zellkernen in der Leber an oder werden mit der Nahrung aufgenommen und dann zur Ausscheidung über die Niere in Harnsäure umgewandelt. Bei der Gicht liegt eine übermäßige Harnsäurekonzentration im Blutplasma und anderen Körperflüssigkeiten vor. Harnsäure kristallisiert zu Salzen aus und lagert sich bevorzugt in Gelenkflüssigkeiten, aber auch an anderen Körperstellen ab. Große Mengen fettreichen Essens sowie übermäßiger Alkoholkonsum sind die Hauptauslöser für einen akuten Gichtanfall. Außerdem können körperliche Überanstrengungen, Stress oder strenges Fasten einen Anfall auslösen.

Der Verlauf von Arteriosklerose

Die Erkrankung der Blutgefäße kann über viele Jahre entstehen und zunächst ohne Symptome und unerkannt bleiben. Mit zunehmendem Elastizitätsverlust der Arterien durch Verdickung und Verhärtung und nachfolgende Kalkeinlagerung, vermindert sich der Gefäßdurchmesser und es kommt zu Durchblutungsstörungen. Diese Minderdurchblutung führt zu Thrombosen und damit zum Verschluss des Gefäßes; dadurch können Herzinfarkt, Schlaganfall oder Verschlusskrankheiten der Niere, der Bauchschlagader oder der Beine

(Schaufensterkrankheit), aber auch des Beckens ausgelöst werden.

Die Kaskade des Krankheitsgeschehens:

- Entzündliche Veränderungen der Gefäße
- Wandverhärtungen
- Verdickte und eingeengte Gefäße mit fehlender Elastizität
- Störungen des Gefäßstoffwechsels mit Gefäßwandschäden wie Rissen, Ablösung der inneren Wandschicht
- Entstehung und Anlagerung von Blutgerinnseln
- Einlagerung von Eiweißen, Fetten und Calciumsalzen
- Durchblutungsstörungen des betreffenden Gewebes
- Gefäßverschluss mit Absterben des zu versorgenden Areals

So hilft Magnesium bei Arteriosklerose

Wer dauerhaft auf ausreichende Magnesiumzufuhr achtet, muss derartige Erkrankungen nicht befürchten. Auch sind die Veränderungen bis zu einem gewissen Grad rückbildungsfähig, wenn Magnesium konsequent zugeführt wird und die genannten Risikofaktoren so weit wie möglich reduziert werden. Magnesium entspannt die Gefäße und normalisiert so einen erhöhten Blutdruck. Gleichzeitig senkt Magnesium den LDL-Spiegel, also die schädliche Form des Cholesterins, indem es die Aktivität des Enzyms, das für seine Bildung verantwortlich ist, reduziert. (Nichts anderes bewirken Substanzen wie Lovastatin, Pravastatin oder Simvastatin, die vom Arzt zur Senkung eines hohen Cholesterinspiegels verschrieben werden. Nur ist deren Einnahme mit erheblichen Nebenwirkungen verbunden.) Mit ausreichend Magnesium reguliert der Körper auf ganz natürliche Weise den Cholesterinspiegel, während Cholesterinsenker Leberschäden, Muskelerkrankungen, Hirn- und Nervendegenerationen auslösen können, um nur die wichtigsten Nebenwirkungen zu nennen.

Wenn dem Körper also genügend Magnesium zur Verfügung steht, wird Cholesterin nicht im Überfluss produziert, sondern auf das notwendige Maß begrenzt, das zum Beispiel für die Bildung von Hormonen und Zellhüllen benötigt wird. Gleichzeitig aktiviert Magnesium spezielle Enzyme, die für den Abbau des „schlechten" LDL-Cholesterins und anderer Blutfette (wie Triglyceride) und für den Aufbau des „guten" HDL-Cholesterins zuständig sind. Magnesium hat also einen extrem positiven Effekt auf die Blutfettzusammensetzung. So haben sich nach einer Studie die Gesamtcholesterinwerte

Steht dem Körper genügend Magnesium zur Verfügung, reguliert dies auf natürliche Weise die Cholesterinwerte.

Tipps zum Vermeiden von Arteriosklerose

Arteriosklerose gilt als Basis vieler schwerwiegender Erkrankungen wie Herzinfarkt, Schlaganfall und Demenz. Ihre Entwicklung ist entscheidend abhängig von unserem Lebensstil.

- Sofort mit dem Rauchen aufhören!
- Tägliche hoch dosierte Magnesiumsubstitution, eventuell von kurmäßigen intravenösen Infusionen unterbrochen
- Auf basische Ernährung achten (viele Gemüse und Obst), unter Umständen ein Basenpulver einnehmen
- Omega-3-Fettsäuren zu sich nehmen
- Antioxidanzien wie Curcumin, alpha-Liponsäure, Glutathion, Resveratrol oder Astaxanthin einnehmen
- Täglich körperliche Bewegung, mindestens 30 Minuten
- Alkohol in Maßen
- Auf ausgeglichenes Calcium-Magnesium-Verhältnis achten (maximal 2 zu 1)
- Ausreichend Wasser trinken, mindestens 30 Milliliter pro Kilogramm Körpergewicht

der Probanden um 6 bis 23 Prozent reduziert, die LDL-Cholesterinwerte um 10 bis 18 Prozent und die Triglyceride um 10 bis 42 Prozent, während die guten HDL-Cholesterinwerte um 4 bis 11 Prozent angestiegen sind.[33]

Neben dem positiven Effekt auf die Blutfette verhindert Magnesium auch die Einlagerung von Calcium in die geschädigten Arterien und so die Verkalkung bestehender Fettablagerungen. Eine gute Versorgung mit Magnesium fördert den Einbau von Calcium in die Knochen und verringert das freie Calcium im Blut.

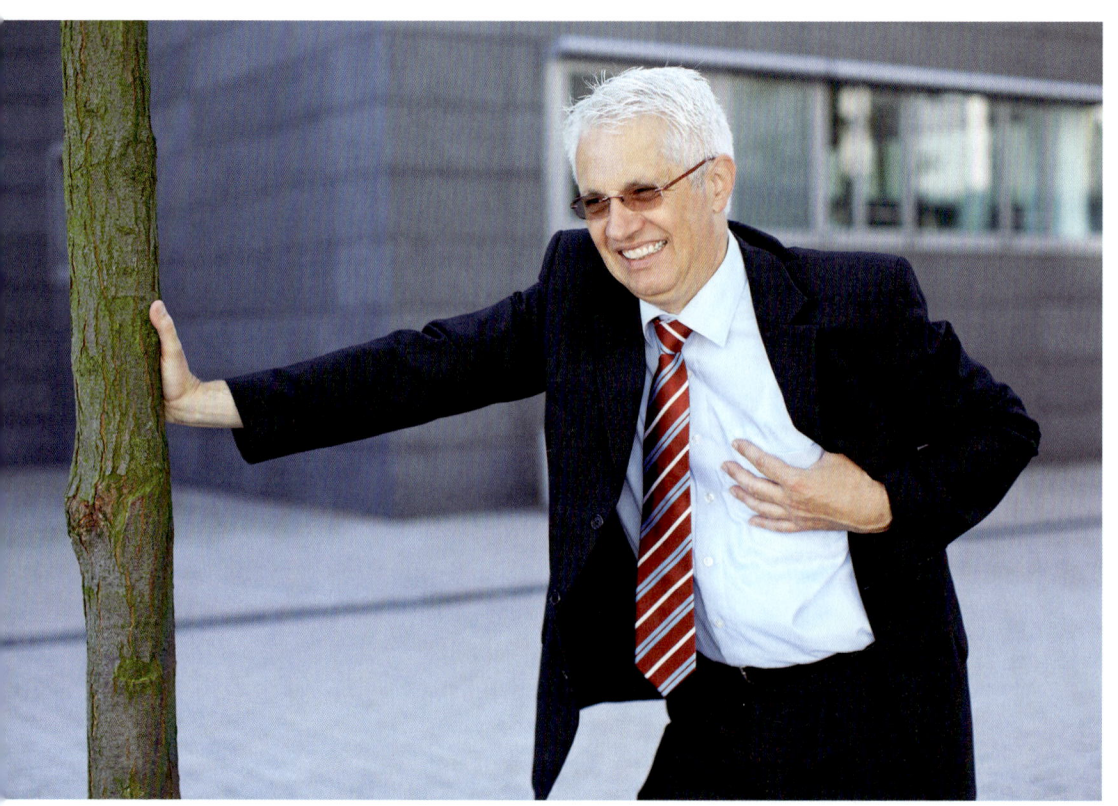

Koronare Herzerkrankung (KHK)

Unser Herz –
eine geniale Schöpfung der Natur

Wie ein Uhrwerk schlägt unser Herz ohne Unterlass vom ersten Schlag im Mutterleib bis zu unserem letzten Atemzug – etwa 80 Mal in der Minute, rund 100 000 Mal am Tag. In regelmäßigem Takt versorgt es so alle Organe mit Sauerstoff und Nährstoffen. Seine Leistungskraft, Ausdauer und Zuverlässigkeit stellen alle von Menschenhand entwickelte Technik in den Schatten. Selbst mit unserem heutigen hohen technologischen Stand und Wissensstand sind wir weit davon entfernt, ein künstliches Herz mit allen seinen Funktionen auf so kleinem Raum zu konstruieren. Täglich schleust unser Herz mehr als sieben Tonnen Blut durch unser Gefäßsystem. Und bei Belastung kann sich diese Menge schnell verdoppeln. Ob wir schlafen, im Büro arbeiten oder Sport treiben, unser Herzmuskel ist ohne Pause im Dienst, Tag und Nacht, ein ganzes Leben lang. Keine Frage, dass diese Leistung viel Energie erfordert. Solange unser Herz gut mit Nährstoffen versorgt ist, registrieren wir nicht einmal, dass es da ist. Im Höchstfall nehmen wir ein schnelles Pochen wahr, nachdem wir uns körperlich verausgabt haben. Erst wenn das Herz nicht mehr optimal funktioniert, spüren wir seine Existenz. Ein „Organgefühl" oder Druckgefühl am Herzen, schmerzhaftes Ziehen oder Herzstolpern sind erste Warnsignale.

Symptome bei koronarer Herzerkrankung (KHK) und Herzinfarkt

Herzerkrankungen zählen mit fast 50 Prozent zu den häufigsten Todesursachen in der westlichen Welt. Typische

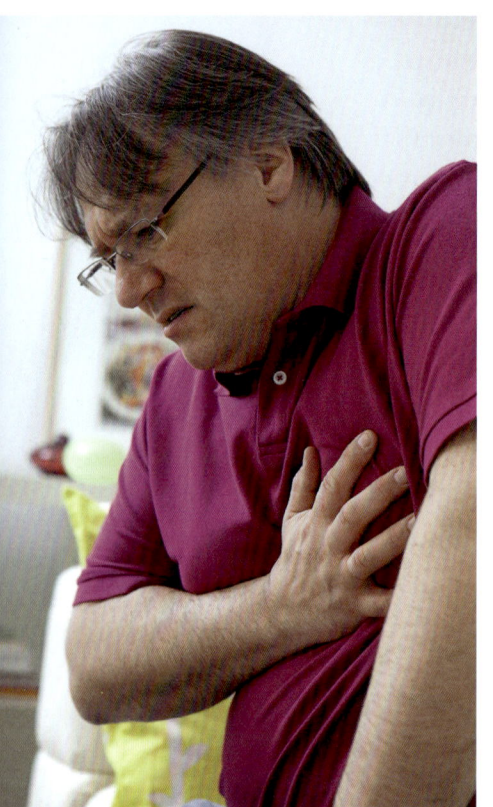

Beschwerden der koronaren Herzerkrankung sind Enge und Druckgefühl im Brustkorb, verbunden mit Atemnot und schlimmstenfalls mit Todesangst. Durch entsprechende Nervenverbindungen können Schmerzen auch in andere Körperregionen ausstrahlen – zum Beispiel in den Schulterbereich, zwischen die Schulterblätter oder in den Arm.

Ein Angina-pectoris-Anfall kann jederzeit zum Herzinfarkt führen und muss daher sehr ernst genommen werden. Angina-pectoris-Schmerzen sind die Symptome einer koronaren Herzkrankheit, die mit einer Versteifung und Verengung der wichtigen Herzarterien einhergeht. Die beschriebenen Symptome resultieren aus der ungenügenden Blutversorgung des Herzmuskels. Zunächst treten die Beschwerden nur unter Belastung auf. Schreitet dieser Prozess über Jahre fort, fließt immer weniger Blut durch die Arterien und das Herz wird nicht mehr ausreichend mit Sauerstoff und Nährstoffen versorgt. In dieser Situation können plötzlich, auch in Ruhe, praktisch wie aus heiterem Himmel, Angina-pectoris-Anfälle auftreten. Die schlimmste Ausprägung ist der sogenannte Herz-Kreislauf-Stillstand. In der europäischen Gemeinschaft werden jedes Jahr 400 000 Menschen nach einem Herz-Kreislauf-Stillstand wiederbelebt, rund 80 000 sind es allein in Deutschland. Nur 60 Prozent der wiederbelebten Patienten überleben bis zur

Klinikaufnahme, nur 10 bis 15 Prozent können aus dem Krankenhaus wieder nach Hause entlassen werden. 40 Prozent der Überlebenden erlangen das Bewusstsein nicht wieder und versterben oder bleiben im sogenannten Wachkoma.

Ursachen der koronaren Herzerkrankungen

Als Ursachen werden Stress, hoher Blutdruck, Rauchen, Bewegungsmangel, Übergewicht, erhöhte Blutfette oder Diabetes genannt. Doch alle genannten Gründe werden durch Magnesiummangel begünstigt. Magnesium ist aber auch direkt für die Funktion des Herzens, für seine Widerstandskraft und auch für die Steuerung jedes Herzschlags von zentraler Bedeutung. Magnesiummangel kann die Übererregbarkeit des vegetativen Nervensystems steigern, Herzrasen und Rhythmusstörungen auslösen, zur Verengung der Blutgefäße führen und so Angina-pectoris-Beschwerden auslösen. Gleichzeitig steigt bei einem Magnesiumdefizit das Risiko für einen Herzinfarkt. Besonders groß ist die Gefahr eines Mangels, wenn der Magnesiumbedarf zusätzlich erhöht ist, etwa bei Menschen unter Stress, bei Diabetikern, bei Frauen in und nach den Wechseljahren oder bei Herzpatienten, die mit Entwässerungstabletten behandelt werden.

So hilft Magnesium dem Herzen

- Es ist für die Energieproduktion Ihres Herzens verantwortlich.
- Es ist für die Reizweiterleitung verantwortlich, also dafür, dass Ihr Herz nicht aus dem Takt gerät.
- Es verbessert die Sauerstoffaufnahme in den Herzmuskelzellen.
- Es weitet die Blutgefäße und entspannt die Muskulatur.
- Es senkt zu hohen Blutdruck und schont damit Ihr Herz.

- Es hält Ihr Blut dünnflüssig und hemmt die Bildung von Blutgerinnseln.
- Es schützt vor entzündlichen Prozessen, die die Gefäßwand schädigen.
- Es fördert die Heilung angegriffener Gefäßwände.
- Es schützt vor Schädigung durch freie Radikale.
- Es verhindert Ablagerungen in den Gefäßen.
- Es kann gemeinsam mit einer basischen Ernährung Ablagerungen wieder auflösen und entfernen.
- Es beugt Krämpfen in der gesamten Muskulatur vor, auch denen des Herzmuskels und der Blutgefäße.

Studien belegen, dass sich bei Patienten mit koronarer Herzerkrankung unter einer Magnesiumtherapie sowohl die Herzfunktion als auch die Belastbarkeit des Herzens erheblich verbessern.[34]

Magnesium-Infusionen – Standardtherapie nach Herzinfarkt. Bei der Vorbeugung wird Magnesium leider oft vernachlässigt.

Die Gabe von Magnesium zählt heute zu den Standardtherapien nach einem Herzinfarkt. Jeder Patient erhält dann hoch dosierte Magnesium-Infusionen. So werden weitere Schäden vermieden, das Herz kommt wieder in einen gleichmäßigen Rhythmus, die Durchblutung verbessert sich und die Energieproduktion in den Herzmuskelzellen wird angestoßen.[35]

Wenn Magnesium eine so bedeutende Rolle für unser Wohlergehen spielt, stellt sich natürlich die Frage, warum es nicht generell vorbeugend verabreicht wird, um Herz-Kreislauf-Erkrankungen erst gar nicht aufkommen zu lassen. Seit der legendären Framingham-Studie aus den Fünfzigerjahren wissen wir, dass sich tödliche Herz-Kreislauf-Erkrankungen umso mehr (bis zu 30 Prozent) reduzieren lassen, je höher der Magnesiumspiegel im Blut ist.[36] Ignoranz kostet Millionen Menschen jährlich das Leben. Lassen Sie es nicht so weit kommen und schützen Sie Ihr Herz mit einer täglichen Extraportion Magnesium!

Wissenschaftliche Belege für die schützende Wirkung

■ **30 Prozent weniger tödliche Herz-Kreislauf-Erkrankungen**
In der sogenannten Framingham-Studie wurden 12 340 Männer über 19 Jahre beobachtet und auf den Zusammenhang von Herz-Kreislauf-Erkrankungen und Magnesium-Blutwerten untersucht. Dabei kristallisierte sich heraus, dass Herz-Kreislauf-Erkrankungen umso häufiger auftraten, je schlechter die Magnesiumversorgung war. Die niedrigsten damals ermittelten Magnesium-Blutwerte entsprechen übrigens den deutschen „Normalwerten" für Magnesium.[37]

■ **35 Prozent niedrigeres Herzinfarktrisiko**
Auch in dieser Studie wurde das Trinkwasser der beiden Vergleichsgruppen auf seinen Magnesiumgehalt hin untersucht. Das Trinkwasser von 854 Männern und Frauen, die an einem Herzinfarkt verstarben, wies einen wesentlich geringeren Magnesiumgehalt auf als das Trinkwasser der Vergleichsgruppe, deren Teilnehmer an anderen Ursachen verstarben.[38]

Tipps zum Schutz vor Herzinfarkt

- Achten Sie auf hoch dosierte Magnesiumzufuhr.
- Machen Sie hin und wieder eine intravenöse Magnesiumkur bei Ihrem Hausarzt.
- Lernen Sie, mit Stress umzugehen oder ihn zu vermeiden. Entspannungsübungen können helfen.
- Hören Sie gegebenenfalls auf zu rauchen.
- Bewegen Sie sich täglich wenigstens 30 Minuten lang.
- Vermeiden Sie Übergewicht.
- Ernähren Sie sich basisch. Das bedeutet, zwei Drittel der Nahrung sollten aus Gemüse, Salat und Obst bestehen, ein Drittel aus Fisch, Fleisch, Brot oder Nudeln.

Herzrhythmusstörungen und plötzlicher Herztod

Das Herz schlägt unter Ruhebedingungen normalerweise etwa 60 bis 80 Mal pro Minute. Die elektrische Aktivität, die das Zusammenziehen des Herzmuskels und damit die Pulswelle auslöst, wird im Herzen selbst erzeugt. Taktgeber ist der sogenannte Sinusknoten, der im oberen Bereich des rechten Herzvorhofs liegt. Von hier aus gelangen die Impulse über die Wände der Herzvorhöfe in die Muskulatur des Herzens. Wenn man sich aufregt oder körperlich anstrengt, beschleunigt sich der Puls, während er sich zum Beispiel im Schlaf verlangsamt. Diese Veränderungen werden über das autonome Nervensystem veranlasst, das den Sinusknoten beeinflusst.

Als Herzrhythmusstörungen bezeichnet man einen unregelmäßigen oder zu schnellen Herzschlag. Leichte oder gelegentliche Herzrhythmusstörungen werden oft gar nicht bemerkt. Der unregelmäßige Herzschlag kann aber auch als „Herzstolpern" oder Herzrasen empfunden werden. Es kann zu Schwindel, Ohnmacht, Bewusstlosigkeit, Krampfanfällen sowie zu Brustschmerzen und Brustenge kommen, vereinzelt sogar zum Schock. Zu den häufigsten Herzrhythmusstörungen zählen Vorhofflimmern und Extraschläge des Herzens, sogenannte Extrasystolen.

Solange sich die elektrische Erregung über die einzelnen Herzmuskelzellen auf das gesamte Herz ausbreiten kann, funktioniert der Pumpvorgang des Herzens reibungslos. Garant für diese Reizweiterleitung ist die ausreichende Versorgung mit einzelnen Mineralstoffen wie Kalium und vor allem Magnesium. Liegt Magnesium nur in ungenügender Menge vor, kann das Herz leicht aus dem Takt kommen.

In Fachkreisen gilt Magnesium als Überlebensmineral, weil eine gute Versorgung mit Magnesium vor plötzlichem Herztod schützt. Hingegen gelten niedrige Magnesiumspiegel, verbunden mit hohen Phosphor- und Calciumspiegeln, als Risiko, an einer Herzerkrankung zu sterben.[39]

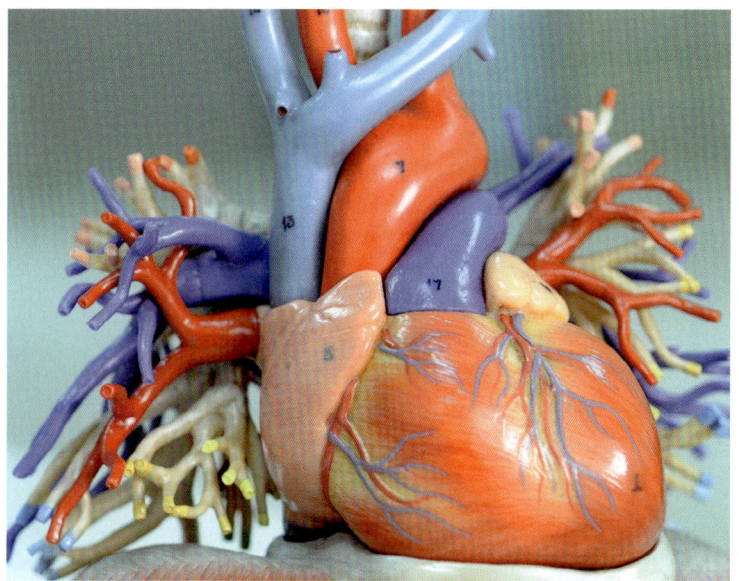

Die häufigsten Ursachen

- Bluthochdruck
- Herzklappenfehler
- Herzmuskelerkrankungen
- Hohe Phosphor- und Calciumspiegel bei gleichzeitig niedrigem Magnesiumspiegel
- Kalium- und Magnesiummangel
- Koronare Herzkrankheit (KHK) und Herzinfarkt
- Nervosität, Aufregung und Angst
- Reizleitungsstörungen des Herzens

Außer angeborenen Reizleitungsstörungen oder Herzklappenfehlern werden alle genannten Ursachen durch Magnesiummangel verstärkt. Ein Mangel an Kalium und Magnesium führt zu einer gesteigerten Aktivität der Schrittmacher- und Muskelzellen im Herzen und kann so Herzrhythmusstörungen auslösen. Diese machen sich in Form von Herzstolpern, Herzrasen und dergleichen bemerkbar. Im schlimmsten Fall kann es zu lebensbedrohlichem Kammerflimmern und plötzlichem Herztod kommen.

Mögliche Symptome

- Herzrasen (bei schnellem Herzschlag, Tachykardie)
- Herzstolpern
- Krampfanfälle, Herzschmerzen und Herzenge (*Angina pectoris*)
- Ohnmachtsanfälle, kurzzeitiger Bewusstseinsverlust
- Schwindel, Benommenheit, Verwirrtheit

Tipps zum Schutz vor Herzrhythmusstörungen

- Magnesium wirkt bei zu schnellem Herzschlag beruhigend. Deshalb auf ausreichend Magnesiumzufuhr achten.
- Bei langsamem Herzschlag *vorsichtig* mit Magnesium umgehen, da die Symptomatik verstärkt werden kann.
- Vermeiden Sie Stress und Aufregung und erlernen Sie eine Entspannungstechnik, zum Beispiel autogenes Training.
- Alkohol und Nikotin begünstigen Rhythmusstörungen, deshalb diese Genussgifte meiden.
- Lassen Sie Herzrhythmusstörungen beim Arzt abklären. Auch andere Erkrankungen wie Schilddrüsenüberfunktion können dahinterstecken.

In den vergangenen Jahren ist eine Reihe großer Untersuchungen veröffentlicht worden, die feststellen, dass ein erhöhter Verzehr von Magnesium das Risiko für Herz- und Gefäßerkrankungen senken kann. Insbesondere das Auftreten von Herzrhythmusstörungen, einer der häufigsten Ursachen für plötzlichen Herztod, wird mit einer geringen Magnesiumzufuhr in Verbindung gebracht.[40] Diesen Zusammenhang bestätigt auch die ARIC-Studie an 14 000 Teilnehmern aus den USA; danach war bei hoher Magnesiumkonzentration im Blutserum das Risiko für den plötzlichen Herztod um 55 Prozent geringer.[41]

So hilft Magnesium bei Herzrhythmusstörungen

Magnesium hilft nicht nur vorbeugend, indem es vor Rhythmusstörungen schützt; auch therapeutisch stellt erhöhte Magnesiumzufuhr eine wichtige Maßnahme dar. Mit einer Magnesiuminfusion in die Vene können Rhythmusstörungen erfolgreich behandelt werden, sowohl direkt als auch indirekt. Durch den steigenden Magnesiumspiegel wird Kalium vermehrt in der Niere rückresorbiert, was den niedrigen Kaliumspiegel in der Zelle ansteigen lässt. Gleichzeitig wird der Einstrom von Calcium in die Muskelzellen blockiert. Jedoch auch oral oder äußerlich zugeführtes Magnesium kann einen wichtigen Beitrag zur Herzgesundheit leisten, indem es Rhythmusstörungen vorbeugt. Magnesiummangel könnte auch die Antwort auf die Frage nach dem Auslöser des plötzlichen Herztods bei scheinbar gesunden Menschen, ja sogar bei jungen Leuten und Sportlern sein, bei denen in der Obduktion völlig normale, durchgängige Herzarterien gefunden wurden.

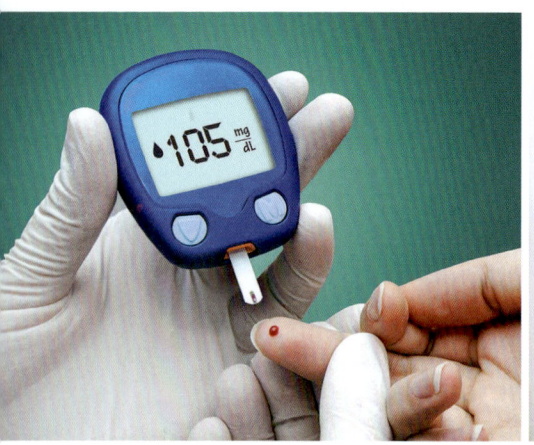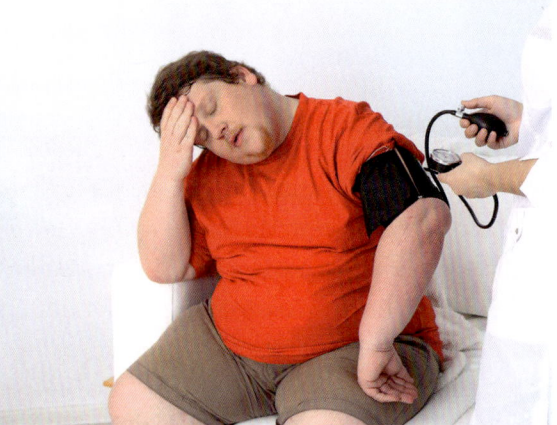

Diabetes und Metabolisches Syndrom

Diabetes mellitus

Diabetes mellitus ist eine Erkrankung, bei der es aus unterschiedlichen Gründen zu erhöhten Blutzuckerspiegeln kommt. Sie ist eine der ältesten bekannten Krankheiten und wurde schon in einem ägyptischen Papyrus beschrieben. Weil der Urin der Kranken wegen des ausgeschiedenen Zuckers süßlich schmeckte, wurde sie als „honigsüßer Durchfluss" (Diabetes mellitus) bezeichnet. Diabetes ist eng mit Herz-Kreislauf-Erkrankungen verbunden. Man unterscheidet zwei Arten, den Typ-1-Diabetes und den Typ-2-Diabetes.

Typ-1-Diabetes

Der Typ-1-Diabetes ist eine seltene Autoimmunerkrankung (etwa 5 bis 10 Prozent aller Diabetespatienten), bei der das körpereigene Immunsystem die insulinproduzierenden Zellen in der Bauchspeicheldrüse zerstört. In der Folge kommt es innerhalb weniger Tage bis Wochen zum Ausbleiben der Insulinproduktion und zu hohen Blutzuckerspiegeln. Insulin hat die Aufgabe, den mit der Nahrung aufgenommenen

Zucker aus dem Blut in die Körperzellen zu schleusen, die ihn zur Energiegewinnung brauchen. Ohne Insulin steigt der Blutzuckerspiegel rasch an. Wer an Typ-1-Diabetes leidet, muss regelmäßig und ein Leben lang Insulin spritzen, um den Blutzucker zu senken.

Typ-2-Diabetes

Der Typ-2-Diabetes ist dagegen eine chronische Stoffwechsel-erkrankung, die zunächst weniger durch einen Mangel an Insulin gekennzeichnet ist, sondern vielmehr durch eine Insulinresistenz. Im Vordergrund steht also das verminderte Ansprechen der Körperzellen auf Insulin. Obwohl der Körper immer mehr Insulin produziert, um doch noch Zucker in die Zellen pressen zu können, gelingt ihm das nur mäßig. Das führt sowohl zu erhöhten Blutzucker- als auch zu erhöhten Insulinspiegeln. Das Hormon ist nicht mehr in der Lage, den Zucker bedarfsgerecht in die Zellen zu transportieren.

Der Typ-2-Diabetes zählt zu den verbreitetsten Volkskrankheiten der westlichen Welt. Jedes Jahr erkranken etwa 3 Millionen Menschen neu an Typ-2-Diabetes. Allein in Deutschland leiden 8 Millionen an dieser Stoffwechselerkrankung, mit steigender Tendenz. Überernährung und Bewegungsmangel lassen die Zahl der Typ-2-Diabetiker kontinuierlich ansteigen. Die Dunkelziffer ist hoch und so gehen Experten sogar von rund 10 Millionen Betroffenen in Deutschland aus. Diabetes ist aber auch ein weltweites Problem. Mehr als 246 Millionen Diabetiker soll es weltweit geben. In den letzten 20 Jahren hat sich ihre Zahl versiebenfacht.[42] Bis 2030 rechnet die Weltgesundheitsorganisation mit einem Anstieg auf 366 Millionen Erkrankte. Auch immer mehr Kinder und Jugendliche sind von Typ-2-Diabetes betroffen, der früher Altersdiabetes hieß, weil nur alte Leute daran erkrankten. Diese

Entwicklung ist nicht nur für die Betroffenen fatal, sondern stellt auch einen enormen volkswirtschaftlichen Schaden dar, weil sie die Gesundheitssysteme an den Rand ihrer Leistungsfähigkeit bringt.

Das Metabolische Syndrom

„Metabolisches Syndrom" ist die Bezeichnung für das gleichzeitige Auftreten von mindestens drei von vier unterschiedlichen Zivilisationskrankheiten, die gemeinsame Ursachen haben und einander verstärken. Es handelt sich dabei um bauchbetontes Übergewicht, Bluthochdruck, erhöhte Blutfette und Insulinresistenz.

Kennzeichen des Metabolischen Syndroms

- Bauchbetontes Übergewicht
- Bluthochdruck
- Erhöhte Blutgerinnung
- Erhöhte Blutzuckerspiegel
- Erhöhte Insulinspiegel im Blut
- Erhöhtes „schlechtes" LDL-Cholesterin
- Erhöhtes Calcium-Magnesium-Verhältnis in der Zelle
- Insulinresistenz
- Niedrige Magnesiumspiegel im Blut
- Niedriges „gutes" HDL-Cholesterin

Etwa jeder vierte Mitteleuropäer leidet am Metabolischen Syndrom, dieser tückischen Stoffwechselstörung, die als entscheidender Risikofaktor für Herz-Kreislauf-Erkrankungen, Schlaganfall und andere Erkrankungen gilt, die mit Veränderungen der Gefäße einhergehen. Die Folgen dieses Wohlstandssyndroms sind schwerwiegend: Die Gefäßverkalkung wird massiv gefördert und das Sterberisiko der Betroffenen steigt auf das Zwei- bis Dreifache an.

Risikofaktoren für Typ-2-Diabetes und Metabolisches Syndrom

Die Entstehung des Typ-2-Diabetes sowie des Metabolischen Syndroms wird maßgeblich durch unseren westlichen Lebensstil begünstigt. Zwar gibt es eine familiäre Veranlagung für die Entwicklung eines Diabetes, dies bedeutet jedoch nicht, dass die Krankheit auch tatsächlich ausbrechen muss. Wer die weiter unten aufgeführten Ratschläge beherzigt, hat gute Chancen, gesund zu bleiben, auch wenn eine genetische Disposition vorliegt. Als wichtigste Risikofaktoren gelten immer noch falsche Ernährung, Übergewicht und Bewegungsmangel. Was jedoch viele nicht wissen: Auch Magnesiummangel kann ein Risikofaktor für die Entstehung des Typ-2-Diabetes und des Metabolischen Syndroms sein. Mit einer Extraportion Magnesium kann der Ausbruch der Erkrankung verhindert werden. Auch für diejenigen, die bereits erkrankt sind, spielt Magnesium eine wichtige Rolle. Gute Magnesiumversorgung erleichtert die Blutzuckereinstellung und stoppt das Fortschreiten der Erkrankung. Insbesondere die gefürchteten Folgeerkrankungen lassen sich dadurch vermeiden.

Risikofaktoren für die Entstehung von Typ-2-Diabetes

- Bewegungsmangel
- Erbliche Disposition
- Falsche Ernährung
- Magnesiummangel
- Übergewicht

Folgen von Typ-2-Diabetes und Metabolischem Syndrom

Erhöhter Blutzucker, Bluthochdruck und LDL-Cholesterin schädigen langfristig Blutgefäße und Nerven. Das kann zu zahlreichen Organstörungen führen. Folgekrankheiten sind beispielsweise Herzinfarkt, Schlaganfall, Nierenschwäche, Netzhautschäden, Erektionsstörungen, Nervenschäden, Depressionen und viele andere. Sie werden oft fälschlicherweise als „Spätschäden" bezeichnet. Aber viele dieser Folgekrankheiten können bereits in einem sehr frühen Stadium der Diabeteserkrankung beziehungsweise des Metabolischen Syndroms auftreten.

Untersuchungen haben gezeigt, dass bei bis zu 50 Prozent der Diabetiker der Magnesiumspiegel im Blut dramatisch niedrig ist. Die vermehrte Ausscheidung von Magnesium über die Nieren, die sich als Folge des erhöhten Blutzuckerspiegels und der Übersäuerung einstellt, ist als Hauptgrund für die unzureichende Versorgung mit dem Mineralstoff zu nennen. Diese Unterversorgung mit Magnesium verstärkt wiederum die Insulinresistenz. Dabei wäre es so einfach, diesen Teufelskreis zu durchbrechen – effektiv, nebenwirkungsfrei und kostengünstig: einfach mit täglicher Verabreichung von Magnesium.

So wirkt Magnesium bei Diabetes und Metabolischem Syndrom

Magnesium ist also für Diabetiker und Menschen mit Metabolischem Syndrom von überragender Bedeutung. Mit einer ausreichenden Versorgung können nicht nur die Folgen des Diabetes abgemildert und die Blutzuckereinstellung verbessert, sondern auch deutlich das Risiko, überhaupt an Diabetes zu erkranken, reduziert werden.[43] Dies ergab auch eine Auswertung der *Nurses Health Study* an 85 000 Krankenschwestern sowie der *Health Professionals Follow-up Study*, die 43000 Männer untersuchte.[44] Hier hatten die Teilnehmer mit der höchsten Zufuhr an Magnesium ein um ein Drittel niedrigeres Risiko, an Diabetes zu erkranken, als die, die am wenigsten Magnesium zu sich nahmen.

Groß angelegte epidemiologische Studien beweisen, dass sowohl das Risiko für Typ-2-Diabetes als auch das Risiko für das Metabolische Syndrom mit sinkendem Magnesiumgehalt in der Nahrung steigen.[45, 46] Eine mexikanische Studie von 2008 fand heraus, dass Menschen mit Magnesiummangel ein 2,5-fach höheres Risiko für Diabetes aufweisen als solche mit einem normalen Magnesiumspiegel.[47] Insofern empfiehlt es sich auch für Gesunde, auf ausreichend Magnesium in der Nahrung zu achten, um einer Diabeteserkrankung vorzubeugen. Dies gilt insbesondere für Menschen mit einer familiären Veranlagung zu Diabetes.

Bei familiärer Veranlagung zu Diabetes: vorbeugen mit Magnesium!

Umfangreiche Untersuchungen bestätigen, dass Diabetiker durchweg einen niedrigeren Magnesiumspiegel aufweisen als Gesunde.[48, 49, 50] Gründe dafür sind vermutlich, dass Diabetiker weniger magnesiumreiche Lebensmittel essen und den Mineralstoff vielleicht schlechter aufnehmen. Zum anderen verlieren sie mehr Magnesium mit dem Urin. Entwässernde Medikamente (Diuretika) oder Herzpräparate (Digitalis) können die Situation noch verschärfen. Eine Metaanalyse ergab ein um 15 Prozent vermindertes Diabetesrisiko je 100 Milligramm zusätzlich verzehrtem Magnesium.[51]

Magnesiumtherapie bei Diabetikern

Eine Magnesiumtherapie kann bei Diabetikern die Blutzuckereinstellung optimieren sowie zum Schutz vor diabetischen Folgeerkrankungen beitragen. Gerade bei Diabetikern ist auch ein Mangel an Vitamin B_1 verbreitet. Dadurch fallen vermehrt schädliche Abfallprodukte des Zuckerstoffwechsels an, sogenannte *Advanced Glycation Endproducts* (AGEs). Diese verzuckerten Eiweiße sind an Alterungsprozessen und an der Entstehung diabetischer Folgeerkrankungen wie Gefäß- und Nervenschädigungen beteiligt.

Magnesium verbessert die Wirkung von Insulin, das den Blutzuckerspiegel reguliert. Gleichzeitig senkt es den Blutdruck und reduziert das „schlechte" LDL-Cholesterin. Auch der Bildung von Blutgerinnseln, die zu den gefürchteten Thrombosen führen können, wirkt Magnesium entgegen. Dadurch hilft Magnesium auch, Folgeerkrankungen zu vermeiden. Je höher die Magnesiumzufuhr, desto geringer ist das Risiko, an Diabetes oder Metabolischem Syndrom zu erkranken.

Tipps zum Schutz vor Diabetes und Metabolischem Syndrom

- Führen Sie täglich hoch dosiert Magnesium zu, zusätzlich zu Ihrer Nahrung.
- Schränken Sie den Verzehr schnell verfügbarer Kohlenhydrate wie Süßigkeiten, Brot, Weißmehl, Nudeln und Kartoffeln ein.
- Essen Sie drei Mal am Tag eine vollwertige Mahlzeit und verzichten Sie auf Snacks zwischendurch.
- Trinken Sie hauptsächlich kalorienfreie Getränke wie Wasser, ungesüßten Tee oder Kaffee.
- Bewegen Sie sich täglich, wenigstens 30 Minuten lang.
- Reduzieren Sie gegebenenfalls Übergewicht.

Achtung: Wer an Typ-2-Diabetes oder am Metabolischen Syndrom erkrankt ist und kein zusätzliches Magnesium zuführt, handelt fahrlässig!

Übergewicht

Übergewicht ist *die* Erkrankung des 21. Jahrhunderts. Mehr als 60 Prozent der Bevölkerung in den westlichen Ländern sind davon betroffen.[52] Die Ursachen dafür liegen in den bereits erwähnten Veränderungen unseres Essverhaltens. Es scheint so zu sein, dass ungezügeltes Essen und Heißhunger damit zusammenhängen, dass der Körper mit der heute üblichen Ernährung nicht das bekommt, was er eigentlich braucht. Das Übergewicht ist außerdem zugleich Ausgangspunkt vieler weiterer, schwerwiegender Erkrankungen.

Wenn wir das Problem „Übergewicht" in den Griff bekommen wollen, müssen wir wieder lernen, auf unseren gesunden Appetit zu hören und uns zu ernähren, wie es der Gattung Mensch entspricht, sozusagen „artgerecht". Sich von seinem gesunden Appetit leiten zu lassen heißt, wieder Lust auf natürliche Lebensmittel zu verspüren: auf Gemüse statt Pommes frites, Obst statt Kuchen, Nüsse statt Schokoriegel, Vollkornprodukte statt Weißmehl, auf frisch zubereiteten Fisch oder Fleisch statt „Burger" und auf Wasser statt Softgetränke und Alkohol.

Das bedeutet nun nicht, dass man die hier angeprangerten Lebensmittel überhaupt nicht mehr verzehren dürfte, aber Sie sollten maßvoll damit umgehen. Die Erfahrung zeigt, dass mit dem Wiedererlangen des gesunden Appetits die Gelüste nach süßen und stark verarbeiteten Lebensmitteln ganz von alleine deutlich nachlassen. (Mehr zum Thema „Übergewicht" und wie man gesund abnimmt lesen Sie unter www.dr-barbara-hendel.com)

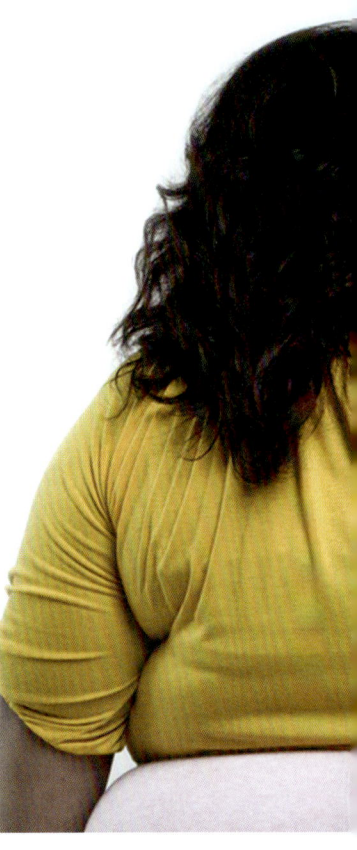

Wie Magnesiummangel zu Übergewicht führt

- Magnesiummangel erschwert das Einschleusen von Glukose in die Zellen.
- Es kommt zur vermehrten Insulinausschüttung.
- Die Zellen werden insulinresistent.
- Der Blutzuckerspiegel und der Insulinspiegel steigen.
- Ein hoher Insulinspiegel verhindert den Fettabbau und fördert die Fetteinlagerung.
- Überschüssige Glukose wird zu Fett umgewandelt, als Fett eingelagert und führt zu Übergewicht.
- Das Fett lagert sich bevorzugt im Bauchinneren an.
- Bauchfett bildet eigenständig Hormone und Entzündungsstoffe und wird daher mit vielfältigen Gesundheitsbeschwerden in Zusammenhang gebracht.
- Das Diabetesrisiko, der Blutdruck und das Risiko für Herz-Kreislauf-Erkrankungen steigen.

Magnesium – unverzichtbar für den Energiestoffwechsel

Magnesium und die B-Vitamine sind Nährstoffe zur Bereitstellung von Energie. Sie aktivieren spezielle Enzyme, die die Verdauung, die Aufnahme und Verwertung von Eiweiß, Fett und Kohlenhydraten steuern. Fehlt Magnesium oder ist zu wenig davon vorhanden, können die Nährstoffe nicht für die Energiegewinnung verwertet werden und landen in den Fettzellen.

Magnesium ist unverzichtbar, wenn Insulin seine Arbeit erfüllen soll. Ohne Magnesium kann Insulin die Zelle nicht öffnen und somit auch nicht die Glukose an die Zelle abgeben. Die Energieproduktion stockt, weil kein Zucker in die Zelle gelangt. Gleichzeitig schüttet der Körper immer mehr Insulin

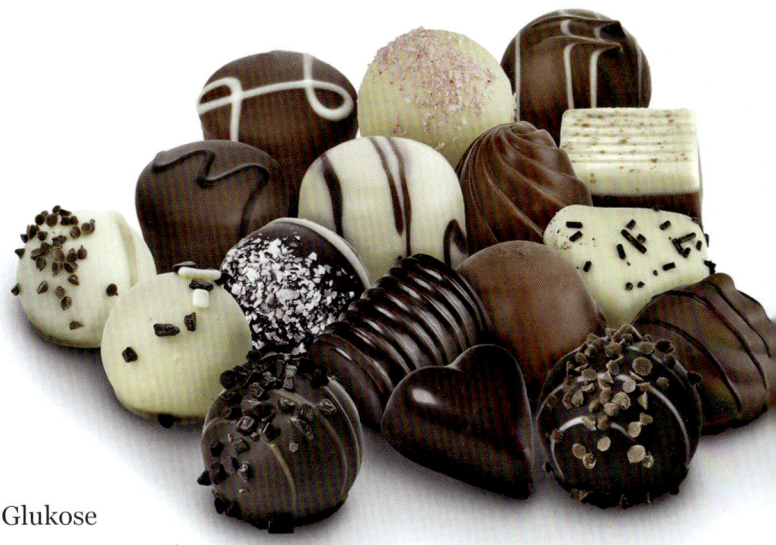

aus – in dem Bemühen, die Glukose doch noch in die Körperzellen zu transportieren. Der Insulinspiegel steigt. Das vermehrt ausgeschüttete Insulin fördert aber nicht nur die Entstehung von Diabetes, sondern hemmt auch den Fettabbau und begünstigt zusätzlich die Einlagerung von Fetten in die Fettzellen. Die Folge ist Übergewicht.

Fett wird in den Mitochondrien verbrannt. Diese „Zellkraftwerke" arbeiten am besten, wenn sie ausreichend mit Magnesium versorgt werden. Fehlt dieses, dann lahmt der Fettstoffwechsel und das Abnehmen fällt schwer. Die aufgrund des Magnesiummangels erhöhten Blutfette schädigen zusätzlich die Gefäßwände. Langfristig steigt damit das Risiko für Arterienverkalkung (Arteriosklerose) und deren Folgeerkrankungen (Herzinfarkt oder Schlaganfall).

Es gibt auch einen unmittelbaren Zusammenhang zwischen *Stress* und Übergewicht.[52] Abgesehen davon, dass in Stresssituationen auch der Magnesiumverbrauch um ein Vielfaches erhöht ist, macht das unter Stress vermehrt ausgeschüttete Hormon Cortisol das Abnehmen unmöglich. Es scheint so, als ob der Körper in der Stresssituation alle seine Ressourcen „festhalten" wollte, um genügend Energie für die Abwehr eines drohenden Angriffs bereitstellen zu können. Hinzu kommt, dass die meisten Betroffenen unter *Dauerstress* leiden und sich nicht in einer kurzzeitigen, vorübergehenden Ausnahmesituation befinden.

So hilft Magnesium bei Übergewicht

Optimal mit Magnesium versorgt zu sein ist Voraussetzung für erfolgreiche Gewichtsabnahme und auch das Halten des reduzierten Gewichts wird mit Magnesium einfacher. Magnesium kurbelt den Stoffwechsel und die Verbrennung wieder an und mindert so die Fettreserven.

Natürlich genügt es zum Abnehmen nicht, einfach nur täglich Magnesium zuzuführen, dann die Hände in den Schoß zu legen und darauf zu warten, dass die Pfunde „purzeln". Sich mit dem Thema Ernährung beschäftigen, auf die Qualität der einzelnen Lebensmittel achten und auf Fastfood möglichst verzichten, all das sind Voraussetzungen für eine gesunde Gewichtsabnahme. Wer die richtigen Lebensmittel zum richtigen Zeitpunkt isst und auf ausreichend Magnesium achtet, kann sich satt essen und nimmt trotzdem ab.

Tipps zum Reduzieren von Übergewicht

- Täglich zusätzlich Magnesium einnehmen, um den Stoffwechsel zu unterstützen
- Drei Mahlzeiten täglich essen, nicht mehr und nicht weniger
- Zwischenmahlzeiten entfallen grundsätzlich
- Keine kalorienhaltigen Getränke konsumieren
- Vorsicht mit schnell verfügbaren Kohlenhydraten wie Zucker und Weißmehlprodukten (hoher glykämischer Index)
- Komplexe Kohlenhydrate wie Gemüse, Salate, Obst und Vollkornprodukte vorziehen (niedriger glykämischer Index)
- Täglich mindestens 2 Liter Wasser trinken (Das aktiviert den Stoffwechsel und transportiert die beim Abnehmen anfallenden Schlackenstoffe ab.)
- Sich regelmäßig bewegen (Ideal sind je zwei Mal pro Woche Krafttraining und Ausdauertraining.)

Schlaganfall

Rund 50 000 Menschen pro Jahr erleiden in Deutschland einen Schlaganfall. Die Krankheit ist die dritthäufigste Todesursache und die häufigste Ursache für Langzeitbehinderungen. Bei einem Schlaganfall wird das Gehirn nicht mehr ausreichend mit Blut versorgt, das Sauerstoff und Nährstoffe ins Gehirn transportiert. In 80 bis 85 Prozent der Fälle verstopft ein Blutgerinnsel ein Gefäß. Es kann aber auch eine Hirnarterie platzen, dann kommt es zur gefürchteten Hirnblutung. Je früher der Schlaganfall behandelt wird, desto besser ist die Prognose – jede Minute zählt.

Ursachen eines Schlaganfalls

Die eigentliche Ursache des Schlaganfalls ist in den meisten Fällen Arteriosklerose. Es gibt weitere Ursachen, die zu einer Hirnblutung beitragen können, etwa eine Gefäßaussackung (ein sogenanntes Aneurysma, häufig angeboren) oder bestimmte Gehirntumoren. Der Schlaganfall ist neben dem Herzinfarkt die schwerwiegendste Folgeerkrankung der Arteriosklerose. Die Risikofaktoren des Schlaganfalls sind identisch mit denen der Arteriosklerose: bauchbetontes Übergewicht, Bluthochdruck, Fettstoffwechselstörungen, Diabetes, Rauchen, Bewegungsmangel, Blutverklumpungen – und Magnesiummangel. Während beim Herzinfarkt circa 30 Minuten Zeit bleiben, das Blutgerinnsel aufzulösen, um die Versorgung des Herzmuskels wiederherzustellen und so das Absterben des betroffenen Areals zu verhindern, ist das Gehirn nicht so „tolerant". Gerade einmal 10 Minuten kann das Gehirn nach der Unterbrechung der Sauerstoffzufuhr seine Funktion aufrechterhalten. Nach Ablauf dieser Zeit verliert der Betroffene das Bewusstsein. Bereits nach 30 Sekunden ohne Sauerstoff kann keine elektrische Hirnaktivität mehr registriert werden und

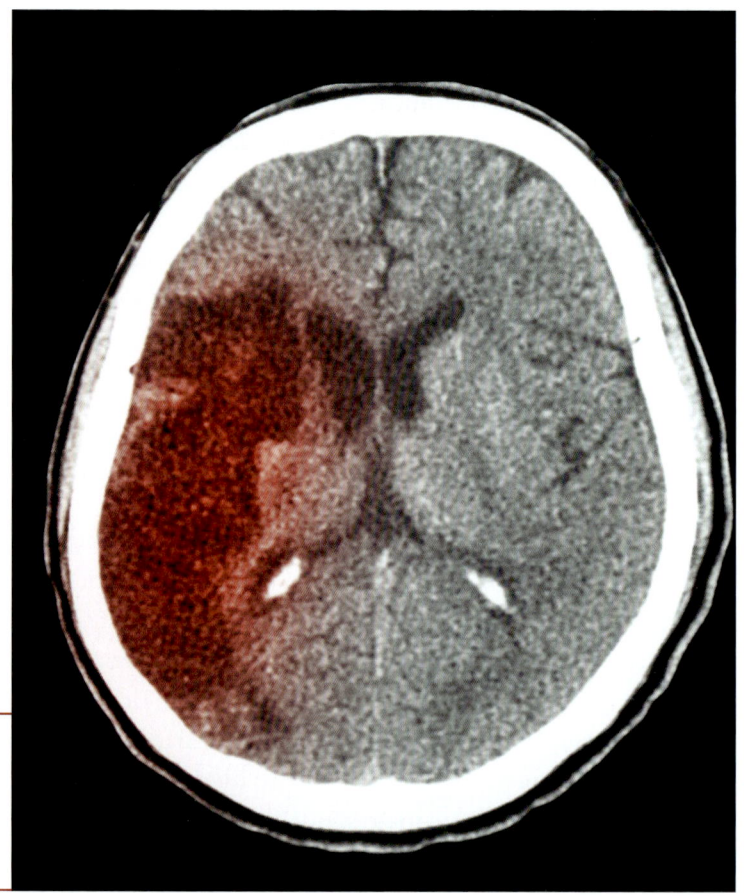

Schlaganfall durch Blutung im Gehirn wegen des Platzens einer Arterie

nach 3 Minuten kommt es zu dauerhaften Schädigungen der Nervenzellen des Gehirns. Nach 10 Minuten ohne Sauerstoffzufuhr sind bereits weitreichende Nervenzellschäden im Gehirn nachweisbar. In der Regel wird also der minderversorgte Gehirnabschnitt absterben. Mit mühsamem und langwierigem Training können zwar andere Gehirnabschnitte die Funktionen teilweise übernehmen, der ursprüngliche Zustand wird sich jedoch nie wieder herstellen lassen.

So hilft Magnesium bei einem Schlaganfall

Unterversorgung mit Magnesium fördert entscheidende Risikoparameter für Bluthochdruck, Typ-2-Diabetes, Fettstoffwechselstörungen und gefäßschädigende Entzündungen, also letztendlich die Faktoren, die auch zur Entstehung von Schlaganfällen beitragen. Im Umkehrschluss kann ausreichend hohe tägliche Magnesiumzufuhr das Risiko eines Schlaganfalls signifikant vermindern. Das ist das Ergebnis einer Metaanalyse von sieben Studien mit insgesamt 241 378 Teilnehmern, bei denen sich 6477 Schlaganfälle ereigneten.

Frühwarnzeichen – so kündigt sich ein Schlaganfall an

Ein Schlaganfall kündigt sich bereits Wochen im Voraus an. Aber nur die wenigsten Menschen wissen die eher unspezifischen Warnsignale zu deuten, zumal sie vorübergehend sind und nach einer gewissen Zeit wieder verschwinden.

Vorboten eines Schlaganfalls können sein:
- Kurzzeitige Blindheit oder Sehstörungen auf einem Auge
- Doppelbilder
- Lähmungserscheinungen oder Taubheitsgefühl in Armen oder Beinen
- Kribbeln oder Missempfindungen in Armen oder Beinen
- Kurzzeitige Sprachstörungen
- Schwindel
- Extrem starke, einmalig auftretende Kopfschmerzen

Wer diese Warnzeichen bei sich oder einem nahen Angehörigen beobachtet, der sollte unverzüglich einen Arzt aufsuchen und die Symptome abklären lassen, denn bei rechtzeitiger Behandlung kann ein Schlaganfall häufig verhindert werden.

Je höher die tägliche Magnesiumaufnahme, desto niedriger das Risiko, zukünftig einen Schlaganfall zu erleiden. Jede Zunahme der täglichen Magnesiumaufnahme um 100 Milligramm führt den Daten zufolge zu einer Abnahme des Schlaganfallrisikos um 8 Prozent. Insbesondere traten Schlaganfälle, die durch Gefäßverschlüsse hervorgerufen wurden, unter einer guten Magnesiumversorgung seltener auf.[53]

Da das Schlaganfallrisiko wesentlich von der Höhe des Blutdrucks beeinflusst wird, vermindern alle Maßnahmen, die zur Senkung erhöhter Blutdruckwerte beitragen, das Schlaganfallrisiko. Einer Studie zufolge konnten Patientinnen mit

---

Tipps zum Vermeiden eines Schlaganfalls

Die Gefahr eines Schlaganfalls ist unmittelbar mit dem Zustand der Gefäße verbunden. Deshalb gelten hier die gleichen Tipps wie bei Arteriosklerose.

- Gegebenenfalls sofort mit dem Rauchen aufhören!
- Tägliche hoch dosierte Magnesiumsubstitution, eventuell von kurmäßigen intravenösen Infusionen unterbrochen
- Auf basische Ernährung achten (viele Gemüse und Obst), unter Umständen ein Basenpulver einnehmen
- Omega-3-Fettsäuren zu sich nehmen
- Antioxidantien wie Curcumin, alpha-Liponsäure, Resveratrol oder Astaxanthin einnehmen
- Sich täglich mindestens 30 Minuten bewegen
- Alkohol in Maßen, zum Beispiel ein Glas Rotwein pro Tag
- Auf ausgeglichenes Calcium-Magnesium-Verhältnis achten (maximal 2 zu 1)
- Ausreichend Wasser trinken, pro Tag mindestens 30 Milliliter pro Kilogramm Körpergewicht

einer Bluthochdruckerkrankung besonders von einer guten Magnesiumversorgung profitieren.[54] Die bisherigen Forschungsergebnisse zusammenfassend kann man davon ausgehen, dass eine ausreichend hoch dosierte Magnesiumgabe (ergänzend zur Standardtherapie des Bluthochdrucks) einen relevanten blutdrucksenkenden Effekt leistet.[55] Es liegen deutliche Hinweise dafür vor, dass Magnesiummangel zu einem unzureichenden Ansprechen blutdrucksenkender Medikamente führen kann. Wer also langfristig Einfluss auf sein Schlaganfallrisiko nehmen möchte, sollte auf seine tägliche Magnesiumaufnahme achten. Besonders Bluthochdruckpatienten mit zu geringer Magnesiumzufuhr über die Ernährung können von einer Magnesiumsupplementation in Ergänzung zur medikamentösen Bluthochdruck-Standardtherapie profitieren.

Wissenschaftliche Belege

40 Prozent niedrigeres Schlaganfallrisiko

In einer Studie wurde das Trinkwasser von 17 133 Schlaganfallpatienten mit dem Trinkwasser von 17 133 an anderen Ursachen verstorbenen Patienten verglichen. Dabei stellte sich heraus, dass das Trinkwasser der Schlaganfallpatienten durchweg einen sehr niedrigen Magnesiumgehalt aufwies, während dies bei der Vergleichsgruppe nicht der Fall war.[56]

48 Prozent weniger Schlaganfälle

43 785 Männer mit Bluthochdruck wurden 8 Jahre lang beobachtet. Dabei stellte sich heraus, dass die Gruppe mit der höchsten Magnesiumzufuhr (430 Milligramm pro Tag) trotz Bluthochdruck am besten vor Schlaganfall geschützt war.[57]

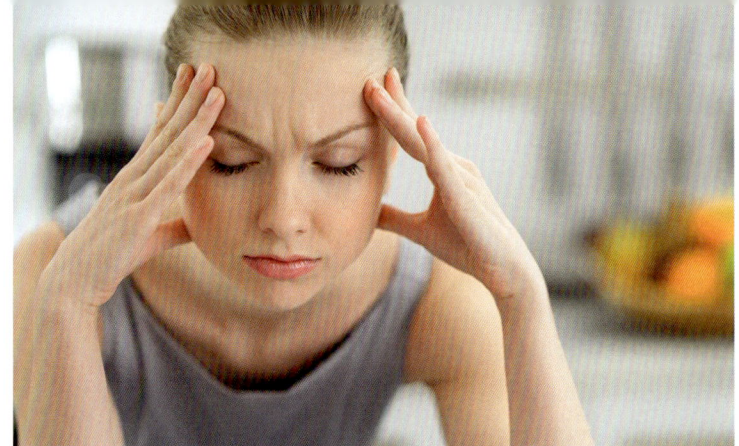

Migräne

Rund 6 bis 8 Prozent der Männer und bis zu 18 Prozent der Frauen leiden mehr oder weniger regelmäßig an Migräne-attacken. Diese chronische Erkrankung beschert den Betroffenen einen enormen Leidensdruck, nicht nur in Form heftiger Kopfschmerzen, sondern oft auch mit Übelkeit und Erbrechen. Die Kopfschmerzen treten in der Mehrzahl der Fälle halbseitig auf, können aber auch im gesamten Kopf wahrgenommen werden. Von der Empfindung her sind die Schmerzen pulsierend und besonders im Bereich von Stirn, Schläfen und Augen lokalisiert. Dabei sind die Betroffenen empfindlich gegenüber Licht und Lärm. Zum Teil gehen der Migräne spezifische Empfindungen wie zum Beispiel Seh-störungen voraus, die sogenannte Aura. Körperliche Belastungen wie Treppensteigen oder Bewegung an frischer Luft verstärken die Beschwerden, Ruhe und Dunkelheit lindern sie. Patienten, die an Migräne leiden, sind während der Schmerzanfälle kaum in der Lage, am öffentlichen Leben, am Arbeits- oder Schulalltag oder an Freizeitaktivitäten teilzunehmen. Schwere Migräneattacken können bis zu 3 Tage dauern.

Ursachen für Migräne

Kopfschmerzen und Migräne können verschiedene Ursachen haben. Neben genetischen Faktoren zählen Stress, Schlaf-mangel, grelles Licht, hormonelle Störungen oder Verspannungen im Schulter-Nacken-Bereich, aber auch Nikotin oder zu viel Alkohol zu den Auslösern. Auch bei Flüssigkeitsmangel durch zu geringe Trinkmenge kann es zu einem Migräneanfall kommen. Weitere Triggerfaktoren sind bestimmte Wetterlagen wie Föhn oder ein Wetterwechsel. Bei Frauen kann die Migräne in Zusammenhang mit ihrer Periode stehen. Sie kann auch durch bestimmte Lebensmittel ausgelöst werden: Reifer Käse, Schokolade oder Rotwein sind die bekanntesten Trigger für Migräne. Aber auch Zitrusfrüchte, Walnüsse, Erdnüsse, Tomaten und Zwiebeln oder größere Mengen Koffein wurden als Migräneauslöser ausgemacht. Gepökeltes Fleisch oder Geschmacksverstärker wie Glutamat stehen ebenfalls im Verdacht, Migräneattacken auszulösen. Auch ein absinkender Blutzuckerspiegel kann eine Kopfschmerzattacke begünstigen. Für Betroffene ist es deshalb wichtig, regelmäßig und ausgewogen zu essen, damit der Blutzuckerspiegel konstant bleibt.

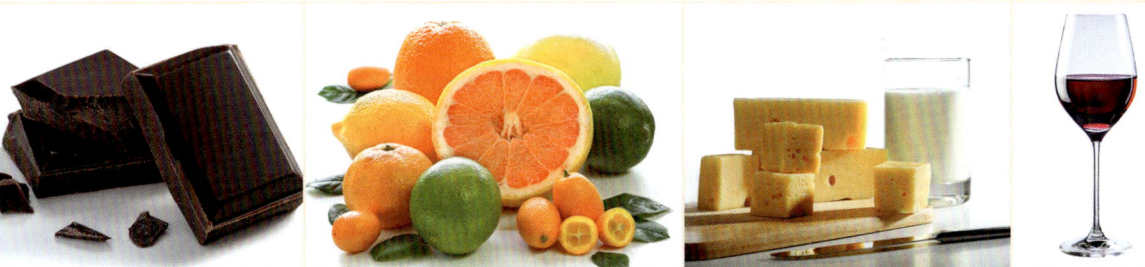

Diese Lebensmittel lösen häufig Migräne aus.

Manche Migränepatienten reagieren auf den Geruch schwerer Parfüms mit einem Anfall. Andere vertragen kein helles, flackerndes Licht, etwa auf der Kinoleinwand, oder sind bei flirrendem Sonnenlicht empfindlich. Einer der häufigsten Migräneauslöser ist jedoch Stress. Dabei treten die Attacken in der Regel nicht dann auf, wenn der Stress am größten ist, sondern entweder davor oder danach, wenn die Anspannung nachlässt. Man spricht dann von der „Wochenendmigräne". In Sachen Migräne wurde viel Ursachenforschung betrieben. Dabei stellte sich eher beiläufig heraus, dass alle Migränepatienten mehr oder weniger ausgeprägt unter Magnesiummangel litten. Heute weiß man, dass chronischer Magnesiummangel entscheidend an der Entstehung von Migräne beteiligt ist.

Entstehung einer Migräne

Welche Vorgänge im Gehirn die typischen Migränesymptome bewirken, ist nicht eindeutig geklärt. Bei Migräne ist jedenfalls das Gleichgewicht des Gehirnstoffwechsels, an dem Magnesium beteiligt ist, gestört. Vor allem die Botenstoffe Serotonin, Noradrenalin und CGRP (*Calcitonin Gene Related Peptide*) sind fehlgesteuert. Diese beeinflussen unter anderem die Schmerzempfindlichkeit der Blutgefäße. Offenbar sind bei Migräne die kleinen Blutgefäße des Gehirns entzündlich verändert.

Magnesiummangel trägt entscheidend zum Auftreten von Migräne bei.

Zusätzlich kommt es zu einer fehlenden Schmerzhemmung im Hirnstamm mit den typischen Migränekopfschmerzen. So scheinen bei einem Migräneanfall einige Nervennetze übermäßig stark erregt zu sein. Auch nimmt man an, dass der Stoffwechsel des Botenstoffs Serotonin verändert sei, der auf die Blutgefäße wirkt und sie für bestimmte Moleküle durchlässiger macht. Als Folge sind bei Migräne die Wände der Blutgefäße des Gehirns gereizt und bestimmte Substanzen können ins Gewebe übertreten. Es kommt zur Entzündung und zu Schmerzen in Gefäßen und Nerven. Zusätzlich wird durch den erhöhten Blutspiegel des Botenstoffs CGRP die Weiterleitung von Schmerzen erleichtert.

Klassische Therapie der Migräne

Zur Behandlung werden neben Medikamenten entspannende Therapien eingesetzt. Das Ziel der Migränebehandlung ist es, die Symptome zu lindern und die Häufigkeit der Migräneattacken zu verringern. Zwar hat die Migränetherapie mit Einführung der Triptane (zum Beispiel *Sumatriptan*) im Jahr 1993 einen Quantensprung gemacht, doch können Schmerzmittel nicht unbegrenzt eingenommen werden und sie sind zudem mit nicht unerheblichen Nebenwirkungen behaftet. Als vorbeugende Maßnahme gegen Migräneattacken werden blutdrucksenkende Beta-Blocker, Calcium-Antagonisten und sogar Mittel gegen Epilepsie oder Antidepressiva als Dauermedikation eingesetzt.

Die meisten dieser Medikamente sind – salopp gesagt – richtige „Hämmer" und mit schweren, zum Teil persönlichkeitsverändernden Nebenwirkungen verbunden. Dabei könnte man mit einer simplen täglichen Gabe von Magnesium ähnlich gute Ergebnisse erzielen, ganz ohne Nebenwirkungen. Und andere Beschwerden, die Sie vielleicht gar nicht mit Magnesiummangel in Zusammenhang bringen, werden gleich mitbehandelt. Wenn Sie also unter Migräne leiden, sollten Sie lieber gestern als heute mit zusätzlicher Magnesiumzufuhr beginnen, und zwar dauerhaft.

So hilft Magnesium bei Migräne

Magnesium vermindert Muskelkrämpfe durch seine regulierende und entspannende Wirkung auf die Muskelzellen. Es kann die Gefäßspasmen, die eine Migräneattacke einleiten, verhindern. Die *MigräneLiga e. V. Deutschland* empfiehlt deshalb zur Migräneprophylaxe, Magnesium täglich hoch dosiert (600 bis 900) zuzuführen.

In mehreren Studien wurde nachgewiesen, dass zusätzliches hoch dosiertes Magnesium – über einen längeren Zeitraum verabreicht – die Migräneattacken deutlich verringert. Und zwar sowohl in ihrer Ausprägung und Heftigkeit als auch in ihrer Anzahl – und das ohne jegliche Nebenwirkungen.[58, 59]

Magnesium ...

... entspannt die Kopf- und Nackenmuskulatur, die Migräne auslösen können.

... gilt als natürlicher Schutz gegen Stress, der als Hauptauslöser für Migräne angesehen wird.

... hat eine positive und entspannende Wirkung auf das Nervensystem.

... verhindert Gefäßspasmen, die eine Migräneattacke einleiten.

... schützt vor Blutverklumpungen und Verdickung des Blutes, die zu Migräne auslösenden Gefäßspasmen führen können.

Tipps zum Vermeiden von Migräne

- Täglich hoch dosiert Magnesium zuführen
- Ein Migränetagebuch führen, um eventuellen Auslösern auf die Spur zu kommen
- Auf eine geregelte Lebensweise achten
- Mit regelmäßigem Ausdauersport vorbeugen
- Entspannungsübungen wie Muskelentspannung nach Jacobson oder autogenes Training in den Tagesablauf einbauen
- Individuelle Strategien herausfinden, um Stresssituationen zu vermeiden
- Massagen zur Entkrampfung der Nacken- und Rückenmuskulatur

Osteoporose und Knochenfestigkeit

Im Laufe der Jahre verlieren unsere Knochen an Substanz, das ist ein ganz normaler Prozess. Entscheidend für seinen Krankheitswert ist sein Ausmaß. Von Osteoporose (Knochenschwund) spricht man bei stark reduzierter Knochendichte. Zwar bleiben Männer keineswegs verschont, doch ist Osteoporose vor allem ein Leiden der Frauen. Sie sind mehr als doppelt so oft betroffen wie Männer. Nach dem 50. Lebensjahr beziehungsweise nach den Wechseljahren erleidet jede dritte Frau einen durch Osteoporose bedingten Knochenbruch.

Osteoporose ist in erster Linie eine Stoffwechselerkrankung und entsteht nicht, wie vielfach angenommen, nur durch Mangel an Calcium in unserer Nahrung. *Bewegung* ist der wichtigste Faktor, wenn man Osteoporose vermeiden oder wenigstens das Fortschreiten der Erkrankung stoppen will. Denn Bewegung löst einen Reiz auf die knochenaufbauenden Zellen aus und *stärkt* so die Knochen. Gleichzeitig wird dadurch das Knorpelgewebe mit Nährstoffen versorgt und bei Frauen jenseits der 50 werden auf diese Weise wieder vermehrt Östrogene gebildet, die dem Abbau des Knochens entgegenwirken.

Natürlich ist ausreichend Calcium und auch Vitamin D für die Festigkeit des Knochens wichtig. Um Calcium aber überhaupt in den Knochen einbauen zu können, braucht der Körper Magnesium. Wer nur Calcium und kein Magnesium zu sich nimmt, schadet seinem Körper. Denn was passiert mit dem Calcium, wenn es nicht in den Knochen eingebaut werden kann? Es wird entweder mit dem Urin ausgeschieden oder in den Gefäßen abgelagert und fördert deren Verkalkung.

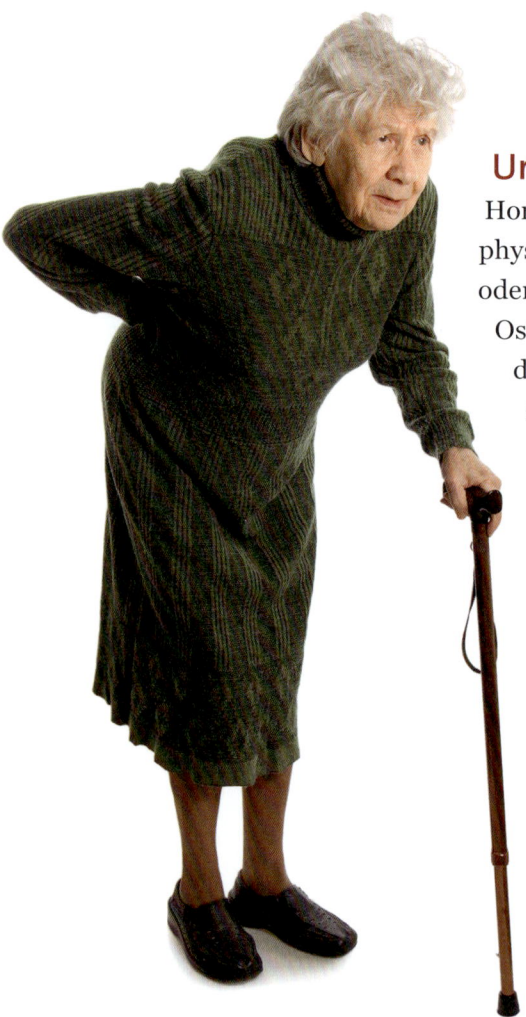

Ursachen der Osteoporose

Hormonmangel nach den Wechseljahren sowie ein physiologischer, altersbedingter Knochenabbau oder eine familiäre Veranlagung begünstigen die Osteoporose; diese Faktoren alleine müssen jedoch nicht gleich einen krankhaften Knochenschwund auslösen. Die entscheidende Ursache für die Entstehung von Osteoporose ist der Lebensstil. Das betrifft vor allem den Mangel an Bewegung und die zu geringe Aufnahme von Magnesium, Calcium und Vitamin D über die Nahrung. Bei bettlägerigen Patienten geht die Knochenmasse besonders schnell zurück. Der Knochen reagiert auf das Ausbleiben aufbauender Reize und baut sich selbst ab.

Magnesiumarmut fördert den Knochenschwund. Ist nicht ausreichend Magnesium vorhanden, holt sich der Körper Magnesium aus den Knochen. Er betreibt gewissermaßen Raubbau am Skelett, um Magnesium für die Energiegewinnung und viele andere lebenswichtige Aufgaben bereitzustellen. Dadurch nimmt die Knochendichte ab und das Osteoporose-Risiko steigt.

Auch Rauchen und Alkohol spielen eine Rolle. Rauchen verstärkt den Abbau des knochenschützenden Östrogens (sowohl bei Männern als auch bei Frauen) und Alkohol verursacht über vermehrte Ausscheidung einen Magnesium- und Calciumverlust. Osteoporose kann auch als Folge der Behandlung mit bestimmten Medikamenten oder in Verbindung mit anderen Erkrankungen auftreten.

Bei älteren Menschen verdoppelt Untergewicht das Risiko für Osteoporose. Der Body-Mass-Index (BMI) sollte deshalb nicht unter 20 liegen. (Berechnung wie folgt: Die Körpergröße in Meter mit sich selbst multiplizieren, also ins Quadrat setzen – das Körpergewicht in Kilogramm durch das Ergebnis der Multiplikation teilen)

Der Grund für die erwähnte Folge von Untergewicht: Nach den Wechseljahren können Frauen im Muskel- und Fettgewebe noch eine kleine Reserve an Östrogenen bilden. Die Geschlechtshormone fördern den Knochenaufbau. Bei Untergewicht entfällt dieser „Bonus".

So hilft Magnesium bei Osteoporose

Wer sein Knochengerüst bis ins hohe Alter fest und stabil erhalten möchte, sollte weder Magnesium noch Calcium und Vitamin D in der Ernährung vernachlässigen. Hierbei ist auch auf ein ausgewogenes Verhältnis zu achten. Da die meisten Menschen durch den Verzehr von Milchprodukten ohnehin genügend Calcium zu sich nehmen, ist die Zuführung von Magnesium von entscheidender Bedeutung für die Vermeidung und Behandlung der Osteoporose. Nur wenn genügend Magnesium vorhanden ist, kann Calcium in den Knochen eingebaut werden.

Magnesium selbst sorgt im Knochen für die Festigkeit. Es stimuliert ein spezielles Hormon, das Calcitonin, das Calcium aus dem Blut und dem Weichteilgewebe in den Knochen befördert und so nicht nur für die Festigkeit des Knochens sorgt, sondern auch Ablagerungen von Calcium in Gefäßen, Nieren und Gelenken verhindert. Gleichzeitig unterdrückt Magnesium das Parathormon, das Mineralien aus dem Knochen lösen kann. Und im Darm wandelt Magnesium als

Ko-Faktor das Vitamin D in seine aktive Form um, damit Calcium überhaupt resorbiert werden kann.

Viele Jahre hat man propagiert, gegen Osteoporose Calcium zuzuführen. Insbesondere der Verzehr von calciumhaltigen Milchprodukten wurde empfohlen. Doch Langzeitstudien haben gezeigt, dass sich bei denjenigen, die sich an diese Empfehlung gehalten haben, die Osteoporose verschlimmert hat. Nicht die Zufuhr von Calcium ist entscheidend für die Vermeidung oder Behandlung der Osteoporose, sondern an erster Stelle Magnesium. Denn ohne Magnesium ist Calcium wertlos. Besonders bei älteren Menschen, bei denen die Magnesiumaufnahme ohnehin bereits im kritischen Bereich liegt, sollten zusätzlich zur Nahrung wenigsten 400 bis 600 Milligramm Magnesium täglich zugeführt werden.

Tipps zum Vermeiden von Osteoporose

- Täglich Magnesium zuführen, oral und/oder transdermal
- Auf ein ausgewogenes Verhältnis von Calcium und Magnesium achten
- Fertigkost und Cola-Getränke meiden (hoher Phosphatgehalt!)
- Übergewicht gegebenenfalls reduzieren
- Tägliche gelenkschonende Bewegung wie *Nordic Walking*, Schwimmen oder strammes Spazierengehen
- Alkohol meiden oder nur sehr selten und dann in geringem Maße konsumieren
- Rauchen gegebenenfalls einstellen!

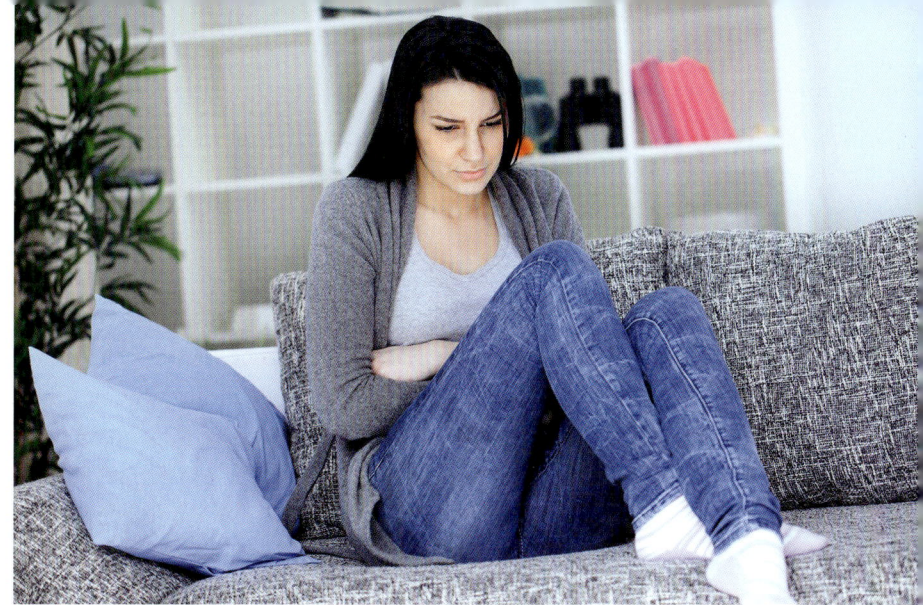

Menstruationsbeschwerden, PMS und Klimakterium

Menstruationsbeschwerden

Die Gebärmutter besteht aus glatter Muskulatur. Wie jeder andere Muskel benötigt sie Magnesium für ihre normale Funktion. Während der Menstruation ziehen sich die Gebärmuttermuskeln zusammen, um die alte Schleimhaut abzustoßen. Mit dem Einsetzen der Periode treten bei zahlreichen Frauen mehr oder weniger stark ziehende und auch krampfartige Schmerzen im unteren Bauch- und Rückenbereich auf. Dabei sorgt Magnesium dafür, dass sich die Muskulatur ordnungsgemäß zusammenzieht und wieder erschlaffen kann. Fehlt es an Magnesium, so kommt es zu *verstärkten* Muskelkrämpfen. Die Folge sind Regelschmerzen und überdurchschnittlich starke Blutungen.

Häufig werden Mittel aus der Pflanzenheilkunde wie Schafgarbe, Frauenmantel oder Mönchspfeffer eingesetzt, um die Beschwerden zu lindern. Weniger bekannt ist, dass eine Substitution mit Magnesium hervorragende Dienste leisten kann. Denn letztendlich werden die Beschwerden zu einem großen Teil durch Magnesiummangel hervorgerufen.

Prämenstruelles Syndrom (PMS)

Jede dritte deutsche Frau leidet am prämenstruellen Syndrom. Dabei handelt es sich um ein Frauenleiden, das einige Tage vor der Monatsblutung auftritt. Es kann zu Brust- und Bauchschmerzen, Gewichtszunahme, Wassereinlagerungen, Kreislaufproblemen, Kopfschmerzen, Reizbarkeit und Stimmungsschwankungen führen. Durch die Hormonverschiebungen vor der Regelblutung werden vermehrt Magnesium und Vitamin B_6 verbraucht. Die B-Vitamine gelten als die „Nervenvitamine" und Magnesium als das Mineral für ruhige Nerven. Beide werden auch für die Produktion des „Glückshormons" Serotonin benötigt. Je weniger Serotonin im Gehirn verfügbar ist, desto stärker ausgeprägt sind Aggression und Depression. Magnesium- und Vitamin-B_6-Gaben können bei PMS psychische Symptome mit gereizter Stimmung und Kopfschmerzen lindern. In mehreren Studien wurde nachgewiesen, dass Magnesium Stimmungsschwankungen und Angstgefühle verringert.[60] In Kombination mit Vitamin B_6 wird diese Wirkung noch verstärkt.[61a]

Wechseljahrbeschwerden

Die Wechseljahre oder das Klimakterium bezeichnen die Jahre der hormonellen Umstellung vor und nach der letzten Regelblutung. Diese Zeit ist gekennzeichnet durch den Rückgang der weiblichen Geschlechtshormone, vor allem von Östrogen und FSH, dem follikelstimulierenden Hormon. Dieses Hormonungleichgewicht kann die typischen Wechseljahrbeschwerden hervorrufen. Dazu gehören vor allem Hitzewallungen, Schweißausbrüche, Stimmungsschwankungen, Schlafstörungen und Nervosität. Wechseljahrbeschwerden stellen keine Krankheit dar; sie werden von den Betroffenen unterschiedlich stark empfunden. Viele Frauen haben damit

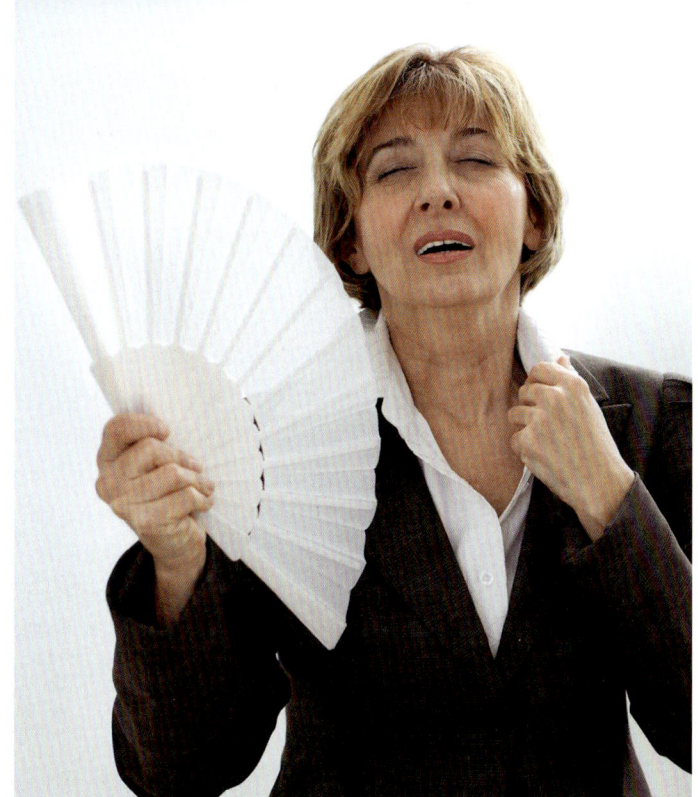

gar kein Problem oder sehr geringe Probleme. Bei manchen Frauen sind die Symptome aber so ausgeprägt, dass sie eine echte Belastung darstellen. Hier können pflanzliche Substanzen wie Mönchspfeffer (*Agnus castus*), Traubensilberkerze (*Cimicifuga racemosa*), Baldrian, Hopfen oder Johanniskraut gute Dienste leisten und den Übergang erleichtern. Eine *konventionelle* Hormonersatztherapie mit Östrogenen ist nur im äußersten Notfall und zeitlich begrenzt in Erwägung zu ziehen, da mittlerweile eine brustkrebsfördernde Wirkung nachgewiesen ist.

So hilft Magnesium bei gynäkologischen Beschwerden

Zusätzliches Magnesium kann sowohl bei Menstruations- und Wechseljahrbeschwerden als auch beim prämenstruellen Syndrom wertvolle Hilfe leisten. Denn häufig ist Magnesiummangel mitverantwortlich für die Beschwerden. Durch hormonell bedingte Veränderungen wird vermehrt Magnesium über die Nieren ausgeschieden. Auch durch die Schwitzattacken im Klimakterium kann der Körper erhebliche Mengen an Magnesium verlieren. Magnesium entspannt die glatte Muskulatur der Gebärmutter und wirkt so schmerzhaften Krämpfen entgegen. Es beruhigt die Nerven, hebt den Serotoninspiegel und trägt so zu guter Laune bei. Durch die Beruhigung des gesamten Nervensystems verbessert sich auch die Schlafqualität. Der Wasserhaushalt und die Wärmeregulation werden ebenfalls von Magnesium beeinflusst. Damit wird klar, warum Magnesium Wassereinlagerungen (Ödeme) beim PMS und Hitzewallungen im Klimakterium beseitigen kann. Und ganz nebenbei schützt Magnesium auch noch vor Osteoporose und Bluthochdruck.

Tipps bei Menstruationsbeschwerden, PMS und Klimakterium

- Während der kritischen Tage Magnesium hoch dosiert zuführen und auch im Intervall Magnesium substituieren
- Entspannungsbad mit Magnesium, alternativ ein Fußbad
- Eine Wärmflasche auf dem Bauch lindert akute Schmerzen.
- Körperliche Aktivität lindert die Beschwerden.
- Lebensmittel bevorzugen, die reich an Omega-3-Fettsäuren sind (Lachs, Makrele), sowie pflanzliche Samenöle (Leinöl, Rapsöl), alternativ Omega-3-Fettsäuren als Nahrungsergänzung. Sie wirken den Schmerzbotenstoffen entgegen.
- Kaffee und Alkohol meiden, sie können die Beschwerden verschlimmern.
- Auf einen gesunden Lebensstil mit regelmäßigem Schlaf, ausreichend Bewegung und gesunder Ernährung achten.
- Rauchen gegebenenfalls einstellen, da es neben den bekannten Gesundheitsschäden die Symptomatik von PMS und Regelschmerzen verstärkt.

Schwangerschaft

Die meisten Frauen wissen, dass während der Schwangerschaft und Stillzeit ein erhöhter Bedarf an Nährstoffen, Vitaminen und Spurenelementen besteht. Dass in dieser Zeit aber auch die ausreichende Versorgung mit Magnesium eine wichtige Rolle spielt, wissen wohl die wenigsten. Magnesiummangel kann den Verlauf einer Schwangerschaft stark beeinträchtigen. Neben Verstopfung, verstärktem Schwangerschaftserbrechen und nächtlichen Wadenkrämpfen kann es zu Bluthochdruck mit verminderter Durchblutung von Plazenta und Gebärmutter kommen. Zusätzlich kann ein erhöhtes Risiko für vorzeitige Wehen, Blutungen und eine Frühgeburt bestehen. Durch das Wachstum des ungeborenen Kindes steigt der Bedarf an Magnesium. Gleichzeitig erhöht sich durch hormonelle Veränderungen in der Schwangerschaft die Ausscheidung von Magnesium über die Nieren um etwa 25 Prozent. Dieser Verlust ist selbst bei gesündester Ernährung praktisch nicht aufzufangen. Deshalb sollte jede Schwangere zusätzlich mit Magnesium versorgt werden.

Schwangerschaftskomplikationen

Kommt es während der Schwangerschaft zu erhöhtem Blutdruck, spricht man von Schwangerschaftsbluthochdruck. Bei manchen Schwangeren kann sich daraus eine Präeklampsie entwickeln. Dahinter verbirgt sich ein Symptomkomplex aus Bluthochdruck, Eiweißverlusten, Wasseransammlungen im Gewebe (Ödemen), Kopfschmerzen, Oberbauchschmerzen und Augenflimmern. Bei der gefürchteten Eklampsie treten zusätzlich Krampfanfälle auf. Dies kann bis zu lebensbedrohlichen Verlaufsformen mit Leberschwellung und Zerfall der roten Blutkörperchen führen. Eine Präeklampsie oder Eklampsie führt häufig zu Frühgeburten und Wachstumsstörungen

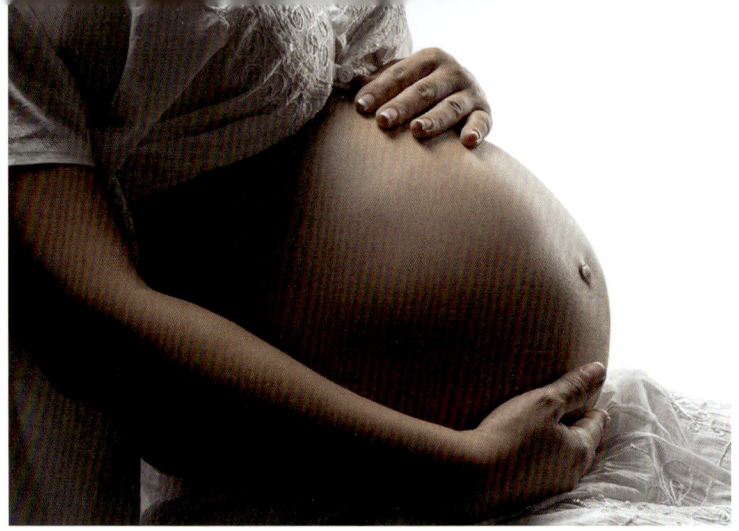

bei Neugeborenen. Auch die Entwicklung eines Diabetes gehört zu den Schwangerschaftskomplikationen. Lassen Sie es nicht so weit kommen – Magnesium kann Sie vor Bluthochdruck, Eklampsie und Diabetes schützen.

So hilft Magnesium in der Schwangerschaft

Ausreichende Magnesiumzufuhr kann die typischen Schwangerschaftsbeschwerden wie Brechreiz, Übelkeit und Muskelkrämpfe vermeiden oder zumindest reduzieren und lindern. Die muskelentspannende Wirkung von Magnesium vermeidet Krämpfe der Muskulatur und das Auftreten vorzeitiger Wehen. Zusätzlich kann Magnesium schwere Schwangerschaftskomplikationen vermeiden helfen. Mithilfe von Magnesium können die Zuckerbausteine besser in die Zellen transportiert werden, weil es die Wirkung des Insulins verbessert. Dadurch kann ein Schwangerschaftsdiabetes verhindert werden.

In den letzten Jahren konnte in mehreren Studien nachgewiesen werden, dass sich eine ausreichend hohe Magnesiumzufuhr während der Schwangerschaft sehr positiv auswirkt. Frühgeburten konnten verhindert werden, Blutungen und vorzeitige Wehen konnten gestoppt und die natürliche Geburt eines gesunden Kindes gefördert werden.[61b]

Lediglich kurz vor dem errechneten Geburtstermin sollte kein Magnesium mehr zusätzlich zugeführt werden, da die

Wehentätigkeit damit beeinträchtigt werden kann. In der anschließenden Stillzeit ist zusätzliche Magnesiumzufuhr dann wieder notwendig. Denn die Natur hat es so eingerichtet, dass in erster Linie der Nachwuchs gut versorgt sein soll. Alles, was für das Wachstum des Kindes wichtig ist – Mineralstoffe, Vitamine, Spurenelemente, Eiweißbausteine, Kohlenhydrate und Fette – geht in die Muttermilch über. Nur wenn dann noch Magnesium übrig bleibt, steht es der Mutter selbst zur Verfügung. Um Mangelversorgung zu vermeiden, sollte jede stillende Mutter auf genügend Vitalstoffe (wie Magnesium) in der Nahrung achten.

Tipps für eine komplikationsfreie Schwangerschaft

- Führen Sie täglich Magnesium zu! (Die gängigen Kombinationspräparate für Schwangere enthalten leider kein Magnesium.)
- Zusätzlich Folsäure, Vitamin B-Komplex, Vitamin C und E einnehmen
- Eisen im Blut kontrollieren lassen und gegebenenfalls einnehmen
- Nicht für *zwei* essen! Der Kalorienbedarf ist in der Schwangerschaft nicht erhöht, allenfalls in den letzten Wochen und dann auch nur um etwa 10 Prozent.
- Während Schwangerschaft und Stillzeit nicht rauchen und keinen Alkohol trinken!
- Rohmilchprodukte, rohes Fleisch, rohen Fisch und rohe Eier meiden (Gefahr von Listerose und Toxoplasmose)
- Nahen Kontakt zu Katzen meiden (Gefahr von Toxoplasmose)
- Auf vollwertige und ausgewogene Ernährung achten

Depressionen und Ängste

Etwa vier Millionen Deutsche leiden an Depressionen, jeder fünfte Erwachsene erlebt mindestens eine depressive Phase im Leben. In den dunklen Herbst- und Wintermonaten ist die Anzahl noch höher, weil Lichtmangel zusätzlich auf die Stimmung drückt. Man spricht dann von der Winterdepression. Die Häufigkeit von Depressionen nimmt dabei seit Jahren immer mehr zu. Depressionen gehören zu den am häufigsten unterschätzten Erkrankungen überhaupt – nicht zuletzt deshalb, weil im alltäglichen Sprachgebrauch der Ausdruck „deprimiert" oft einfach mit traurig gleichgesetzt wird. Eine klinische Depression ist jedoch mehr als nur einfach Niedergeschlagenheit oder Traurigkeit. Betroffene fühlen sich meist antriebslos, haben Konzentrationsstörungen und leiden an Schuld- oder Angstgefühlen. Depressionen haben in

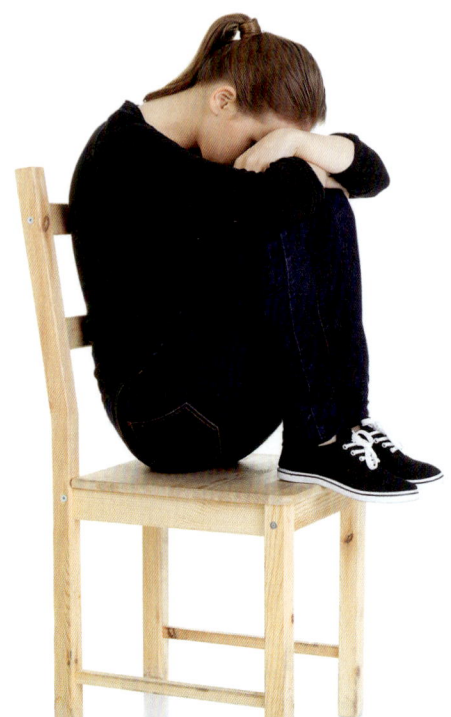

den meisten Fällen mehr als eine einzige Ursache. Körperliche und genetische Einflüsse treten mit psychischen und psychosozialen Auslösern in Wechselwirkung und verstärken sich gegenseitig.

Als körperliche Auslöser von Depression gelten Fehlregulationen bestimmter Hormone des Hirnstoffwechsels, die aus der Balance geraten sind. Die Botenstoffe Serotonin und Noradrenalin liegen dann nicht mehr in der optimalen Konzentration vor. Ist das Gleichgewicht dieser Botenstoffe gestört, können die Impulse zwischen den Hirnzellen nicht mehr richtig übertragen werden. Das schlägt sich in den Gefühlen und Gedanken des Betroffenen nieder. Auch die Ausschüttung des Stresshormons Cortisol kann eine Depression auslösen, besonders wenn eine Veranlagung für Depressionen besteht. Kommen dann externe Auslöser hinzu – beispielsweise starke Belastungen am Arbeitsplatz, Verlust von Freunden oder Angehörigen –, kann eine Depression offenbar werden.

Risikofaktoren für die Entstehung einer Depression
- Bewegungsmangel
- Erbliche Veranlagung
- Lichtmangel (Defizit an Vitamin D)
- Magnesiummangel
- Traumatische Situationen
- Verluste oder Verlustängste

Magnesiummangel und Depression

Magnesium ist an der Regulation der Nervenbotenstoffe Dopamin oder Serotonin im Gehirn beteiligt. Sie sind dafür verantwortlich, ob wir gut oder schlecht gelaunt sind. Wissenschaftler haben Magnesiummangel als eine der mitverantwortlichen Ursachen für die Entstehung von Depression identifiziert.

Fehlt Magnesium, kann dies bei latent depressiven Menschen zu einer ausgeprägten Depression führen. Dabei sind die depressiven Symptome umso stärker ausgeprägt, je niedriger die täglich aufgenommene Magnesiumdosis ist. Eine norwegische Studie bestätigt diesen Zusammenhang eindrucksvoll. Die Wissenschaftler befragten 5708 Norweger nach ihren Ernährungsgewohnheiten und erfassten ihre depressiven Symptome. Sie stellten fest: Je mehr Magnesium die Patienten zu sich nahmen, desto seltenere und geringer ausgeprägte Anzeichen von Depression wiesen sie auf. Probanden, die weniger Magnesium aufnahmen, hatten ein erhöhtes Risiko, eine Depression zu entwickeln. Dabei war magnesiumarme Kost sogar ein höherer Risikofaktor als beispielsweise mangelnde Bewegung.[62]

In einer anderen Studie wurde an 402 Studenten untersucht, inwiefern die Einnahme von Magnesium einen positiven Einfluss auf depressive Verstimmungen hat. Es zeigte sich ein umgekehrt proportionales Verhältnis zwischen Magnesiumaufnahme und depressiver Verstimmung, und zwar unabhängig von Alter, Geschlecht, Gewicht oder sozialen Kontakten. Mit anderen Worten: Je mehr Magnesium zugeführt wurde, desto besser die Stimmung der Studenten.[63]

So hilft Magnesium bei Depressionen

Die Zufuhr von Magnesium kann eine Depression verhindern oder zumindest die Symptome verringern. Die „Wunderwaffe" ist an vielen Stoffwechselreaktionen beteiligt, unter anderem an der Bildung des „Glückshormons" Serotonin. Im Prinzip wirkt es wie klassische Medikamente gegen Depressionen: Es erhöht den Serotoninspiegel im Gehirn – nur ganz ohne Nebenwirkungen. Antidepressiva fangen letztendlich die Auswirkungen eines Magnesiummangels auf.

Man ist also gut beraten, es zunächst einmal mit Magnesium zu versuchen, bevor man eine Behandlung mit „schweren Geschützen" wie Antidepressiva beginnt. Falls das gewünschte Ergebnis mit Magnesium allein nicht erreicht wird, ist immer noch Zeit genug, eine andere Therapie zu wählen. Magnesium reguliert außerdem ein überdrehtes Zentralnervensystem herunter, indem es die Erregung von Nervenzellen im Gehirn, im Rückenmark und in den Nervenbahnen dämpft. Gute Versorgung mit Magnesium führt zu mehr Gelassenheit und besserem Schlaf, löst Ängste, verringert die Geräuschempfindlichkeit und sorgt über die Bildung von Serotonin für bessere Stimmung.

Bei depressiven Verstimmungen: Zuerst die Magnesiumversorgung optimieren, bevor man Antidepressiva einnimmt.

Tipps bei Depressionen und Ängsten

- Sorgen Sie für gute Magnesiumversorgung mit täglichen zusätzlichen Magnesiumgaben.
- Suchen Sie sich eine sportliche Betätigung, die Ihnen Spaß macht. Körperliche Aktivität regt die Produktion des Glückshormons Serotonin an.
- Nehmen Sie professionelle Hilfe in Anspruch.

Altern, Demenz und Alzheimerkrankheit

Ein Thema, dass uns in Zukunft mehr und mehr beschäftigen wird, ist die derzeit oft angesprochene „Überalterung" der Bevölkerung. Durch die gute medizinische Versorgung werden die Menschen heute immer älter, der Lebensstil wird jedoch immer ungesünder. Alte Leute leiden häufig an mehreren schweren Erkrankungen gleichzeitig, allen voran Herz-Kreislauf-Erkrankungen, Arteriosklerose und deren Folgen, Typ-2-Diabetes und Osteoporose. Nicht selten werden dagegen bis zu zehn Medikamente gleichzeitig verordnet. Die körperlichen Abbauprozesse und die Pflegebedürftigkeit lassen sich damit aber nicht aufhalten. Eine Entwicklung, die auch für die Betroffenen nicht wünschenswert ist. Denn wer will schon krank und gebrechlich alt werden und auf Pflege anderer angewiesen sein.

Besonders alarmierend ist die wachsende Zahl der an Demenz und Alzheimer erkrankten Menschen, die auf Fürsorge rund um die Uhr angewiesen sind. Das bringt ganze Familien, die für die alte Mutter oder den Vater da sein wollen, an den Rand ihrer Leistungskraft. Diese Entwicklung ist nicht nur ein familiäres und sozialpolitisches Problem, sondern auch eine volkswirtschaftliche Belastung, deren Bewältigung künftige Generationen vor enorme Herausforderungen stellen wird.

Die Ursachen einer Demenz können unterschiedlich sein. In den meisten Fällen liegt schlechte Durchblutung und damit unzureichende Sauerstoff- und Nährstoffversorgung des Gehirns aufgrund einer ausgeprägten Arteriosklerose vor. Man spricht hier von der „vaskulären Demenz". Bei der Alzheimerkrankheit handelt es sich um eine Sonderform der Demenz.

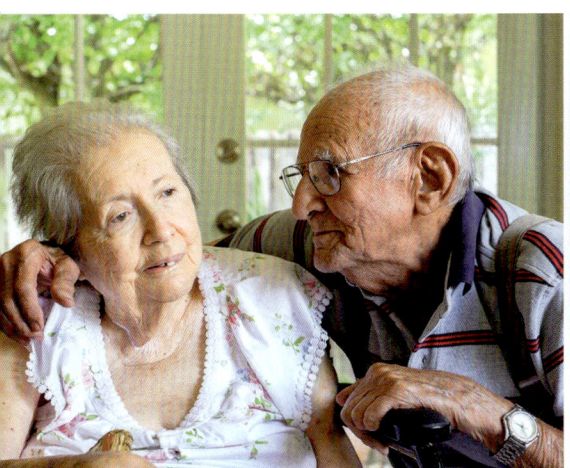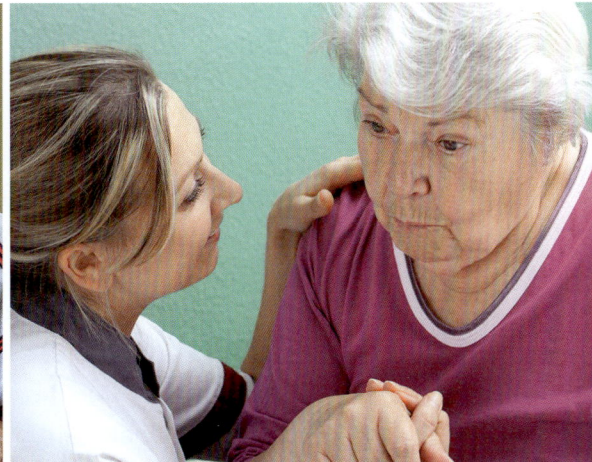

Gefäßbedingte Altersdemenz

Den Autoschlüssel verlegen, sich nicht mehr an einen Namen erinnern, den Gesprächsfaden verlieren oder einen Termin verpassen – das passiert auch jüngeren Menschen. Vergessen erfüllt im Grunde genommen eine wichtige Funktion für die Gedächtnisleistung, denn es filtert aus der Flut von Informationen das Wichtige heraus. Unwichtiges wird aussortiert und so wird Raum für neue Inhalte geschaffen.

Doch wenn sich solche Vorkommnisse häufen, sollte man dies nicht mit bloßer Vergesslichkeit abtun. Die Altersdemenz kommt schleichend. Zuerst leidet das Kurzzeitgedächtnis darunter. Informationen, die nur kurzzeitig benötigt werden, sind dort abgelegt, etwa der Termin beim Friseur. Dagegen sind Inhalte, die das Gehirn für dauerhaft wichtig erachtet, im Langzeitgedächtnis gespeichert. Alte Menschen können stundenlang aus ihrer Kindheit oder über den Krieg erzählen – aber was es gerade zu Mittag gab, haben sie schon vergessen. Alarmierend wird es, wenn die Vergesslichkeit über mehrere

Monate anhält und weitere geistige Beeinträchtigungen hinzukommen. Bei Demenz gehen nicht nur das Erinnerungsvermögen und die Merkfähigkeit verloren, sondern im Laufe der Zeit auch komplexe Fähigkeiten und Handlungsabläufe. Schreitet der Gedächtnisschwund voran, verändert sich nach und nach die Persönlichkeit des Betroffenen.

Alzheimerkrankheit

Die Alzheimerkrankheit ist die bekannteste Ursache und Spielart der Demenz. Sie beginnt meistens mit Gedächtnisschwäche, Vergesslichkeit, Orientierungs- und Sprachstörungen. Auch jüngere Menschen können davon betroffen sein. Das Vollbild der Alzheimererkrankung ist geprägt von Persönlichkeitsstörungen, Verhaltensveränderung, falscher Zuordnung von Gegenständen und völliger Orientierungslosigkeit. Betroffene gehen beispielsweise im Nachthemd zum Einkaufen oder legen das Brot in den Kleiderschrank. Sie können weder sagen, wie sie heißen, noch erkennen sie nächste Verwandte. Die Ursache ist noch nicht bekannt. In den Gehirnen der Betroffenen finden sich jedoch charakteristische Eiweißablagerungen aus Beta-Amyloid, das eine zentrale Rolle bei der Entstehung von Alzheimer spielt. Diese sogenannten senilen Plaques aus Amyloid lagern sich auch in den kleinen Blutgefäßen des Gehirns ab, wodurch die Sauerstoff- und Nährstoffversorgung des Gehirns zusätzlich beeinträchtigt wird.

Magnesiummangel und Demenz

Im Alter an Demenz zu erkranken, ist für jeden ein Schreckgespenst. Für manche ist diese Vorstellung so unerträglich, dass sie lieber bewusst aus dem Leben scheiden, solange sie noch handlungsfähig sind (zum Beispiel Gunter Sachs). Dabei könnte jeder mit einem gesunden Lebensstil viel dazu beitragen, dass es nicht so weit kommt. Selbst für bereits Erkrankte ist es nicht zu spät, denn auch eine Verbesserung des Krankheitsbildes ist möglich. Wer gesund alt werden möchte, kommt an einer bewussten Lebensführung nicht vorbei. Ausreichende Versorgung mit Magnesium gehört dazu. Natürlich sind im Alter auch andere Nährstoffe von besonderer Wichtigkeit, neben Magnesium vor allem Vitamin B$_{12}$, dessen Mangel ebenfalls die Entwicklung einer Demenz begünstigt. Doch Magnesium gilt als Schlüsselmineral und hat daher eine herausragende Stellung bei der Vermeidung und Behandlung der Demenz.[64]

Krankheiten, die zu Minderdurchblutung und Ablagerungen im Gehirn führen, fördern auch die Entwicklung einer Demenz. So wundert es nicht, dass bei Demenzpatienten überdurchschnittlich häufig ein gravierender Magnesiummangel festgestellt wurde. Eine ausreichend hohe Magnesiumsubstitution kann den Krankheitsprozess aufhalten oder verlangsamen. Durch die entspannende Wirkung von Magnesium auf die Gefäße wird der Blutdruck normalisiert. Fettablagerungen in den Gefäßen und ihre Verkalkung werden durch Magnesium blockiert und können bis zu einem gewissen Grad sogar aufgelöst werden.

Magnesium ist außerdem maßgeblich am Gehirnstoffwechsel beteiligt und auch für die Regulation der gehirnaktiven Hormone mitverantwortlich. Generell sollte jeder über 60 Jahre – unabhängig von seinem gesundheitlichen Zustand – zusätzlich Magnesium zuführen.[65] Denn mit zunehmendem Alter essen die Menschen *weniger* und damit sinkt auch die Magnesiumaufnahme.

Unverzichtbar zur Vorbeugung gegen Alterserkrankungen: gute Versorgung mit Magnesium

So schützt Magnesium vor Demenz und Alterserscheinungen

Magnesium …

… erweitert die Mikrogefäße im Gehirn und verbessert so die Durchblutung.

… entspannt die Gefäße und wirkt dem Bluthochdruck entgegen.

… vermindert den Anteil freier Fettsäuren im Blut und somit deren Einlagerung in Gefäße.

… senkt den Calciumspiegel im Blut und wirkt damit der Gefäßverkalkung entgegen.

… unterstützt die Einstellung des Blutzuckers bei Diabetes.

… hilft, Calcium in die Knochen einzubauen, und festigt so das Knochengerüst.

… wehrt freie Radikale ab, die maßgeblich für den Alterungsprozess verantwortlich sind.[66]

Freie Radikale

Freie Radikale sind äußerst aggressive, reaktionswütige Teilchen, die maßgeblich für den Alterungsprozess verantwortlich gemacht werden. Meist handelt es sich um Sauerstoffverbindungen. Sie entstehen permanent in jeder Körperzelle, wenn unter Zuhilfenahme von Sauerstoff Energie produziert wird. Als Abfallprodukt entstehen Kohlendioxid und freie Radikale. Auch äußere Einflüsse wie UV-Licht, Rauchen, Alkohol, Ozon, Feinstaub in der Luft oder Leistungssport können freie Radikale hervorrufen. Sie sind dadurch gekennzeichnet, dass sie ein Elektron verloren haben und nun die fehlende Stelle in ihrer chemischen Struktur wieder besetzen wollen. Blitzschnell entreißen sie dem nächstbesten Molekül ein Elektron und lösen damit eine Kettenreaktion aus. Denn das „bestohlene" Molekül, das dadurch selbst zum freien Radikal geworden ist, sucht sich seinerseits wieder ein Elektron aus einer anderen Zelle. Dieser Elektronenraub wird als „Oxidation" bezeichnet. Ähnliches passiert, wenn Metall rostet oder Fett ranzig wird. Auch hier liegt Oxidation durch Sauerstoff vor.

Freie Radikale können dem Organismus schaden, wenn sie Zellmembranen, Eiweiße oder das Erbgut der Zelle, die DNA, angreifen. Die betroffenen Zellen werden in ihrer Funktion stark beeinträchtigt und sterben vorzeitig ab oder können entarten und damit Krebs und eine Reihe weiterer Krankheiten auslösen. Diesen Zustand nennt man „oxidativen Stress". Damit die freien Radikale kein Unheil anrichten können, besitzt der Körper Schutzsysteme, die sogenannten Radikalenfänger oder Antioxidantien. Sie machen die freien Radikale unschädlich für den menschlichen Körper. Zu ihnen gehören in erster Linie körpereigene Enzyme, Vitamine und andere Pflanzeninhaltsstoffe. Und hier kommt wieder Magnesium ins Spiel. Denn Magnesium ist notwendig, um die dafür zuständigen Enzyme zu aktivieren, damit sie ihre antioxidative Wirkung entfalten können. Fehlt es an Magnesium, ist auch der Schutz vor freien Radikalen unzureichend, weil die Enzyme nicht aktiv werden können. Denn werden mehr freie Radikale *gebildet* als beseitigt, das Gleichgewicht gerät in eine Schieflage und sie können ungehindert ihre zerstörerische Wirkung entfalten.

Rein äußerlich ist es kaum möglich, eine Belastung mit freien Radikalen zu erkennen. Allerdings gibt es ein untrügliches Zeichen, das sind die sogenannten Altersflecken auf der Haut. Diese braunen Flecken, die hauptsächlich am Handrücken, an den Armen oder im Gesicht auftreten, sind Ablagerungen geschädigter Fett- und Eiweißbausteine, ein durch freie Radikale verursachter Oxidationsmüll, der sich in der Haut ablagert.[67]

Magnesium wird dazu benötigt, die Enzyme zu aktivieren, die als Antioxidantien freie Radikale unschädlich machen.

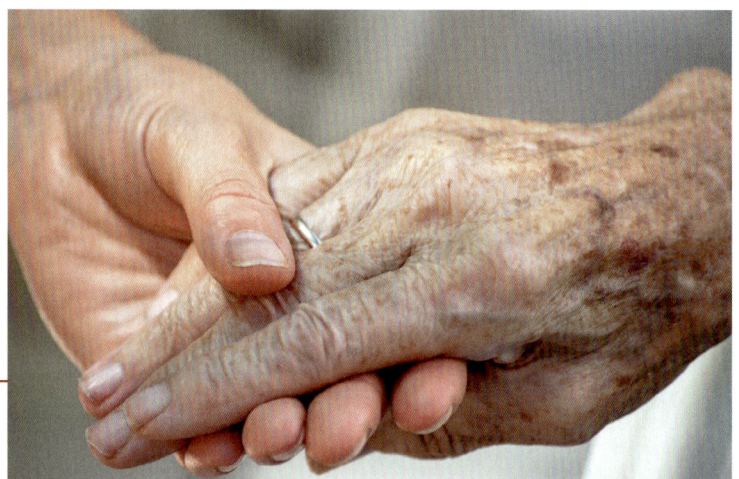

Altersflecken auf dem Hand-rücken

Tipps für gesundes Altern

- Täglich zusätzlich Magnesium substituieren
- Bewegung, Bewegung, Bewegung! Körperliche Aktivität verbrennt Fett, befreit Gefäße von Cholesterin, bringt Sauerstoff ins Gehirn, stoppt den Muskelabbau und steigert die Gedächtnisleistung.
- Fordern Sie sich geistig mit Zeitunglesen, Auswendiglernen von Telefonnummern und Gedichten und ähnlichen Aktivitäten.
- Ausreichend Wasser trinken, mindestens 30 Milliliter pro Kilogramm Körpergewicht.
- Omega-3-Fettsäuren einnehmen.
- Antioxidantien wie Ubiquinol Q 10, Curcumin, alpha-Liponsäure, Glutathion, Resveratrol, OPC oder Astaxanthin einnehmen.
- Soziale Kontakte pflegen.

ADHS und Hyperaktivität

ADHS (die Aufmerksamkeits-Defizit-Hyperaktivitäts-Störung) ist die häufigste psychische Erkrankung im Kindes- und Jugendalter. Schätzungen zufolge sind in Deutschland circa 5 Prozent der Kinder und Jugendlichen im Alter von 3 bis 17 Jahren betroffen; die Erkrankung wird bei Jungen etwa vier Mal häufiger diagnostiziert als bei Mädchen. Bei bis zu 60 Prozent der Betroffenen bleiben wesentliche Symptome der ADHS auch im Erwachsenenalter bestehen.

Die Kernsymptome von ADHS sind Unaufmerksamkeit, Hyperaktivität und Impulsivität. Sie können von Kind zu Kind unterschiedlich stark ausgeprägt sein. So steht bei einigen die Hyperaktivität im Vordergrund, während bei anderen die Unaufmerksamkeit überwiegt. Kinder mit ADHS sind unkonzentriert, ermüden schnell und langweilen sich oft. Charakteristisch ist eine diskrete motorische Unruhe, Hände oder Füße sind immer in Bewegung. ADHS-Kinder lassen sich leicht ablenken, da ihr Gehirn zu viele Informationen aufnimmt. Schnell fühlen sie sich angegriffen und reagieren überempfindlich und impulsiv, besonders unter Stress. Die Verarbeitung von Informationen erfolgt langsam und ungenau. Ihr Arbeitsgedächtnis ist schnell überlastet – Informationen werden zwar gehört, aber nicht abgespeichert und somit wieder vergessen. ADHS-Kinder verfügen über eine blühende Fantasie, haben immer viele Gedanken und Bilder im Kopf und gleiten deshalb leicht in ihre eigene Gedankenwelt ab.

Magnesiummangel und ADHS

Die Magnesiummangel-Symptomatik (Unruhe, Nervosität, Übererregbarkeit, Konzentrationsstörungen, Schlafstörungen ...) ist der ADHS-Symptomatik sehr ähnlich (Hyperaktivität, Impulsivität, Konzentrationsstörungen). Deshalb lag der Schluss nahe, dass eine der Ursachen der ADHS ein Magnesiummangel sein könnte. Dieser Verdacht bestätigte sich. Bei hyperaktiven und ADHS-Kindern stellten Wissenschaftler einen signifikant niedrigeren Magnesiumspiegel im Blut fest als bei gesunden Kindern.

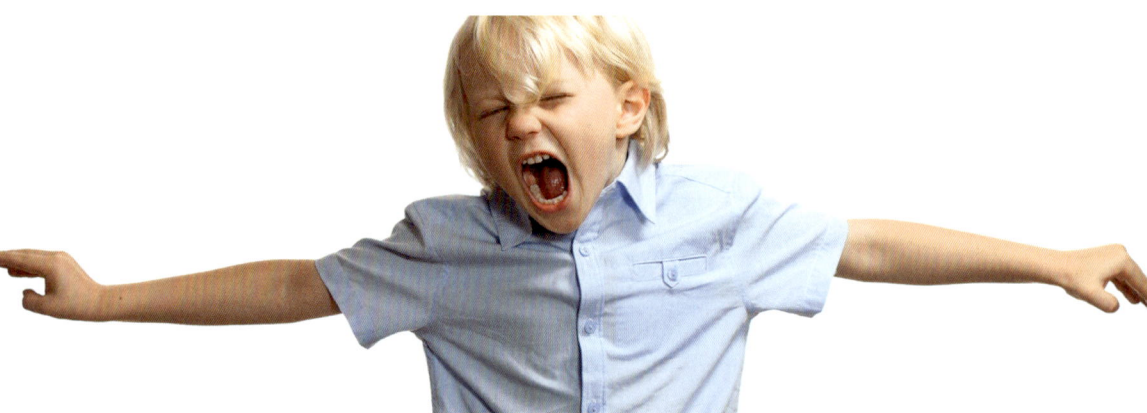

Es gibt eine ganze Reihe möglicher Stresssituationen für Kinder: Wenn ein Kind zum ersten Mal von der Mutter getrennt wird, allein in den Kindergarten gehen soll oder in die Schule und dort auch noch lange stillsitzen muss, dann bedeutet das Stress. Besonders hoch ist der Stressfaktor, wenn Eltern sich wiederholt streiten oder sich gar scheiden lassen oder wenn die Großeltern krank sind oder sterben. Auch Trauer ist Stress.[68]

So hilft Magnesium bei ADHS und Hyperaktivität

Wenn Sie bei Ihrem Kind die beschriebenen Symptome feststellen, geben Sie ihm also erst einmal Magnesium, eventuell in Kombination mit dem Nervenvitamin B_6, bevor Sie keine andere Möglichkeit mehr sehen, als es mit Medikamenten ruhigstellen lassen. Liegt tatsächlich Magnesiummangel vor, verschwinden oder verringern sich die Symptome innerhalb kurzer Zeit. Studien zeigen, dass eine Magnesium- und Vitamin-B_6-Substitution die Verhaltensauffälligkeiten hyperaktiver Kinder innerhalb weniger Wochen bessert.[69]

Das Schweizer Kinderspital in St. Gallen führte eine Doppelblindstudie mit hyperaktiven Kindern durch. 230 Kinder mit funktionellen, neurovegetativen und zum Teil hyperaktiven Beschwerden wie Konzentrationsschwäche, vorschnelle Ermüdbarkeit, Schlafstörungen, Kopfschmerzen, Bauch- und Muskelschmerzen wurden 3 Wochen lang entweder mit Magnesium oder mit einem Aktivplacebo (Calcium) behandelt. Die Kinder erhielten zwei Mal täglich 120 Milligramm Magnesium. Die Magnesiumtherapie zeigte bei mehr als 80 Prozent der behandelten Kinder einen statistisch signifikanten Erfolg. Alle Kinder hatten zu Beginn der Untersuchung einen zu niedrigen Magnesiumspiegel im Blut.[70]

Tipps bei ADHS und Hyperaktivität

- Magnesium als Nahrungsergänzung einnehmen und/oder Magnesiumbäder durchführen
- Für sportliche Aktivität sorgen
- Die Alltagsstruktur verbessern – durch genau geregelten Tagesablauf
- Förder- und Therapiemaßnahmen geeigneter Therapeuten veranlassen
- Das soziale Umfeld (Lehrer, Eltern, Geschwister) einbeziehen

Fibromyalgie

Die Fibromyalgie (Faser-Muskel-Schmerz) gilt als chronische und unheilbare Erkrankung. Sie entwickelt sich meist zwischen dem 40. und 50. Lebensjahr und betrifft überwiegend (zu 80 Prozent) Frauen. Als Hauptursache für die Entstehung dieser Erkrankung wird auch hier Stress vermutet. Patienten mit Fibromyalgie haben oft eine lange Leidensgeschichte hinter sich, denn es handelt sich um ein komplexes und schwer durchschaubares Krankheitsbild, das sich nicht leicht diagnostizieren lässt. An unterschiedlichen Stellen des Körpers treten chronische oder wiederkehrende Schmerzen vor allem im Bindegewebe, an den Sehnen und Muskeln und an den Gelenken auf. Häufig ist die Erkrankung auch mit Müdigkeit, Erschöpfung und Depressionen verbunden.

Diagnose der Fibromyalgie

Da die Krankheit bis heute mit den gängigen Verfahren nicht zu diagnostizieren ist, hat man lange angenommen, es handele sich um eine eingebildete Krankheit psychisch labiler Patienten. Heute geht man bei der Diagnose nach dem Ausschlussprinzip vor. Lassen sich angesichts der vorliegenden Beschwerden keine Anhaltspunkte für eine Entzündung, eine rheumatische Erkrankung oder eine Stoffwechselerkrankung finden, so liegt eine Fibromyalgie nahe. Bei Verdacht überprüft der Arzt die Schmerzempfindlichkeit an ganz bestimmten Stellen, den sogenannten *Tender Points*. Dazu drückt man mit den Fingern auf diese 18 definierten Punkte, die sich im Bereich der Sehnenansätze befinden. Sind sie schmerzhaft, spricht das für das Vorliegen einer Fibromyalgie.

Allerdings ist diese Methode ungenau, da sowohl die Punkte selbst als auch die Dauer der Schmerzhaftigkeit wechselhaft sind. Wichtige Hinweise geben Verschlimmerungen durch

Überlastung, Kälte und Stress. Die Schmerzen werden gemildert durch Wärme und mäßige Bewegung. Allgemeine Abgeschlagenheit, Müdigkeit, Schlafstörungen, Morgensteifigkeit und Verdauungsbeschwerden sind typische Begleitsymptome. Die Beweglichkeit ist in der Regel nicht beeinträchtigt, auch wenn Bewegung oft als schmerzhaft empfunden wird. Experten gehen davon aus, dass es sich bei der Fibromyalgie um eine *funktionelle* Störung handelt, denn auch bei jahrelanger

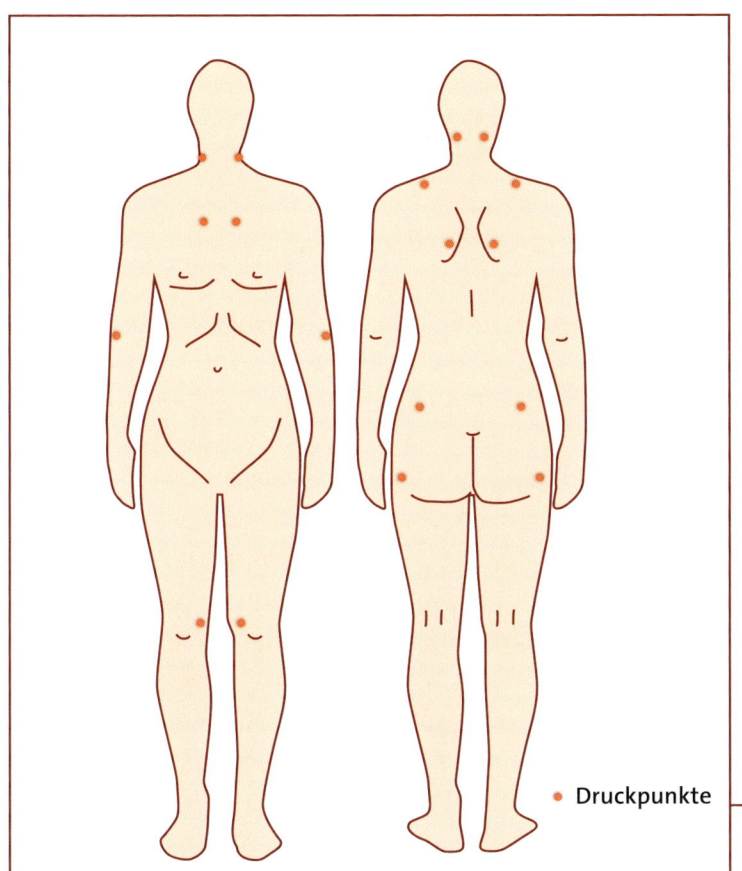

● **Druckpunkte**

Die Tender Points

Erkrankung treten weder an den Organen noch an den Gelenken oder an der Muskulatur Schädigungen auf. Die Körperstrukturen scheinen gesund zu sein, aber sie spielen offenbar nicht optimal zusammen.

So hilft Magnesium bei Fibromyalgie

Magnesium – das Mineral, das für Entspannung, Entkrampfung, Vitalität und gute Laune steht – kann auch bei Fibromyalgie helfen. Behandlung mit Magnesium vermindert die Anzahl der „Tender Points" und die Intensität der Schmerzen. Auch die begleitende Symptomatik (Depression, Müdigkeit und Vitalitätsverlust) bessert sich bei Magnesiumzufuhr. An der Schmerzentstehung sind viele Faktoren beteiligt – Magnesium kann *einige* dieser Faktoren beeinflussen: Reduzierung der Entzündungsaktivität im peripheren Nervensystem und Verminderung der Aktivität der Schmerzrezeptoren im zentralen Nervensystem.

Als Hauptursache für Fibromyalgie wird Dauerstress verantwortlich gemacht. Magnesium ist *das* Anti-Stress-Mineral schlechthin. Wie keine andere Substanz bringt es das aus dem Lot geratene System wieder in Balance. Gerade bei einem Krankheitsbild wie der Fibromyalgie, bei der ein medikamentöser Ansatz schwierig erscheint und eher aus Hilflosigkeit, denn aus Überzeugung Antidepressiva verordnet werden, kann den oft verzweifelten Patienten mit einer einfachen Magnesiumtherapie gut geholfen werden. Dass Magnesium bei Fibromyalgie wirkt, wurde in mehreren Studien nachgewiesen. Beispielsweise wurde in einer Studie, an der sechzig Frauen mit diagnostizierter Fibromyalgie teilnahmen, die Wirkung von Magnesium an verschiedenen Schmerzparametern gemessen. Dabei zeigte sich, dass sich unter Magnesiumgabe die Intensität der Beschwerden deutlich reduzierte.[71]

Tipps zur Fibromyalgie-Behandlung

- Magnesium hoch dosiert substituieren
- Physikalische Therapien wie Krankengymnastik, Wärme- oder Kältebehandlung durchführen (je nachdem, was als angenehm empfunden wird)
- Entspannungsmethoden wie Muskelentspannung nach Jacobson, Yoga und ähnliche praktizieren
- Regelmäßig leichte körperliche Bewegung wie Spazieren- gehen oder Schwimmen
- Akupunktur und Homöopathie
- Psychotherapie

Tinnitus, Hörsturz und Hörschäden

Tinnitus

Tinnitus ist der medizinische Fachausdruck für Ohrgeräusche oder Ohrensausen. Jeder Vierte von uns hat dieses Phänomen schon einmal wahrgenommen, glücklicherweise meist nur vorübergehend. Unser Gehör ist ein sehr sensibles und störanfälliges Organ. In einem schalldichten Raum kann fast jeder Mensch summende Geräusche oder Töne verschiedener Klangqualitäten hören. Oft werden diese als Pfeifen, Rauschen, Zischen oder Summen erlebt. Tinnitusgeräusche hingegen kommen *von innen*, es gibt dafür keine äußere Schallquelle. Niemand außer dem Betroffenen selbst kann sie hören. Solche *vorübergehenden* subjektiven Ohrgeräusche nennt man *akuten* Tinnitus – sie haben noch keinen Krankheitswert. Halten Ohrgeräusche jedoch länger als drei Monate an, spricht man von *chronischem* Tinnitus. Ein Geräusch, das niemals weggeht, das tagein, tagaus und besonders in Ruhephasen ununterbrochen piepst, klirrt, klingelt, pfeift, rauscht oder summt, setzt denjenigen, der es zu ertragen hat, einem enormen Leidensdruck aus. Je nach Ausprägung werden vier Stadien unterschieden. Im vierten Stadium kommen noch Begleiterscheinungen hinzu wie Geräuschempfindlichkeit, Konzentrations- und Schlafstörungen.

Als Hauptursachen für die Entstehung des Tinnitus gelten Schädigungen des Innenohres durch Lärm oder Knalltrauma. Zwei Drittel der Patienten, die einen Hörsturz erleiden, entwickeln anschließend einen Tinnitus. Bei etwa 45 Prozent aller Fälle kann jedoch keine eindeutige Ursache gefunden werden. Dauerstress wird immer wieder als Auslöser diskutiert, gesicherte Daten dazu gibt es jedoch nicht.

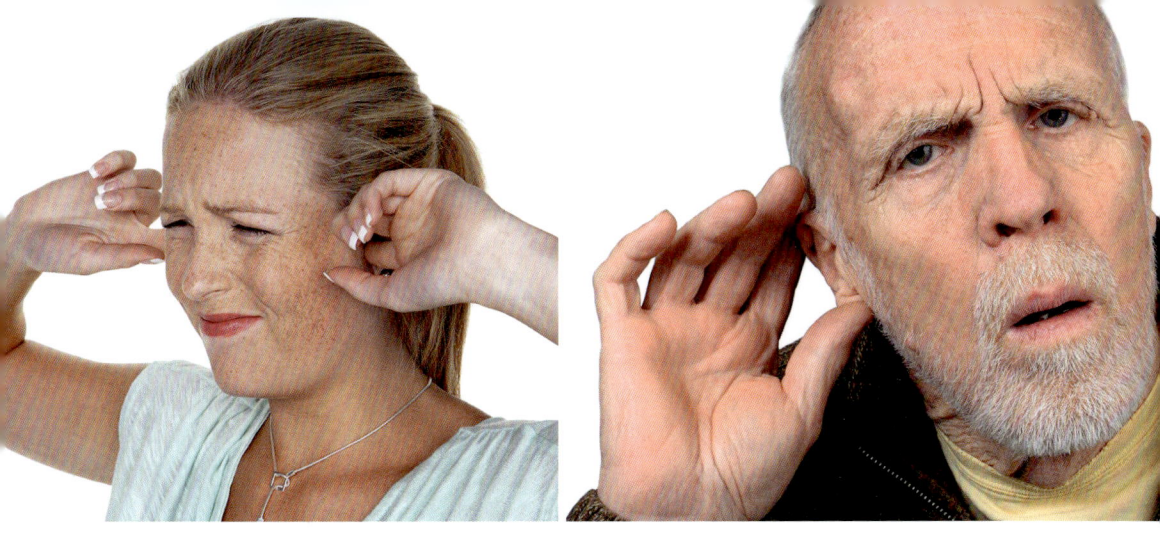

Hörsturz und Hörschäden

Ein Hörsturz kommt plötzlich und ist in der Regel auf *ein* Ohr begrenzt. Betroffene beschreiben es so, als wenn ein Ohrstöpsel im Gehörgang stecken würde. Sie hören deutlich schlechter und spüren oft einen dumpfen Druck auf dem erkrankten Ohr.

Über die genauen Ursachen des Krankheitsbilds Hörsturz existiert noch Unklarheit. Ein Grund dafür könnte sein, dass die Blut- und Energieversorgung des Innenohres gestört ist. Dann können die Haarzellen in der Schnecke des Innenohrs, deren Aufgabe es ist, die mechanischen Schallwellen in elektrische Impulse, also Nervenerregungen, umzuwandeln, nicht mehr richtig arbeiten. Wissenschaftler vermuten, dass bei einem Hörsturz die Durchblutung in den allerkleinsten Blutgefäßen des Innenohrs nicht mehr funktioniert, vielleicht, weil Blutplättchen dort plötzlich miteinander verklumpen und die Gefäße verstopfen. Möglich scheint auch, dass die Haarzellen selbst defekt sind und somit die Informationsübertragung ins Gehirn gestört ist. Auch Viren, Entzündungen oder Fehlsteuerungen des Stoffwechsels werden als Auslöser diskutiert. Stress wurde immer wieder als Auslöser angeführt, zumal Hörsturz gehäuft unter Stressbelastung auftritt. Ein Zusammenhang liegt auf der Hand, konnte jedoch bis heute nicht eindeutig nachgewiesen werden.

So hilft Magnesium bei Schwerhörigkeit, Tinnitus, Hörsturz und Hörschäden

In mehreren Studien wurde nachgewiesen, dass Schwerhörigkeit, die durch Lärm verursacht wird, mit Magnesium erfolgreich behandelt werden kann. Auch ein protektiver Effekt wurde nachgewiesen. Mit seiner nervenschützenden und gefäßerweiternden Wirkung ist Magnesium in der Lage, die Schäden im Innenohr zu limitieren.[72, 73] Wer also einem unvermeidlichen hohen Geräuschpegel ausgesetzt ist, sollte sein Gehör mit einer Extraportion Magnesium schützen.

Sowohl für Tinnitus als auch für den Hörsturz gibt es vielfältige Therapieansätze, aber keine einzige gesicherte Behandlungsmethode. Warum also nicht auch hier einen Therapieversuch mit Magnesium wagen? In wissenschaftlichen Untersuchungen und in der Praxis fällt Magnesium immer wieder mit positiven Resultaten bei der Behandlung von Tinnitus auf. Besonders effektiv scheinen Magnesiumgaben zu sein, wenn das Ohrensausen durch Hörsturz oder Schalltrauma entstanden ist.[74] Magnesium entkrampft die Gefäße bis zu den kleinsten Kapillaren – dazu gehören auch die des Innenohres. Magnesium wirkt außerdem Blutgerinnseln entgegen, die ebenfalls als Ursache der Hörschäden diskutiert werden. Es dämpft die überdrehte Erregungsweiterleitung im gesamten Nervensystem und vermittelt Ruhe. Das haben die Betroffenen bitter nötig, denn Stress spielt hier meiner Ansicht nach eine wesentliche Rolle, auch wenn der wissenschaftliche Beweis dafür noch fehlt.

Magnesium kann die Barriere zwischen Blutbahn und der Innenohrflüssigkeit leicht überwinden und die Schädigung der Hörzellen im Innenohr vermeiden, indem es den schädlichen Einstrom von Calcium in die Zellen blockiert. Es kann so das Gehör schützen. Deshalb wird es zur Vorbeugung bei

Lärmexposition (bei lauten Konzerten oder beim Schießsport) eingesetzt. Damit können auch ein Knalltrauma oder ein Hörsturz vermieden werden, die ihrerseits wiederum einen akuten Tinnitus auslösen können. In einer Studie wurden 26 Tinnituspatienten über einen Zeitraum von 3 Monaten täglich mit Magnesium behandelt. Dabei besserte sich die Tinnitus-symptomatik signifikant.[75]

Bei Hörsturz mit akutem Tinnitus empfiehlt es sich, Magnesium als Infusion über die Vene zu geben.

Tipps bei Tinnitus, Hörsturz und Hörschäden

- Hoch dosiert Magnesium zuführen
- So gut wie möglich laute Geräusche meiden (auch laute Musik)
- Mit Entspannungsübungen den Stresslevel reduzieren
- Sich hin und wieder mit einem Magnesium-Entspannungs-bad verwöhnen
- Ausgleich und Stressabbau im Sport suchen

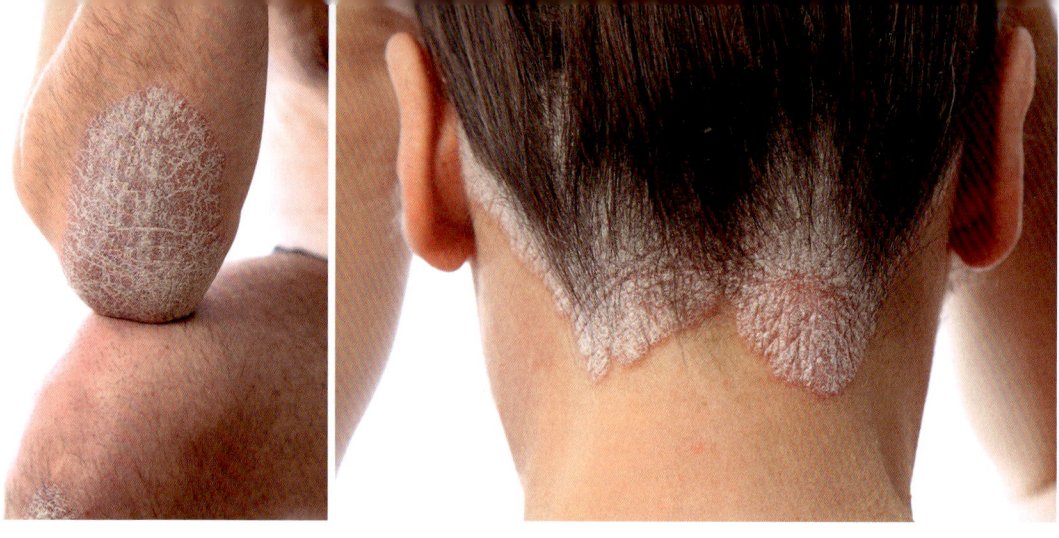

Hauterkrankungen

Psoriasis

Psoriasis oder Schuppenflechte ist eine chronisch-entzünd-liche Hauterkrankung, die sich auf der Grundlage einer gene-tischen Disposition im Laufe des Lebens entwickeln kann. Bis es zum Ausbruch der Erkrankung kommt, müssen weitere äußerliche oder innerliche auslösende Faktoren wirksam wer-den. Die Krankheit ist nicht ansteckend. Typische Symptome sind Juckreiz und entzündlich gerötete Hautgebiete mit silbrig-weißen Schuppen. Diese entstehen durch rasantes, unkontrolliertes Wachstum der Oberhaut. Dabei wandern die Zellen der obersten Hautschicht sieben Mal schneller an die Hautoberfläche als bei gesunden Menschen. Sie sterben ab und bilden eine dicke Hornschicht. Die am häufigsten befal-lenen Körperteile sind Ellbogen, Kniescheibe, Schienbein, Kreuzbein und der behaarte Kopf. Eine Sonderform ist die Psoriasis-Arthritis, bei der die Betroffenen neben den Haut-veränderungen zusätzlich unter Gelenkentzündungen leiden. Meist kommt es zu Schwellungen der kleinen Gelenke der Zehen oder Finger, aber auch Kniegelenk oder Wirbelsäule können betroffen sein. Die Schwellungen sind schmerzhaft und behindern die Bewegung.

Auslösende Faktoren: mechanische Reize (dauernde Rei-bung durch Gürtel oder Armband), chronische Schädigungen

(Sonnenbrand, Tätowierungen oder zu häufiges Waschen), bakterielle Infektionen (Mandelentzündungen, Harnwegs-infekte), Stoffwechselstörungen und Hormonschwankungen (Schwangerschaft), Medikamente (Betablocker, ACE-Hem-mer, Schmerzmittel) sowie Stress, Rauchen und Alkohol.

Neurodermitis

Die Neurodermitis – auch als atopisches Ekzem, atopische Dermatitis oder endogenes Ekzem bezeichnet – ist eine der häufigsten Hauterkrankungen und beginnt meist im Säug-lings- und Kindesalter. Sie ist nicht ansteckend, vielmehr liegt eine genetische Veranlagung vor, auf bestimmte natürliche Stoffe der Umgebung übersteigert zu reagieren, also eine Allergie zu entwickeln. Vielfach setzt Neurodermitis im Säug-lingsalter als sogenannter Milchschorf ein und manifestiert sich an bestimmten Stellen wie Gesicht, Armbeugen, Knie-kehlen oder Handrücken. Die Krankheit verläuft chronisch oder in Schüben und kann jahreszeitlichen Schwankungen unterliegen. Typische Merkmale sind quälender Juckreiz und chronisch trockene und spröde Haut, die zu Entzündungen neigt. Die Ekzemformen äußern sich als gerötete, schuppende und gelegentlich nässende Hautveränderungen, die ebenfalls von starkem Juckreiz begleitet sind.

Bei Neurodermitis handelt es sich um ein vielschichtiges Ge-schehen, das heißt, auf dem Boden der erblichen Veranlagung kommt es unter dem Einfluss bestimmter Umweltfaktoren – wie Nahrungsmittel (insbesondere Kuhmilch und Weizen), Tierhaare, Hefepilzbefall des Darms oder Hausstaubmilben – zum Ausbruch der Erkrankung. Auch psychische Faktoren und unspezifische Hautreize wie Reiben oder Kratzen können die Krankheit zum Ausbruch bringen.

So hilft Magnesium bei Hauterkrankungen

Zahlreiche wissenschaftliche Studien belegen die heilende Wirkung von Magnesiumionen bei Hautkrankheiten: Sie tragen zur Normalisierung von Abschuppungsprozessen der Haut bei und werden nachweislich von ihr aufgenommen. Magnesium bildet einen Schutzfilm auf der Haut und entfaltet in der obersten Hautschicht (Epidermis) ihre heilende Wirkung. Magnesiumionen sind ein wichtiger Bestandteil der natürlichen Hautbarriere. Diese Barriere schützt die Haut vor Feuchtigkeitsverlust und somit vor dem Austrocknen. Auf die Haut aufgebrachtes Magnesium lagert sich physikalisch in der obersten Hautschicht an und regeneriert somit die beschädigte Hautbarriere.[76, 77, 78, 79]

Ein wesentliches Merkmal der Schuppenflechte ist die erhöhte Zellteilung der Haut. Das beschleunigte Hautwachstum in der obersten Hautschicht resultiert in einer übersteigerten Hauterneuerung. Magnesium limitiert dieses exzessive Zellwachstum und lindert auf diesem Weg die Symptome der Psoriasis.[80, 81] Magnesiumchloridhaltige Hautpräparate verbessern im Gegensatz zu anderen Salzpräparaten wie Natriumchlorid (Kochsalz) das Hautbild von Psoriasispatienten deutlich.[82]

Die Entstehungsprozesse von Entzündungen, wie sie bei Neurodermitis oder Psoriasis auftreten, sind sehr vielschichtig. Bei den meisten dieser Prozesse sind ionische Salzverbindungen beteiligt. Können die Ionen verdrängt werden, kann man die Entzündung verhindern. So können beispielsweise Calciumionen, die in der obersten Hornschicht Bestandteil der natürlichen Hautbarriere sind, in darunterliegenden Schichten der Oberhaut zur Entstehung von Entzündungen beitragen. Diese Calciumionen können durch Magnesiumionen verdrängt werden und die Entzündung somit verhindern. Für

diese physikalische Verdrängung ist allerdings ein kontinuierlicher Magnesiumionen-Überschuss erforderlich. Untersuchungen ergaben, dass beispielsweise Natriumionen aus
Kochsalz im Gegensatz zu Magnesiumionen keine entzün-
dungshemmenden Eigenschaften in diesen Hautschichten
zeigen.[83, 84]

Tipps bei Psoriasis

- Umschläge mit gesättigter Magnesiumchloridlösung
  (*Magnesium Oil*) an den betroffenen Hautarealen
- Einreibungen mit *Magnesium Gel*
- Hoch konzentrierte Magnesiumchloridbäder (3 bis 5 Prozent)
- Tägliche Magnesiumsubstitution, am besten transdermal
- Einreibungen mit *Magnesium Oil* und kurzzeitige Sonnen-
  bestrahlung (5 bis 10 Minuten)
- Auf gesunde Lebensführung (insbesondere Ernährung)
  achten

Tipps bei Neurodermitis

- Faktoren, die als Krankheitsauslöser erkannt wurden,
  vermeiden
- Kuhmilch und Weizenprodukte meiden
- Ganzheitlichen Therapieansatz wählen
- Orale Magnesiumtherapie
- Mit Baden in einprozentiger Magnesiumchloridlösung
  Juckreiz und Trockenheit der Haut lindern (auch für Kinder
  und Säuglinge geeignet)
- Basispflege der Haut mit rückfettenden und feuchtigkeits-
  spendenden Pflegeprodukten

Arthrose

Arthrose ist eine chronisch-degenerative Gelenkerkrankung, umgangssprachlich wird sie auch als Gelenkverschleiß bezeichnet. Die Arthrose geht mit fortschreitender Zerstörung des Gelenkknorpels, später auch des Knochens, einher. Prinzipiell kann jedes Gelenk betroffen sein, jedoch sind Knie und Hüftgelenke am häufigsten in Mitleidenschaft gezogen, gefolgt von Sprunggelenk, Schulter, Ellenbogen und der Hand. In einem arthrotischen Gelenk ist also der Knorpel, der sich schützend um die Enden des Knochens legt, zerstört, sodass die Knochen sich aneinander reiben.

Ursachen der Arthrose

Gelenkverschleiß – nicht nur eine Alterserscheinung!

Vor noch nicht allzu langer Zeit dachte man, Arthrose sei eine reine Alterserscheinung. Das stimmt nur bedingt. Zwar ist der altersbedingte Verschleiß der knochenschützenden Gelenkknorpelschicht im Laufe des Lebens sicher eine wesentliche Ursache für die Entwicklung der Arthrose, aber nicht der einzige Grund, denn auch jüngere Menschen und sogar Kinder können von Arthrose betroffen sein. Hohe Belastung durch Übergewicht oder Verletzungen wie Knochenbrüche, Meniskusschäden oder Kreuzbandrisse führen dazu, dass auch junge Menschen an Gelenkverschleiß erkranken. Besonders für die viel beanspruchten Knie- und Hüftgelenke ist Übergewicht von entscheidender Bedeutung. Jedes Kilo zu viel auf den Rippen erhöht das Risiko eines Kniegelenkverschleißes um 14 Prozent!

Ein weiterer Grund für die Entstehung von Arthrose ist mangelnde Bewegung. Der Knorpel ist die einzige Gewebestruktur im Körper, die nicht durch Blutgefäße versorgt wird, sondern durch Diffusion. Dazu benötigt der Knorpel das Wechselspiel zwischen Be- und Entlastung; dadurch werden Nährstoffe in

die Knorpelzelle befördert und Schlackenstoffe abtranspor-
tiert. Ohne ausreichende Bewegung baut sich der Knorpel ab,
weil er keine Nahrung erhält. Neben Gymnastik und Yoga ist
das Schwimmen die für die Gelenke schonendste Bewegungs-
art, gefolgt vom Radfahren. Je nach körperlicher Fitness sind
auch andere Ausdauersportarten empfehlenswert, zum Beispiel Walking, leichtes Joggen oder Rudern.

Magnesiummangel und Arthrose

Und was hat das alles mit Magnesium zu tun? Ganz einfach,
die höchste Magnesiumkonzentration ist in der Knochenhaut
zu finden. Leidet der Körper unter Magnesiummangel, versucht er seinen Bedarf aus seinen Mineralstoffdepots, etwa
der Knochenhaut, zu decken. Der Abzug von Magnesium aus
den Gelenken fördert die Entwicklung von Arthrose. Herrscht
bei bestehender Arthrose Magnesiummangel, kann dies das
Fortschreiten des Gelenkverschleißes beschleunigen. Liegt
zusätzlich eine Übersäuerung des Körpers vor, können die
nicht abtransportierten Stoffwechselprodukte Ablagerungen
im Gelenkbereich bilden, die das Krankheitsbild zusätzlich
verschlechtern können.

So hilft Magnesium bei Arthrose

Durch ausreichende Versorgung mit Magnesium kann der
Körper einen optimalen Stoffwechsel aufrechterhalten, seine
Leistungsfähigkeit erhalten und den Aufbau einer funktions-
fähigen Knorpelschicht unterstützen. Magnesium ist für die
Synthese von Knorpelgewebe zwingend notwendig, denn
ohne Magnesium können die Proteine, aus denen der Knorpel
besteht, nicht gebildet werden.[85]

Tipps bei Arthrose

- Hoch dosiert Magnesium zuführen, in Kombination mit Vitamin C und Vitamin D
- Umschläge mit *Magnesium Oil* oder *Magnesium Gel* am betroffenen Gelenk
- Zwei Mal wöchentlich ein Magnesiumchloridbad
- Nahrungsergänzungen aus Chondroitin und Glucosamin als Nahrung für den Knorpel einnehmen
- Täglich 30 Minuten gelenkschonende Bewegung
- Vollwertige Ernährung (Basische Lebensmittel wie Gemüse, Salate und Obst sollten dabei den Hauptanteil bilden.)
- Gegebenenfalls Übergewicht abbauen.

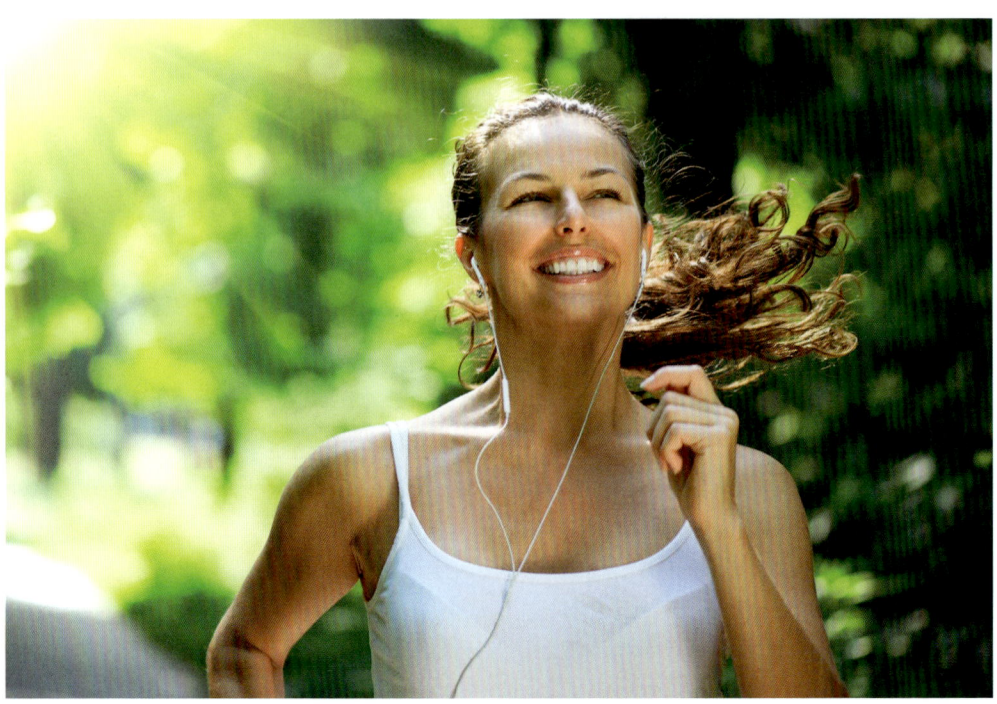

Sportliche Aktivität

Wer Sport betreibt, steigert seinen Magnesiumverbrauch erheblich. Dies trifft in besonderem Maße auf Leistungssportler zu. Auch schwere körperliche Arbeit führt zu Magnesiumverlusten. Bei niedrigen Magnesiumspiegeln im Blut leidet die Leistungsfähigkeit der Muskeln und das Risiko für Muskelkrämpfe ist hoch. Wer Wettkämpfe gewinnen will, muss für einen dauerhaft hohen Magnesiumspiegel im Blut sorgen, denn eine gute Magnesiumversorgung lässt sich nicht über Nacht herbeiführen. Dies liegt vor allem daran, dass der Wirkungsort von Magnesium in der Zelle liegt und es sich dort nur langsam, durch permanente Zufuhr, anreichert. So wurden die besten Wettkampfleistungen von *den* Sportlern erzielt, deren Magnesiumkonzentrationen im Blut vor und nach dem Wettkampf praktisch konstant blieben.[86] Offensichtlich führt ein guter Magnesiumstatus zu optimaler Energieverwertung. Zusätzlich fällt weniger Lactat (Milchsäure)

Magnesium – das „Siegermineral"

Der „Fitnesspapst" Ulrich Strunz macht den Magnesiumspiegel unmittelbar für die Leistungsfähigkeit verantwortlich und ordnet einzelne Blutspiegel einer bestimmten sportlichen Ausdauer zu.

„Ab 0,75 mmol/l Magnesium im Blut laufen Sie 10 km ohne Krämpfe.

Ab 0,84 mmol l Magnesium im Blut laufen Sie einen Marathon ohne Krämpfe.

Ab 0,90 mmol/l Magnesium im Blut bauen Sie im Training schnell Kondition auf; nach dem Marathon sind Ihre Muskeln weich und nicht verspannt."[87]

---

im Muskel an und Muskelverkrampfungen oder -verletzungen kommen wesentlich seltener vor .

Neuerdings hat man die zentrale Rolle von Magnesium als Antioxidans und seine Schutzfunktion gegen die Folgen von oxidativem Stress entdeckt, denn besonders Leistungssportler produzieren durch den hohen Sauerstoffverbrauch eine Menge freie Radikale. Zwar weiß man, dass auch Selen, Zink und Mangan an der Aktivierung von Enzymen mit antioxidativer Wirkung beteiligt sind, doch nimmt Magnesium auch hier eine Schlüsselrolle ein. Es gibt also immer mehr Belege dafür, dass ein optimaler Magnesiumstatus vermutlich noch wichtiger ist, als bislang angenommen. Die jüngsten Untersuchungsergebnisse über Magnesium und Lactat unterstützen die Annahme, dass eine angemessene Magnesiumzufuhr sowohl für die Ausdauer als auch für Sprint und Schnellkraft von entscheidender Bedeutung ist.

Magnesiummangel im Sport

Durch die erhöhte Muskelaktivität, den beschleunigten Stoffwechsel und den Stress beim Sport steigt der Bedarf an Magnesium erheblich an. Gleichzeitig kommt es zu erhöhter Magnesiumausscheidung über die Nieren und durch vermehrtes Schwitzen. Mit jedem Liter Schweiß gehen etwa 36 Milligramm Magnesium verloren. Sportler sind also gleich dreifach von einem möglichen Magnesiummangel bedroht. Bei unzureichender Magnesiumversorgung kann schnell ein Mangel entstehen, der sich in neuromuskulärer Übererregbarkeit äußert. Wadenkrämpfe, schnelle Ermüdung und verminderte Reaktionsfähigkeit sind erste Warnsignale. In dieser Phase steigt auch die Anfälligkeit für Verletzungen wie Muskelfaserrisse und Zerrungen. Bei Magnesiummangel ist die Kaliumauffüllung in der Zelle blockiert; das kann zu

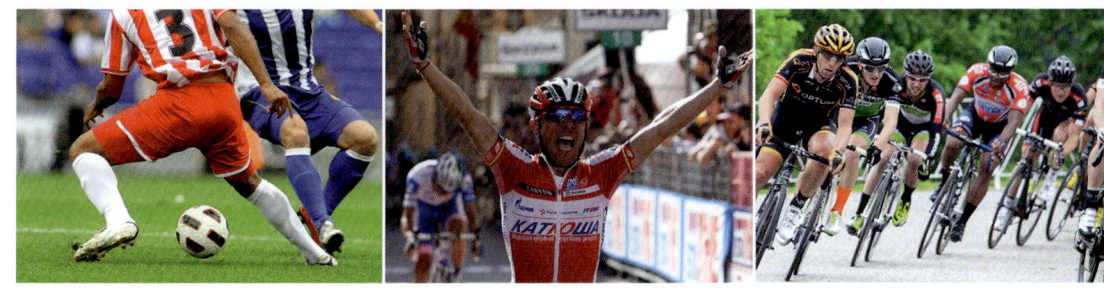

Herzrhythmusstörungen führen.[88] Wegen des erhöhten Energiebedarfs ist eine schnelle Aufnahme von Glukose in die Zelle erforderlich, die auch wiederum magnesiumabhängig ist. Das ist deswegen für Sportler wichtig, weil durch verbesserte Glukoseaufnahme die Glykolyse und damit die Energiebereitstellung beschleunigt werden.[89]

Eine Studie an Frauen, die auf magnesiumarme Ernährung gesetzt wurden, ergab, dass bei einer vorgegebenen Radtrainingsintensität eine erhebliche Zunahme der Sauerstoffaufnahme und der Herzfrequenz eintrat. Es bestand eine direkte Wechselbeziehung zwischen der Zunahme des Magnesiummangels einerseits und der dadurch reduzierten Stoffwechselleistung und dem Anstieg des Sauerstoffverbrauchs andererseits.[90] Andererseits konnte belegt werden, dass es bei Magnesiumergänzung zu einer Reduzierung von Herzfrequenz, Atemfrequenz, Sauerstoffaufnahme und Kohlendioxidproduktion bei Trainingsbelastung kam.

So hilft Magnesium im Sport

Will man sportliche Höchstleistungen vollbringen, führt an einer optimalen Magnesiumversorgung kein Weg vorbei. Ausreichend Magnesium verhindert Muskelkrämpfe, baut Milchsäure ab, schützt vor Verletzungen und erhöht gleichzeitig die Ausdauer. Studien belegen eindrucksvoll, dass durch eine Magnesiumsubstitution Herzfrequenz, Atemfrequenz, Sauerstoffverbrauch und Kohlendioxidproduktion

Bei sportlicher Aktivität: Optimale Versorgung mit Magnesium ist das A und O!

signifikant reduziert werden können – und das bei gleichzeitiger Leistungssteigerung.

Die bei unzureichendem Sauerstoffangebot in der Muskelzelle einsetzende Lactatbildung, hervorgerufen durch den anaeroben Abbau von Glukose, limitiert die körperliche Belastbarkeit. Lactat muss daher möglichst schnell aus dem Körper eliminiert werden, wozu ebenfalls Magnesium benötigt wird.

Eine Studie mit Ratten ergab, dass die zusätzliche Einnahme von Magnesium nicht nur die Lactatproduktion unterdrückt, sondern dass es während der sportlichen Aktivität auch zu einer Erhöhung der Glukoseverfügbarkeit und des Stoffwechsels im Gehirn kommt.[91] Das ist deshalb von Bedeutung, weil Wissenschaftler heute annehmen, dass das Gehirn und das zentrale Nervensystem maßgeblich das Empfinden von Muskelermüdung beeinflussen. Eine höhere Glukoseverfügbarkeit im Gehirn könnte also zur Folge haben, dass die Ermüdung als weniger stark empfunden wird.

Eine Studie an körperlich aktiven Studenten belegt, dass die tägliche Versorgung mit 8 Milligramm Magnesium pro Kilogramm Körpergewicht die Ausdauerleistung signifikant erhöht und den Sauerstoffverbrauch senkt.[92] Speziell die sauerstoffabhängige, aerobe Energiebereitstellung profitiert also von einer hohen Magnesiumverfügbarkeit.

Die simple Botschaft an Sportler aus all diesen Erkenntnissen lautet also: Nur wenn in den Zellen ausreichend Magnesium vorhanden ist, können Höchstleistungen erbracht werden. Der optimalen Magnesiumversorgung kommt deshalb gerade im Sport eine herausragende Bedeutung zu.

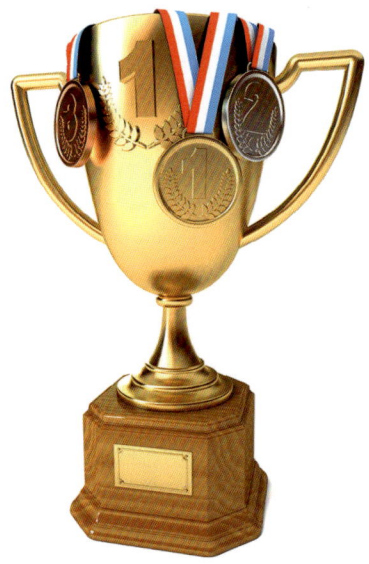

Tipps für Sportler und Leistungssportler

- Hoch dosierte Dauersubstitution von Magnesium – bis 1000 Milligramm pro Tag.
- Orale und transdermale Form kombinieren, um Verträglichkeit zu verbessern.
- Auf die Zufuhr weiterer Mineralstoffe, Spurenelemente und Vitamine achten.
- Kohlenhydratreiche Kost in den Tagen vor dem Wettkampf, um die Glykogenspeicher aufzufüllen.
- Leicht verdauliche Kost am Wettkampftag, um sowohl eine optimale Leistungsbereitschaft als auch das Wohlbefinden sicherzustellen.
- Ausdauersportler sollten auch während der sportlichen Aktivität mit dem Getränk Elektrolyte zuführen.
- Nach dem Sport oder Wettkampf: lokale Anwendung mit *Magnesium Oil* oder *Magnesium Gel* auf strapazierte Muskulatur, um eine schnelle Regeneration der Muskulatur zu erreichen.
- Ebenfalls nach dem Wettkampf: ein „Entmüdungsbad" mit Magnesium (mindestens 2 Kilogramm *Magnesium Flakes* auf 50 Liter Wasser).

(Mehr Informationen unter:
http://www.dr-barbara-hendel.com/blog/
die-optimale-ernaehrung-vor-training-und-wettkampf/)

Anhang

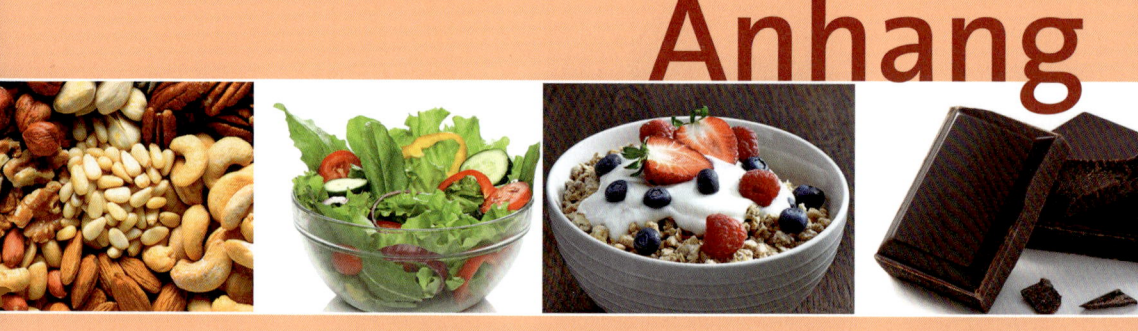

Fragebogen zu Magnesiummangel

Teil 1

Wählen Sie die auf Sie zutreffende Aussage aus und zählen Sie die entsprechenden Zahlen am Ende zusammen.

Aussage	<1×/ Monat	1×/Mon. bis 1×/Woche	2–4×/ Woche	4–7×/ Woche	>1×/ Tag
Ich nehme Calcium ein, aber kein Magnesium.	0	1	2	3	4
Ich nehme Sexualhormone ein oder die Anti-Baby-Pille.	0	1	2	3	4
Ich trinke Umkehr-osmose-Wasser.	0	1	2	3	4
Ich trinke colahaltige Getränke.	0	1	2	3	4
Ich trinke Fruchtsäfte.	0	1	2	3	4
Ich esse Süßigkeiten.	0	1	2	3	4
Ich esse, Kuchen, Gebäck oder Desserts.	0	1	2	3	4
Ich nehme Zucker in den Kaffee oder Tee.	0	1	2	3	4
Ich esse Weißbrot.	0	1	2	3	4
Ich esse Nudelgerichte.	0	1	2	3	4
Ich esse viele gesättigte Fettsäuren (Milchprodukte, Wurst, Fleisch).	0	1	2	3	4
Ich trinke Alkohol.	2	2	1*	0*	15

* Frauen 1 Glas Wein (100 ml), Männer maximal 2 Glas Wein (200 ml). Wird diese Menge überschritten, müssen 10 Punkte gezählt werden.

Teil 2

Wie oft am Tag essen Sie die folgenden Lebensmittel?

Ich esse mit den angegebenen Lebensmitteln ...	3 bis 5 Mahlzeiten pro Tag	2 Mahlzeiten pro Tag	1 Mahlzeiten pro Tag	keine Mahlzeit pro Tag
Gemüse Hülsenfrüchte Nüsse Salat Sojaprodukte Vollkornprodukte	0	3	5	10

Teil 3

Welches Brot essen Sie: Vollkornbrot oder Weißbrot?

Ich esse ...	nur Vollkornbrot	fast nur Vollkornbrot	manchmal Vollkornbrot	wenig oder nie Vollkornbrot
	0	3	5	10

Teil 4

Welche Aussage trifft auf Sie zu?

	Ja	Nein
Ich habe hohen Blutdruck (behandelt oder unbehandelt).	15	0
Ich habe hohe Blutfette (Triglyceride), hohes LDL-Cholesterin und/oder niedriges HDL-Cholesterin.	15	0
Ich habe Diabetes Typ II oder einen hohen Nüchtern-Blutzucker.	15	0

	Ja	Nein
Ich nehme Entwässerungstabletten ein (Thiazide).	15	0
Ich nehme Digitalis-Medikamente ein.	15	0
Ich bin 70 Jahre oder älter.	15	0
In meiner Familie gibt es Herzerkrankungen.	25	0

Ergebnis

Addieren Sie die Summen der Teile 1 bis 4:

Teil 1 ....

Teil 2 ....

Teil 3 ....

Teil 4 ....

Gesamtsumme ....

Interpretation der Ergebnisse

0 bis 12 Punkte	geringes Risiko eines Magnesiummangels
13 bis 20 Punkte	leicht erhöhtes Risiko eines Magnesium-mangels
21 bis 30 Punkte	erhöhtes Risiko eines Magnesiummangels
31 bis 40 Punkte	hohes Risiko eines Magnesiummangels
41 und mehr	sehr hohes Risiko eines Magnesium-mangels

(Quelle: Modifiziert nach Mildred Seelig, *The Magnesium Factor*, New York: Avery, 2003)

Kalorien- und Magnesiumgehalt ausgewählter Lebensmittel

	Kalorien (kcal) pro 100 g	Magnesium (mg) pro 100 g
Getreideprodukte		
Amaranth	370	308
Buchweizen	341	142
Gerste	315	114
Grünkern, Dinkel	324	130
Hafer (Korn)	337	129
Haferflocken	352	135
Haferkleie	321	260
Hirse	354	123
Mais	331	91
Quinoa	338	276
Naturreis	347	119
Reis, poliert, parboiled, gekocht	106	10
Wildreis	338	120
Roggen (Korn)	296	91
Roggenflocken	307	120
Roggenmehl (Type 815)	321	26
Roggenvollkornmehl (Type 1800)	293	93
Roggenschrot- und -vollkornbrot	195	54
Weizen (Korn)	306	97
Weizenmehl (Type 405)	335	10
Weizenvollkornmehl (Type 1700)	302	130

	Kalorien (kcal) pro 100 g	Magnesium (mg) pro 100 g
Weizenkleie	178	550
Weizenmischbrot	224	40
Baguette	260	19

Hülsenfrüchte		
Bohnen, weiß	238	140
Erbsen, roh	269	118
Kichererbsen, roh	306	129
Kidneybohnen, in Dosen	104	30
Limabohnen, roh	275	207
Linsen, roh	270	129
Mungobohnen, roh	269	166
Sojabohnen, roh	339	220
Sojakäse (Tofu)	85	99
Sojafleisch	249	300
Sojamilch	53	28

Nüsse und Samen		
Cashewnüsse	569	270
Erdnüsse	570	163
Haselnüsse	647	150
Kakao (entölt)	312	415
Kokosnuss	363	39
Kürbiskerne	560	402
Maronen	196	45

	Kalorien (kcal) pro 100 g	Magnesium (mg) pro 100 g
Mandeln	577	170
Paranüsse	673	160
Pekannüsse	703	142
Pistazienkerne	618	160
Sesamsamen	574	347
Sonnenblumenkerne	596	420
Walnüsse	666	135

Milch, Milchprodukte, Käse

Kuhmilch	64	12
Schafmilch	97	11
Ziegenmilch	69	13
Sahne	309	10
Frischkäse (Doppelrahm)	340	7
Feta	237	19
Mozzarella	255	20
Quark (Magerstufe)	72	12
Joghurt (3,5 %)	61	12
Camembert (60 % Fett)	378	15
Edamer (45 % Fett)	354	29
Emmentaler (45 % Fett)	398	33
Parmesan (37 % Fett)	375	41
Ziegenkäse (48 % Fett)	329	43

	Kalorien (kcal) pro 100 g	Magnesium (mg) pro 100 g
Obst		
Ananas	55	17
Apfel	54	6
Aprikose	43	9
Aprikose, getrocknet	240	50
Avocado	221	29
Banane	94	31
Birne	55	8
Dattel, getrocknet	277	50
Erdbeere	32	15
Feige	60	20
Himbeere	33	30
Honigmelone	54	10
Kirsche	63	11
Kiwi	50	24
Mandarine	46	11
Mango	59	18
Orange	42	14
Papaya	13	41
Pfirsich	43	9
Pflaume	49	10
Weintraube	68	9
Zitrone	36	28

	Kalorien (kcal) pro 100 g	Magnesium (mg) pro 100 g
Gemüse und Salate		
Artischocke	22	26
Aubergine	17	11
Blumenkohl	22	17
Bohnen, grün	32	26
Brokkoli	26	24
Chicorée	16	13
Eisbergsalat	13	5
Feldsalat	14	13
Fenchel	24	49
Grünkohl	37	31
Gurke	12	8
Ingwerwurzel	61	130
Karotte	25	17
Kartoffel	70	20
Knollensellerie	18	14
Kohlrabi	24	43
Lauch	25	18
Paprikaschote	20	12
Pastinake	58	26
Rosenkohl	36	22
Spargel	18	18
Spinat	15	58
Tomate	17	14
Weißkraut	24	14

	Kalorien (kcal) pro 100 g	Magnesium (mg) pro 100 g
Zucchini	19	18
Zwiebel	28	11

Fleisch und Geflügel

Lammfleisch, mager	117	22
Kalbfleisch, mager	95	16
Rindfleisch, mager	102	21
Schweinefleisch, mager	105	27
Hirschfleisch, mager	112	21
Ente	227	22
Gans	342	23
Huhn	166	37
Putenbrust	105	20

Fisch und Meerestiere

Heilbutt	96	28
Hering	233	31
Kabeljau	76	24
Makrele	180	30
Sardine	118	24
Scholle	86	22
Seezunge	83	49
Steinbutt	82	45
Aal	281	21
Barsch	81	20

	Kalorien (kcal) pro 100 g	Magnesium (mg) pro 100 g
Forelle	102	27
Karpfen	115	51
Lachs	202	29
Zander	83	50
Garnele	87	67
Hummer	81	22
Languste	84	50

Verschiedenes		
Zucker	400	nur Spuren
Schokolade (Vollmilch)	531	70
Schokolade (75 % Kakaoanteil)	530	292
Marzipan	493	120
Mineralwasser	0	10–100
Leitungswasser (von der Region abhängig)	0	10-100

(Auszüge in Anlehnung an: Elmadfa, I., et al.: *Die große GU Nährwert-Kalorien-Tabelle*, München: Gräfe und Unzer, 2005)

Mineraliengehalt verschiedener Wassersorten

In der Spalte „Mineralisation" bedeuten:

extrem gering	bis	500 mg/Liter
gering	bis	1000 mg/Liter
mittel	bis	2000 mg/Liter
stark	bis	2500 mg/Liter
sehr stark	bis	3000 mg/Liter
extrem stark	über	3000 mg/Liter

Mineralwässer, Tafelwässer in mg/l	Natrium	Kalium	Magnesium	Calcium	Hydrogen-carbonat	Gesamt-Mineralien	Minerali-sation
Abenstaler	2,50	0,70	26,00	59,00	312,00	424,00	extrem gering
Adelholzener	12,90	1,20	31,30	67,10	319,00	479,50	extrem gering
Adello	8,20	7,50	38,70	230,00	163,00	1064,00	mittel
Adldorfer	4,20	0,90	29,00	90,00	374,00	575,00	gering
Alasia	3,80	7,80	15,90	32,00	155,00	261,00	extrem gering
Albertus Quelle	8,50	1,50	32,00	56,00	338,00	444,50	extrem gering
Allgäuer	18,50	1,10	21,70	40,40	275,00	381,00	extrem gering
Alpquell	3,60	1,90	43,20	273,80	262,40	1154,80	mittel
Altmühltaler	43,60	28,80	11,20	47,50	283,00	476,00	extrem gering
Alwa	16,50		65,60	485,00	403,00	2105,00	stark
Ambassador	7,10	1,70	2,90	23,90	< 3,00	111,50	extrem gering
Ammertaler Alpin	9,51	1,44	38,60	75,80	431,00	575,68	gering
Apollinaris	470,00	30,00	120,00	90,00	1800,00	2740,00	sehr stark
Aqua Römer	20,00	3,70	47,30	604,00	203,00	2230,00	stark
Astoria	4,30	2,20	40,00	207,10	266,00	988,00	gering
Bad Brambacher	9,40	0,60	14,40	7,70	94,00	181,00	extrem gering

Mineralwässer, Tafelwässer in mg/l	Natrium	Kalium	Magnesium	Calcium	Hydrogen-carbonat	Gesamt-Mineralien	Minerali-sation
Bad Brückenauer	2,40	2,70	3,90	14,30	60,00	113,00	extrem gering
Bad Dürrheimer	14,40	2,60	50,00	340,00	365,00	1558,00	mittel
Bad Liebenwerda	7,20	1,70	3,00	16,10	9,00	105,00	extrem gering
Bad Vilbel Urquelle	98,00	13,00	25,70	190,00	727,00	1223,00	mittel
Basinus-Krönungsquelle	297,00	21,00	93,60	591,00	399,00	1530,00	mittel
Basinus Sinusquelle	10,80	2,40	9,90	69,30	246,00	265,00	extrem gering
Berg Quelle	7,70	1,85	17,90	27,50	175,00	247,00	extrem gering
Bissinger Auerquelle	67,00	17,10	17,50	31,00	351,00	530,00	gering
Black Forrest	0,60	1,60	1,90	5,20	18,30	36,00	extrem gering
Blankenburger Wiesenquelle	8,20	2,10	24,60	146,00	286,00	703,00	gering
Breisgauer	70,90		15,20	136,00		389,00	extrem gering
Brunnthaler	6,20	2,40	27,00	64,00	324,00	453,00	extrem gering
Cascada	297,00	21,00	93,60	591,00	399,00	3328,00	extrem stark
Celtic	1,10	1,90	4,00	10,50	48,00	50,00	extrem gering
Dauner	818,00	33,00	192,00	142,00	3478,00	4768,00	extrem stark
Diamant Quelle	14,90	2,20	23,20	42,00	217,00	340,50	extrem gering
Dietenbronner	6,30	0,90	27,30	52,00	309,00	405,00	extrem gering
Eico	28,00	19,30	182,00	319,00	522,00	2230,00	stark
Eiszeitquelle	6,90	3,80	35,00	135,00	354,00	738,50	gering
Elisabethen-quelle	14,20	1,90	27,60	95,30	430,00	595,00	gering

Mineralwässer, Tafelwässer in mg/l	Natrium	Kalium	Magnesium	Calcium	Hydrogen-carbonat	Gesamt-Mineralien	Minerali-sation
Ensinger	28,80	6,90	124,00	528,00	403,00	2580,00	sehr stark
Evian	6,50	1,00	26,00	80,00	360,00	309,00	extrem gering
Filippo	15,70	2,50	38,90	545,00	395,00	1026,00	mittel
Finkenbach Quelle	1,90	1,60	0,80	7,10	18,00	56,00	extrem gering
Fonte Giuzza	6,50	1,10	28,70	49,00	295,00	413,00	extrem gering
Förstina Eichenzeller	7,50	2,90	26,00	74,00	220,00	466,00	extrem gering
Förstina spritzig/still	33,00	11,10	52,00	505,00	975,00	2342,00	stark
Frankenbrunnen sanft	13,50	2,90	54,20	128,00	550,00	868,00	gering
Frankenbrunnen spritzig/still	38,10	4,60	67,90	274,00	365,00	1443,00	mittel
Freyersbacher	319,0	22,0	80,2	325,0	1596,0	2827,00	sehr stark
Frische Brise	10,70	1,40	4,90	80,60	210,00	370,14	extrem gering
Gänsefurther Schlossquelle	64,60	6,30	63,60	220,00	333,00	1250,00	mittel
Gemminger	40,60	5,40	70,60	426,00	390,00	1867,00	mittel
Gerolsteiner	118,00	11,00	108,00	348,00	1816,00	2479,00	sehr stark
Gerolsteiner Naturell	12,00	3,00	49,00	140,00	652,00	885,00	gering
Göppinger	410,00	23,30	57,00	294,00	2080,00	3004,00	extrem stark
Grießbacher	209,00		62,00	295,00	1550,00	2306,00	stark
Hassia	197,00	21,90	34,00	190,00	1098,00	1700,00	mittel
Hirschquelle Vital	237,00	11,10	38,90	220,00	1333,00	2023,00	stark

Mineralwässer, Tafelwässer in mg/l	Natrium	Kalium	Magnesium	Calcium	Hydrogen-carbonat	Gesamt-Mineralien	Minerali-sation
Hochwald Sprudel	13,90	1,80	22,50	36,70	198,60	325,90	extrem gering
Hohenloher	188,00	10,00	95,00	479,00	402,00	2763,00	sehr stark
Höllensprudel	10,80	0,79	31,30	210,00	796,00	1060,00	mittel
Hornberger	1,00	1,60	2,10	4,80	18,40	49,00	extrem gering
Hunsrück Quelle	44,20	2,93	30,70	56,00	301,00	523,00	gering
Ileburger Sachsenquelle	12,40	2,60	10,90	73,10	266,00	394,00	extrem gering
Imnauer Fürstenquelle	29,80	9,20	64,80	462,00	945,00	2170,00	stark
Jebenhauser Sauerbrunnen	23,70	2,50	20,90	345,00	1060,00	1510,00	mittel
Jesuitenquelle	2,20	1,20	37,00	96,00	403,00	609,00	gering
Kaiser Friedrich	484,00	33,80	73,00	497,00	1900,00	3976,00	extrem stark
Klosterquelle Riet.	19,70	4,90	89,80	506,00	362,00	2310,00	stark
Kneipp	3,10	2,50	18,30	42,70	217,00	293,50	extrem gering
Kondrauer	81,00	12,00	22,00	84,00	427,00	735,00	gering
König Otto Sprudel	11,70	4,10	8,10	7,90	42,00	115,00	extrem gering
Krumbach	9,10	2,30	23,30	87,00	381,00	551,00	gering
Krumbach Naturell	7,50	1,60	21,00	68,00	304,00	441,00	extrem gering
Labertaler Sebastian	176,00	8,20	4,50	8,80	341,00	665,00	gering

Mineralwässer, Tafelwässer in mg/l	Natrium	Kalium	Magnesium	Calcium	Hydrogen-carbonat	Gesamt-Mineralien	Minerali-sation
Labertaler Stephanie	5,50	2,70	34,20	70,90	396,00	539,00	gering
Laurentius	73,00	7,30	6,80	22,00	196,00	408,00	extrem gering
Lichtenauer	13,40	1,80	12,30	68,70	153,00	362,00	extrem gering
Lieler	8,70	1,60	9,40	129,00	403,00	597,00	gering
Löwensteiner	42,00	8,00	80,00	510,00	339,00	2385,00	stark
Mozartquelle	15,00	1,00	21,00	40,00	263,00	351,00	extrem gering
Naturparkquelle	19,40	3,80	46,20	565,00	175,00	2230,00	stark
Odenwald Q4	84,80	8,00	9,60	73,10	309,00	654,00	gering
Odenwald Quelle	13,90	3,90	22,70	141,00	476,00	782,00	gering
Oppacher	10,10	1,60	6,40	29,80	45,60	165,04	extrem gering
Perling	852,00	13,00	57,00	113,00	1321,00	3400,20	extrem stark
Peterstaler	124,00	9,60	17,70	81,60	531,00	879,00	gering
Purania Tafelwasser	8,00		5,00	20,00	42,50	117,76	extrem gering
Randegger	9,00	1,60	30,30	84,60	376,00	575,00	gering
Remus Quelle	16,50	0,60	26,00	35,00	283,00	369,76	extrem gering
Rennsteig	9,80	3,70	25,20	80,20	188,00	482,00	extrem gering
Residenz Quelle	77,70	5,90	75,60	556,00	388,00	2526,30	sehr stark
Rhenser	60,00	3,60	21,00	129,00	456,00	813,00	gering
Rhodius	187,00	30,90	154,00	110,00	1508,00	2110,00	stark
Rhön Sprudel	4,90	15,40	25,00	46,20	234,00	396,00	extrem gering
Rietenauer	15,60	5,00	78,20	533,00	373,00	2344,00	stark
Römerquelle	12,40	2,02	57,10	397,00	899,10	1872,00	mittel
Rosbacher	72,70	4,40	100,00	206,00	1095,00	1610,00	mittel

Mineralwässer, Tafelwässer in mg/l	Natrium	Kalium	Magnesium	Calcium	Hydrogen-carbonat	Gesamt-Mineralien	Minerali-sation
Rosbacher Urquelle	47,40	2,90	69,00	156,00	810,00	1190,00	mittel
Sailaufer	7,50	1,00	4,95	35,00	89,00	171,00	extrem gering
San Pellegrino	33,60	2,50	52,00	179,00	239,00	1009,00	mittel
Schönrainquelle	11,00	4,00	37,00	151,00	312,00	812,00	gering
Schurwald	9,40	4,50	76,10	440,00	386,00	1990,00	mittel
Schwarzwald-perle	57,90	7,50	7,30	31,00	206,00	384,00	extrem gering
Schwarzwald-quelle	33,00	5,96	8,50	28,00	166,00	264,00	extrem gering
Selters	280,00	10,00	40,00	110,00	810,00	1560,00	mittel
Siebers Quelle	5,60	1,40	21,00	79,00	329,00	457,72	extrem gering
Siegsdorfer Petrusquelle	9,20	1,00	24,30	92,00	380,50	588,00	gering
Silberbrunnen	7,50	4,00	41,00	214,00	325,00	1018,50	mittel
Silberquelle	7,70	1,70	26,60	69,00	247,30	447,00	extrem gering
Silenca	6,40	1,10	24,00	69,00	335,00	454,00	extrem gering
Sodenthaler Andreasquelle	17,60	3,30	20,00	55,10	261,00	395,00	extrem gering
Sodenthaler Mineralquelle	173,00	7,80	56,00	218,00	235,00	721,00	gering
Spreequell	6,40	1,70	3,40	16,60	< 3,00	93,00	extrem gering
St. Leonhards-quelle	6,30	1,60	26,00	90,00	406,00	549,00	gering
Stauferquelle	924,00	97,00	119,00	561,00	779,00	5488,00	extrem stark
Stegbachquelle	10,60	5,37	55,90	100,00	471,00	723,00	gering

Mineralwässer, Tafelwässer in mg/l	Natrium	Kalium	Magnesium	Calcium	Hydrogen-carbonat	Gesamt-Mineralien	Minerali-sation
Steinau	26,90	1,90	26,60	55,00	270,00	451,50	extrem gering
Steinsieker	20,00	2,00	50,00	620,00	250,00	2422,00	stark
Stolzenbacher Gebirgswasser	0,30	0,30	12,00	51,00	215,00	380,00	extrem gering
Teinacher	73,80	6,30	26,70	96,20	567,00	859,00	gering
Teusser	53,00	8,00	82,00	564,00	350,00	2550,00	sehr stark
Thüringer Waldquell	22,40	2,90	39,60	84,30	130,00	599,00	gering
Tönissteiner	108,00	15,60	129,00	163,00	1350,00	1827,00	mittel
Top Quell	178,00	12,20	9,10	83,80	317,00	949,00	gering
Überkinger	1088,00	14,10	14,70	22,50	1477,00	3827,88	extrem stark
Urbacher	7,90	3,80	74,70	468,00	383,00	2074,00	stark
Uttinger Keltenbrunnen	9,51	1,44	38,60	75,80	431,00	575,00	gering
Valser	0,30	1,50	51,00	425,00	376,00	1821,00	mittel
Victoria	835,00	19,00	41,00	72,00	1629,00	3300,00	extrem stark
Vio	11,00		6,00	43,00	150,00	228,00	extrem gering
Vitaperle	7,70	1,70	26,60	69,00	247,30	447,00	extrem gering
Vittel	7,70	5,00	20,00	94,00	248,00	499,00	extrem gering
Volvic	11,60	6,20	8,00	11,50	71,00	130,00	extrem gering
Waldquelle	2,50	6,90	7,50	53,00	180,00	279,50	extrem gering
Weisensteiner	13,80	1,20	17,10	26,80	146,00	244,00	extrem gering
Weismeiner	3,70	2,00	10,50	25,00	9,00	173,00	extrem gering
Wiesentaler	18,40	2,30	35,50	181,00	453,00	913,00	gering
Wildbadquelle	80,80	4,50	69,20	478,00	368,29	2298,00	stark

Mineralwässer, Tafelwässer in mg/l	Natrium	Kalium	Magnesium	Calcium	Hydrogen-carbonat	Gesamt-Mineralien	Minerali-sation
Winfriedquelle Wolftal	15,70	4,80	4,70	40,90	147,00	243,00	extrem gering
Wittmannsthal	38,00	1,70	46,00	166,00	340,00	979,00	gering
Wörsinger	13,60	4,20	55,00	147,00	415,00	964,00	gering
Wüteria	59,60	5,40	77,20	426,00	374,00	2271,00	stark

Heilwässer in mg/l	Natrium	Kalium	Magnesium	Calcium	Hydrogen-carbonat	Gesamt-Mineralien	Minerali-sation
Adelheidquelle	966,00	43,50	132,00	132,00	2937,00	4680,00	extrem stark
Adelholzener	3,70	0,60	29,00	88,00	412,00	548,00	gering
Bertholdsquelle Heilwasser	7,30	2,30	49,50	363,00	368,00	1631,00	mittel
Ensinger Schillerquelle	30,00	7,50	109,00	557,00	342,00	2640,00	sehr stark
Eugenie Quelle	40,00	18,00	57,00	369,00	976,00	1892,00	mittel
Hirschquelle	252,00	11,80	35,00	206,00	1343,00	2063,00	stark
Staatl. Fachingen	564,00	16,10	59,20	98,70	1846,00	2800,00	sehr stark
St. Anna Heilwasser	142,00	13,00	75,00	598,00	372,00	2892,00	sehr stark
St. Gero	121,00	10,20	109,40	331,00	1775,00	2470,00	stark

Erläuterung der Wasserkategorien

Tafelwasser	... kann an jedem beliebigen Ort hergestellt und abgefüllt werden und enthält auf dem Etikett weder Hinweise auf die geografische Herkunft noch Angaben über seine chemische Zusammensetzung. Für besseren Geschmack können Mineralien hinzugefügt oder Stoffe herausgefiltert werden. Bei Tafelwasser handelt es sich um behandeltes, stilles oder mit Kohlensäure angereichertes Leitungswasser.
Quellwasser	... ist natürlichen Ursprungs und muss direkt am Quellort abgefüllt werden. Im Gegensatz zu Mineralwasser hat es jedoch keine amtliche Anerkennung. Auch verlangt das Gesetz bei Quellwasser keine ursprüngliche Reinheit; es muss jedoch mindestens den Kriterien von Trinkwasser entsprechen.
Mineralwasser	... hat seinen Ursprung in einem unterirdischen Wasservorkommen und muss direkt am Quellort abgefüllt werden. In der Mineral- und Tafelwasserverordnung ist genau festgelegt, welche Verfahren zur Behandlung des Wassers erlaubt sind. Hierzu zählen der Entzug von Eisen und Schwefel und der Entzug oder Zusatz von Kohlensäure.
Heilwasser	... stammt wie Mineralwasser aus unterirdischen Wasservorkommen und muss ebenfalls direkt an der Quelle abgefüllt werden. Heilwässer müssen eine nachgewiesene therapeutische Wirksamkeit bei bestimmten Krankheitsbildern haben und unterliegen deshalb nicht der Lebensmittelverordnung, sondern dem Arzneimittelgesetz. Sie weisen in der Regel einen hohen Mineralgehalt auf.

Die wichtigsten Stoffe und ihre Wirkung

Natrium	Liefert dem Körper die notwendige Energie und Motivation. Der Tagesbedarf von 5 bis 6 Gramm wird aber bereits durch die Nahrung oft überschritten. Deshalb sind Wässer mit niedrigem Natriumgehalt vorzuziehen. Als Babynahrung sind nur Wässer mit einem Natriumgehalt von weniger als 15 mg/l geeignet.
Magnesium	Gilt als bester natürlicher Stresshemmer, schützt das Herz-Kreislauf-System und beugt Infarkten vor. Wichtig für Verwertung anderer Mineralstoffe und für die Festigkeit des Knochens. Täglicher Bedarf 300 bis 350 Milligramm.
Calcium	Mangel kann zu Osteoporose führen. Denn der größte Anteil dieses Mineralstoffs wird in Knochen und Zähnen verwertet. Ist die Calcium-Konzentration zu gering, entzieht der Körper den Mineralstoff aus dem Skelett.
Hydrogen-carbonat	Reguliert das Säure-Base-Gewicht im Körper. Bei Mängeln kann es zur Übersäuerung des Stoffwechsels kommen.

(Quelle: FRISTO GETRÄNKEMARKT GmbH, Buchloe. Abdruck mit freundlicher Genehmigung!)

Über die Autorin

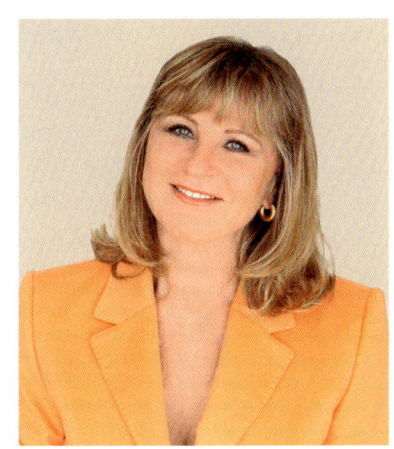

Dr. med. Barbara Hendel studierte an der Ludwig-Maximilian-Universität in München Humanmedizin. Es folgten Jahre der Fortbildung in allen Bereichen der Naturheilkunde. In der von ihr gegründeten Tagesklinik für Präventiv- und Ganzheitsmedizin spezialisierte sie sich auf die Behandlung chronischer Krankheiten mit dem Ziel, durch Stimulieren und Aktivieren der Selbstheilungskräfte Linderung für die Patienten zu erreichen. Das Geheimnis ihres Erfolgs: eine Kombination aus biologisch-regulativen Therapien, präventiven und regenerativen Maßnahmen sowie Änderungen der Ernährungsweise und des Lebensstils.

Seit einigen Jahren widmet sie sich ausschließlich dem Thema „Gesunde und bewusste Ernährung" sowie der Frage, wann welche Nahrungsergänzungen sinnvoll sein können. Nach neuesten ernährungsmedizinischen Erkenntnissen hat sie ein computergestütztes Ernährungsprogramm entwickelt, mit dem Interessierte sich individuelle Ernährungspläne erstellen lassen können. Dabei werden auch vegetarische oder vegane Ernährungsformen berücksichtigt sowie Lebensmittelunverträglichkeiten auf Laktose, Fruktose, Histamin und Kuhmilcheiweiß.

Sie ist bekannt als Autorin zahlreicher Bücher aus dem Gesundheitsbereich, in denen sie ihre Philosophie von gesundem und bewusstem Leben einem breiten Publikum zugänglich macht. Ihre Praxis in Herrsching hat sie an ihre Nachfolgerin Dr. Eva-Maria Schneider übergeben, die sie in ihrem Sinne weiterführt.

Weitere Informationen und Kontakt:
www.dr-barbara-hendel.com

Quellenverzeichnis

1 Kaye, L. H., und Lee, D. B.: "Intestinal Magnesium Absorption", in: *Miner Electrolyte Metab* 1993, 19: 210–217

2 Golf. S.: „Transport von Magnesium durch Membranen", in: *Magnesium Bull* 16 (1994), 12–18

3 Graham, L., Caesar, J., Burger, A.: "Gastrointestinal absorption and excretion of Mg", in: *Metabolism*, vol. 9, 1960

4 Liebscher, D. H., und Liebscher, D. E.: "About the Misdiagnosis of Magnesium Deficiency", in: *Journal of the American College of Nutrition,* 2004; 23 (6): 730–731

5 Reinke, C.: „Erhöhter Magnesiumbedarf im Alter", in: *Gynäkologie* 4/2011: 26

6 Barbagallo, M., Belvedere, M., Dominguez, L. J.: "Magnesium homeostasis and aging", in: *Magnes Res* 2009; 22 (4): 235–246

7 Killilea, D. W., und Ames, B. N.: "Magnesium deficiency accelerates cellular senescence in cultured human fibroblasts", in: *Proc Nattl Acad Sci USA* 2008; 105 (15): 5768–5773

8 Pham, P. C., et al.: "Hypomagnesemia in patients with type 2 diabetes", in: *Clinical Journal of the American Society of Nephrology* (2007)

9 Vormann, J.: „Präventionsmedizinische Aspekte des Kaffeekonsums", in: Deutsches Grünes Kreuz, 2011

10 *American Journal of Human Genetics*, März 2011

11 Vormann, J.: „Wie lässt sich ein Magnesiummangel nachweisen?", in: *Journal für Ernährungsmedizin* 2001; 3 (4, Ausgabe für Schweiz), 19–23

12 Porta, S., und Hlatky, M.: *Ausgepowert. Wie Magnesiummangel krank macht*, Verlagshaus der Ärzte, 2013

13 Rude, R. K.: "Magnesium deficiency: A cause of heterogeneous disease in humans", in: *Bone Miner Res* 1998; 13: 749

14 Seelig, Mildred: *The Magnesium Factor*, New York: Avery, 2003

15 DGE, ÖGE und SVE (Hrsg.): *D-A-CH-Referenzwerte für die Nährstoffzufuhr*, 1. Aufl. 2000

16 Subcommittee on the Tenth Edition of the RDAs, Food and Nutrition Board, Commission on Life Sciences, National Research Council: "Recommended Dietary Allowances", 10. Aufl., Washington: National Academy Press, 1989

17 In Anlehnung an:
http://de.wikipedia.org/wiki/Recommended_Daily_Allowance

18 „Mineralstoffe", unter: www.novamex.de/2001

19 Durlach, J., et al.: "Magnesium chloride or magnesium sulfate:
a genuine question", in: *Magnesium Research* 2005; 18 (3): 187–192

20 Firoz, M., und Graber, M.: "Bioavailability of US commercial magnesium preparations", in: *Magnes. Res.* 14 (2001), 257–262

21 Walker, A. F., et al.: "Mg citrate found more bioavailable than other Mg
preparations in a randomised, double-blind study", in: *Magnesium
Research* 16: 183–191 (2003)

22 „Magnesium: Bioverfügbarkeit von organischen und anorganischen
Verbindungen", in: *Pharmazeutische Zeitung online* 07/2009,
http://www.pharmazeutische-zeitung.de/index.php?id=29065
Walker, A. F., et al.: "Mg citrate found more bioavailable than other Mg
preparations in a randomised, double-blind study", in: *Magnesium
Research* 16: 183–191 (2003)

23 Golf, S.: „Magnesium: Bioverfügbarkeit von organischen und anorganischen Verbindungen", in: *Pharmazeutische Zeitung* 07/2009

24 Brisson, P.: "Percutaneous Absorption", in: *CMA Journal* 110, 1182–1185
(1974); Scheuplein, R. J., und Ross, L. W.: "Mechanism of percutaneous
absorption. V: Percutaneous absorption of solvent deposited solids", in:
The Journal of investigative dermatology 62, 353–360 (1974); Middle-
ton, J. D.: "Pathways of penetration of electrolytes through stratum
corneum", in: *British Journal of Dermatology* 81, 56–61 (1969); Gor-
don, L.: "Percutaneous drug penetration: Choosing candidates for trans-
dermals development", in: *Drug Development Research* 13:169–185
(1988); Prausnitz, M.: "Reversible skin permeabilization for transdermal
delivery of macromolecules", in: *Therapeutic Drug Carriere Systems*, 14
(4): 445–483 (1997)

25 Shealy, C. N.: "Transdermal Absorption of Magnesium", in: *Southern
Medical Association* 2005-18

26 Sircus, M.: *Transdermal Magnesium Therapy: A New Modality for the
Maintenance of Health*, iUniverse 2011

27 Watkins, K., und Josling, P. D.: "A pilot study to determine the impact of
transdermal magnesium treatment on serum levels and whole body
CaMg ratios", in: *The Nutrition Practitioner*, Frühjahr 2010

28 Waring, R. H.: "Report on Absorption of magnesium sulfat across the
skin"

29 Durlach, J., et al. in: *Magnesium Research* 18, 3, 187–192 (09/2005)

30 "Sleep Drives Metabolite Clearance from the Adult Brain", in: *Science* 18, Okt. 2013, Vol. 342, Nr. 6156, S. 373–377

31 Kisters, K., und Schramm, T., in: *Druckpunkt – Zeitschrift für Prävention und Behandlung des Bluthochdrucks und seiner Folgen*, Nr. 03/2008

32 Yano, K., et al.: "Ten-year incidence of coronary heart disease in the Honolulu Heart Program: relationship to biologic and lifestyle characteristics", in: Am J Epidemiol 1984; 119: 653–666

33 Rosanoff, A., und Seelig, M. S.: "Comparison of mechanism and functional effects of magnesium and statin pharmaceuticals", in: *J Am Coll Nutr*, Vol. 23, 5, S. 501–505, 2004

34 Shechter, M. "Does magnesium have a role in the treatment of patients with coronary artery disease?", in: *Am J Cardiovasc Drugs* 3: 231–239 (2003)

35 Woods, K. L., et al.: "Intravenous magnesium sulphate in suspected acute myocardial infarction: results of the LIMIT 2 Trial", in: *Lancet* 1992; 339: 1553–1558

36 Ford, E.: "Serum magnesium and ischaemic heart disease: finding from a national sample of IS adults", in: *Int J Epidemiol* 1999; 28: 645–651

37 Ebenda

38 Rubenowitz, E.: "Magnesium in drinking water and death from acute myocardial infarction", in: *Am J Epidemiol* 1996; 143: 456–462

39 Lutsey, P., et al.: "Serum magnesium, phosphorus, and calcium are associated with risk of incident heart failure: the Atherosclerosis Risk in Communities (ARIC) Study, AJCN". First published ahead of print July 16, 2014 as doi: 10.3945/ajcn.114.085167

40 Vormann, J.: „Magnesium – ein bedeutender Mineralstoff für Prävention und Therapie", in: *Ernährungs-Umschau* 12, 2008, S. 726

41 Liano, F., et al.: "Is low magnesium concentration a risk factor for coronary heart disease? The Atherosclerosis Risk in Communities (ARIC) Study", in: *Am Heart J.* 136: 480–490 (1998)

42 Daten der *International Diabetes Federation* (IDF), siehe unter: www.diabetes-deutschland.de/diabetesinzahlen_mehr.html

43 Barbagallo, L. M.: "Magnesium metabolism in hypertension and type 2 diabetes mellitus", in: *Am J Ther.* 14: 375–385 (2007)

44 Zur *Nurses Health Study* siehe auch: http://www.channing.harvard.edu/nhs/

45 Lopez-Ridaura et al.: "Magnesium intake and risk of type 2 diabetes in men and women", in: *Diabetes Care* 2004, 27: 134–140

46 Song, Y., et al.: "Magnesium intake, C-reactive protein, and the prevalence of metabolic syndrome in middle-aged and older U.S. women", in: *Diabetes Care* 28: 1438–1444 (2005)

47 Guerrero-Romero et al.: "Hypomagnesaemia and risk for metabolic glucose disorders: a 10-year follow-up study", in: *Eur J Clin Invest* 2008, 38: 389–396

48 Seyoum et al.: "Hypomagnesaemia in Ethopians with diabetes mellitus", in: *Ethn Dis* 2008, 18: 147–151

49 Corica et al.: "Serum ionized magnesium levels in relation to metabolic syndrome in type 2 diabetic patients", in: *J Am Coll Nutr* 2006, 25: 210–215

50 Miller, J. M.: "Hypomagnesaemia in patients with type 2 diabetes", in: *Clinical Journal of the American Society of Nephrology* (2007)

51 Larsson, S. C., und Wolk, A.: "Magnesium intake and risk of type 2 diabetes: a meta-analysis", in: *J Intern Med.* 262: 208–214 (2007)

52 Peters, A.: *Das egoistische Gehirn*, München: Ullstein, 2011

53 Larsson, S. C., et al.: "Dietary magnesium intake and risk of stroke: a meta-analysis of prospective studies", in: *Am J Clin Nutr.* 2012, 95 (2): 362–366

54 Larsson, S. C., et al.: "Potassium, calcium, and magnesium intakes and risk of stroke in women", in: *Am J Epidemiol.* 2011, 174 (1): 35–43

55 Jee, S. H., et al.: "The effect of magnesium supplementation on blood pressure: a meta-analysis of randomized clinical trials", in: *Am J Hypertens.* 2002, 15: 691–696

56 Yang, C. Y.: "Calcium and Magnesium in drinking water and risk of death from cerebrovascular disease", in: *Stroke*, 1998, 29: 411–414

57 Ascherio, A., et al.: "Intake of potassium, magnesium, calcium and fiber and risk of stroke among US men", in: *Circulation* 1998, 98: 1198–1204

58 Tauber, K.: „Magnesium in migraine. Results of a multicenter pilot study", in: *Fortschr Med* 1994, 112 (24): 328–330

59 Trauninger, A., et al.: "Oral magnesium load test in patients with migraine", in: *Headache* 2002, 42 (2): 114–119

60 Facchinetti, F., et al.: "Oral magnesium successfully relieves premenstrual mood changes", in: *Obstet Gynecol* 1991, 78: 177–1781

61 **a)** Se Souza, M., et al.: "A synergistic effect of a daily supplement for 1 month of 200 mg magnesium plus 50 mg vitamin B_6 for the relief of anxiety-related premenstrual syndroms: a randomized, double blind, crossover study", in: *J Womens Health Gend Based Med* 2000, 9: 131–139

b) Bullarbo, M., et al.: "Magnesium supplementation to prevent high blood pressure in pregnancy: a randomised placebo control trial", in: *Arch Gynecol Obstet.* 2013, 288 (6): 1269–1274;

Chaudhary, P.: "Eclampsia : before and after magnesium sulphate", in: *JNMA J Nepal Med Assoc.* 2005, 44 (160): 124–128;

Dahle, L. O., et al.: "The effect of oral magnesium substitution on pregnancy-induced leg cramps", in: *J Obstet Gynecol.* 1995, 173 (1): 175–180;

Jabeen, M., et al.: "Impact of intervention to prevent and manage preeclampsia and eclampsia in stillbirths", in: *BMC Public Health*, 2011; *Suppl* 3: 6;

Lucas, M. J., et al.: "A comparison of magnesium sulfate with phenytoin for the prevention of eclampsia", in: *N Engl J Med*, 1995: 333 (4), 201–205

62 Nechifor, M.: "Magnesium in major depression", in: *Magnes Res.* 2009, 22 (3): 163–166

63 Yary, T., et al.: "Dietary intake of magnesium may modulate depression", in: *Biol Trace Elem Res.* 2013, 151 (3): 324–329

64 Cherbuin, N., et al.: "Dietary mineral intake and risk of mild cognitive impairment: the PATH through life project", in: *Frontieres in aging neuroscience*, Februar 2014

65 Barbagallo, M., et al.: "Magnesium homeostasis and aging", in: *Magnesium Research* (2009)

66 Barbagallo, M., und Dominguez, L. J.: "Magnesium and aging", in: *Curr Pharm Res.* 2010, 16 (7): 832–839

67 Döll, M.: Das Antioxidantienwunder, Rottenburg: Kopp Verlag, 2003

68 Weigert, A.: „Magnesium hilft hyperaktiven Kindern", in: *Die PTA in der Apotheke*, 2010: 04–24

69 Mousain-Bosc, M., et al.: "Magnesium Vit B_6 intake reduces central nervous system hyperexcitability in children", in: *J Am Coll Nutr.* 2004, 23 (5): 545–548

70 Schimatschek, H. F., et al.: „Internationales Symposium ‚Differentielle Pharmakotherapie bei neurovegetativer Dysbalance, Impulsivität und ADHS – was sind Alternativen?' am 24.11.2004 in Berlin", in: *Der Kinderarzt* 2 (1997), 196–203

71 Bagis, S., et al.: "Is magnesium citrate treatment effective on pain, clinical parameters and functional status in patients with fibromyalgia?", in: *Rheumatol Int* 2012, 22

72 Sendowski: "Magnesium therapy in acoustic trauma", in: *Magnesium Research* 2006, 19 (4): 244–254

73 Cevette, M. J., Vormann, J., und Franz, K.: „Magnesium and Hearing", in: *Journal of the American Academy of Audiology*, Vol. 14, 4, 2003

74 Haupt, H., und Scheibe, F.: "Preventive magnesium supplement protects the inner ear against noise-induced impairment of blood flow and oxygenation in the guinea pig", in: *Magnesium Res.* 2002, 15 (1–2): 17–25

75 Cevette, M. J., et al.: "Phase 2 study examining magnesium-dependent tinnitus", in: *Tinnitus Journal* 2011, 16 (2): 168–173

76 Denda, M., et al.: "Visual Imaging of Ion Distribution in Human Epidermis", in: *Biochemical and Biophysical Research Communications* 272 (134–137), 2000

77 Denda, M., et al.: "Some magnesium salts and a mixture of magnesium and calcium salts accelerat skin barrier recovery", in: *Arch Dermatol Res* 291 (560–563), 1999

78 Denda, M., et al.: "Negative Electric Potential Induces Alteration of Ion Gradient and Lamellar Body Secretion in the Epidermis, and Accelerates Skin Barrier Recovery After Barrier Disruption", in: *The Journal of Investigative Dermatology* 118/1 (65–72), 2002

79 Proksch, E., et al.: „Erhöhung der Hautfeuchtigkeit durch MG-reiches Duschgel", in: *Kosmetische Medizin* 4 (202–207), 2002

80 Shani, J., et al.: "Indications, contraindications and possible side-effects of climatotherapy at the Dead-Sea", in: *Blackwell Science Ltd.* 36/7 (481–492), 1997

81 Shani, J., et al.: "Effect of Dead-Sea Brine and Its Main Salts on Cell Growth in Culture", in: *Pharmacology* 35 (339–347), 1987

82 Wolf, V., et al.: „Psoriasistherapie mit Magnesium-Ionen (topische Applikation) und UV-Licht", in: *Der Deutsche Dermatologe* 10 (3–6), 1993

83 Diezel, W., et al.: „Magnesium-Ionen: Entzündungshemmende Wirkungen und äußerliche therapeutische Anwendung", in: *Hautnah Dermatologie* 10 (376–382), 1994

84 Schempp, C. M., et al.: "Magnesium Ions Inhibit the Antigen-Presenting Function of Human Epidermal Langerhans Cells In Vivo and In Vitro. Involvement of ATPase, HLA-DR, B$_7$ Molecules, and Cytocines", in: *The Journal of Investigative Dermatology* 115/4 (680–686), 2000

85 Bergasa, A.: *Die erstaunliche Wirkung von Magnesium*, Steyr: Ennsthaler, 2006; Dean, C.: *The Magnesium Miracle*, New York: Ballantine Books, 2007

86 Porta, H., et al.: "Diagnostic and prognostic role of the Ca/Mg (ion.) quotient in sport", in: *Trace elements and electrolytes* Vol. 4/2012, 227–231

87 Strunz, U., und Jopp, A.: *Mineralien. Das Erfolgsprogramm*, München: Heyne, 2003

88 Saur, P.: „Magnesiumbedarf bei Sportlern", in: *SZE* 4, 10–14

89 Bohl, C. H., und Volpe, S. L.: „Magnesium and Exercise", in: *Crit Rev Food Sci Nutr* 202, 42: 533–563

90 *American Journal of Cardiology* 2003, Bd. 91 (5), S. 517–521

91 *European Journal of Applied Physiology* 2007, Bd. 99 (6), S. 695–699

92 *Cardiovasc Drugs & Therapy* 1999, Bd. 12 (2), S. 153–156

Weitere Ressourcen finden Sie unter:

www.zechstein-magnesium-oil.com

Bildquellenverzeichnis

fotolia.com: Seite 7 (Nr. 5: olly), 122 (Nr. 4: olly)

Heisler, Wolfgang: Seite 132 (Nr. 3), 161

Hendel, Dr. Barbara: Seite 31, 32, 35, 45, 50 (Nr. 2), 57, 60–61, 153, 261, 301

istockphoto.com: Seite 231 (Nr. 3: _Ella_)

KAMPFFMEYER Food Innovation GmbH: Seite 7 (Nr. 5), 56

photoalto.de: Seite 280 (Nr. 1: Isabelle Rozenbaum)

Zechstein Minerals BV: Seite 146, 147

shutterstock.com: Seite 3 (Nr. 1: Maxisport / Shutterstock.com, Nr. 2: BlueRingMedia, Nr. 3: Ammentorp Photography), 6 (Nr. 1: Yuriy Rudyy, Nr. 2: Andris Tkacenko, Nr. 3: Toranico, Nr. 4: Fotoluminate LLC), 7 (Nr. 1: Rocos, Nr. 2: marilyn barbone, Nr. 3: Johan Larson), 10 (Hanna-Monika), 13 (Monkey Business Images), 14 (Nr. 1: Gabriel Georgescu, Nr. 2: Mike Degteariov, Nr. 3: tacar, Nr. 4: Andrii Syneok), 16 (Marta Tobolova), 17 (Nr. 1: ilolab, Nr. 2: Joe Gough, Nr. 3: Andre Bonn), 19 (Nr. 1: Andrii Syneok, Nr. 2: Mathee Saengkaew, Nr. 3: Jiri Hera), 21 (Nr. 1: + Nr. 2: Kzenon), 22 (stockphoto-graf), 23 (Jill Chen), 24 (Nr. 1: YAKOBCHUK VASYL, Nr. 2: Frank Kebschull, Nr. 3: PHOTO FUN, Nr.4: Sebastian Kaulitzki, Nr.5: marilyn barbone), 26 (Nr. 1: Triff, Nr. 2: YAKOBCHUK VASYL), 27 (Nr. 1: BlueRingMedia, Nr. 2: Frank Kebschull), 28 (Nr. 1: dmitriyd, Nr. 2: PHOTO FUN), 29 (Nr. 1: MarcelClemens, Nr. 2: ppart, Nr. 3: Daniel Prudek), 36 (Toranico), 38 (vitstudio), 39 (Nr. 1: bikeriderlondon, Nr. 2: Sebastian Kaulitzki), 43 (marilyn barbone), 48 (Blamb), 50 (Nr. 1: Goodluz, Nr. 3: Elena Elisseeva, Nr. 4: Andrey_Popov), 53 (Petrenko Andriy), 58 (Julian Rovagnati), 62 (Nr. 1: Elena Elisseeva, Nr. 2: Tomislav Pinter, Nr. 3: Africa Studio), 63 (Nr. 1: focal point, Nr. 2: Venus Angel), 65 (Federico Rostagno), 69 (Africa Studio), 70 (mezzotint), 71 (Martin Novak), 73 (berna namoglu), 79 (r.classen), 81 (Nr. 1: Goodluz, Nr. 2: Sebastian Radu, Nr. 3: Subbotina Anna, Nr. 4: Kamira), 84 (Brent Hofacker), 90 (angellodeco), 96 (Dmitry Kalinovsky), 101 (Image Point Fr), 103 (Andrey_Popov), 106 (Nr. 1: Alexander Raths, Nr. 2: Alice Day, Nr. 3: Monkey Business Images), 108 (Nr. 1: Dmitry Kalinovsky, Nr. 2: Africa Studio, Nr. 3: mezzotint, Nr. 4: berna namoglu), 115 (Monkey Business Images), 116 (Nr. 1: Dmitry Lobanov, Nr. 2: Monkey Business Images, Nr. 3: Maxisport / Shutterstock.com), 122 (Nr. 1: racorn, Nr. 2: Victor Polyakov, Nr. 3: lightwavemedia), 127 (racorn), 132 (Nr. 1: Africa Studio, Nr. 2: lightwavemedia, Nr. 3:), 148 (sciencepics), 149 (USBFCO),

150 (ducu59us), 156 (Nr. 1: USBFCO, Nr. 2: sciencepics), 160 (Victor Polyakov), 163 (Nr. 1: Ammentorp Photography, Nr. 2: Image Point Fr), 164 (tandem), 173 (Rido), 176 (Nr. 1: Robert Kneschke, Nr. 2: Rocos, Nr. 3: BlueSkyImage, Nr. 4: lrafael), 178 (Maridav), 183 (BlueSkyImage), 184 (Nr. 1: Maridav, Nr. 2: Monkey Business Images), 191 (Andrey_Popov), 193 (r.classen), 199 (ConstantinosZ), 200 (Rocos), 204 (Robert Kneschke), 206 (Image Point Fr), 211 (Tinydevil), 214 (Nr. 1: Piotr Adamowicz, Nr. 2: Africa Studio), 221 (bikeriderlondon), 223 (Svetlana Foote), 226 (Puwadol Jaturawutthichai), 230 (Alliance), 231 (Nr. 1: Andris Tkacenko, Nr. 2: Lidante, Nr. 4: somchaij), 236 (Voronin76), 239 (Lucky Business), 241 (baki), 244 (lrafael), 246 (Piotr Marcinski), 251 (Nr. 1: Fotoluminate LLC, Nr. 2: Miriam Doerr), 256 (Dieter Hawlan), 258 (Johan Larson), 265 (Nr. 1: Lisa S., Nr. 2: OneSmallSquare), 268 (Nr. 1 + 2: Christine Langer-Pueschel), 274 (Subbotina Anna), 277 (Nr. 1: Maxisport / Shutterstock.com, Nr. 2: William Perugini / Shutterstock.com, Nr. 3: Rena Schild / Shutterstock.com), 279 (Lyudmyla Kharlamova), 280 (Nr. 2: Julian Rovagnati, Nr. 3: MaraZe, Nr. 4: Andris Tkacenko)

Magnesiumprodukte

... erhalten Sie beim Verlag VAK, und zwar auf der Internetseite www.vakverlag.de oder auf Anfrage bei:

VAK Verlags GmbH
Eschbachstr. 5
D-79199 Kirchzarten
Deutschland
00 49 (0) 7661 98 71 50
E-Mail: info@vakverlag.de

Weitere Hinweise: www.dr-barbara-hendel.com

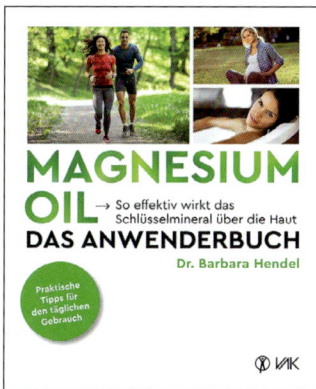

Dr. Barbara Hendel:

Magnesium-Oil – Das Anwenderbuch

So effektiv wirkt das Schlüsselmineral über die Haut

Leseprobe unter: www.vakverlag.de

Magnesiummangel ist weitverbreitet und mitverantwortlich für viele Beschwerden und Erkrankungen. Dr. Barbara Hendel beschreibt hier die Vorzüge und die Anwendung von *Magnesium Oil*, das über die Haut vom Körper deutlich effektiver aufgenommen wird als Magnesium in Form der Nahrungsergänzung. Sportler, Schwangere und Menschen mit häufigen Muskelkrämpfen oder Schlafstörungen können davon profitieren. Diabetes, Migräne, Arthrose, Osteoporose, Haut- und Herzerkrankungen lassen sich damit lindern. Das Buch enthält konkrete Erfahrungsberichte, bebilderte Anwendungsbeispiele und viele nützliche Tipps.

112 Seiten, ca. 80 Abb., vierfarbig, Paperback (14,8 x 18 cm)
ISBN 978-3-86731-184-7

Agnieszka Peralta Martin, Achilleas Ieronymos:

Muskelaufbau ab 40

Mein Weg zu gesunden Organen und Gelenken, starken Kochen und mehr Beweglichkeit

Leseprobe: www. vakverlag.de

Der Verlust an Muskelmasse mit zunehmendem Alter ist verantwortlich für viele Krankheitsprozesse, zum Beispiel Herz-Kreislauferkrankungen, Gelenkerkrankungen, Diabetes und Übergewicht und hat sogar Einfluss auf unser Immunsystem. Regelmäßiges Muskeltraining ab 40 ist daher der Schlüssel zu einem gesunden Körper. Ein effizienter Muskelaufbau besteht aus zwei Komponenten: einem klug durchdachten Trainingsplan und einer ausgewogenen Ernährung. Dieser fundierte Ratgeber bietet anschaulich erklärte und bebilderte Übungsanleitungen für zu Hause und fürs Fitnessstudio sowie optimal unterstützende Ernährungspläne.

224 Seiten, Paperback (17 x 24,5 cm)
ISBN 978-3-86731-278-3

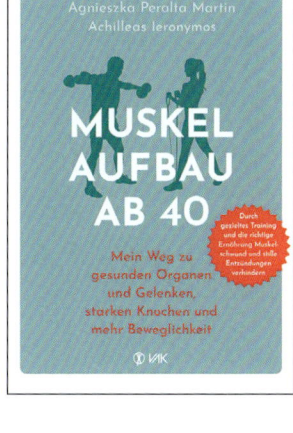

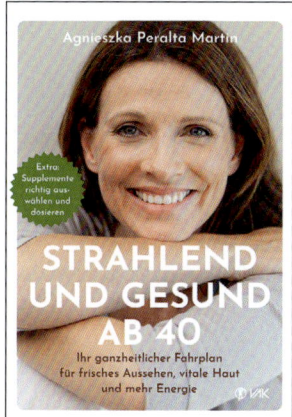

Agnieszka Peralta Martin:

Strahlend und gesund ab 40

Ihr ganzheitlicher Fahrplan für frisches Aussehen, vitale Haut und mehr Energie

Leseprobe: www.vakverlag.de

Äußere Schönheit kommt von innen. Ein ganzheitlicher Plan für strahlendes Aussehen setzt daher auf gesteigertes Wohlbefinden durch einen gesunden und vitalen Körper. Die Haut als Schlüsselindikator unserer körperlichen und seelischen Gesundheit lässt Alterungsprozesse umgehend sichtbar werden. Welche inneren Prozesse stecken hinter Alterserscheinungen? Welche Nährstoffe sind für den veränderten Bedarf ab 40 besonders geeignet? Welche Bedeutung haben Bewegung und Muskelmasse für Vitalität und Ausstrahlung? Konkrete Impulse helfen, den Körper gezielt dabei zu unterstützen, neue Routinen Schritt für Schritt umzusetzen und zu Glow und Vitalität zu finden.

240 Seiten, Klappenbroschur (17 x 24,5 cm)
ISBN 978-3-86731-293-6